普通高等职业教育

医用计算机
应用基础与实训教程

YIYONG JISUANJI
YINGYONG JICHU YU SHIXUN JIAOCHENG

谭予星　主　编

卢明星　王　照　副主编

杜国真　牛俊祝　段　悦　张　倩　参　编

清华大学出版社

北京

内 容 简 介

本书从实际应用出发,从工作过程出发,从项目出发,以现代办公应用为主线,采用"项目引导,任务驱动"的方式进行编写。全书设有 8 个模块,每个模块中含有若干项目和任务,所包含知识点由易到难、由简单到复杂、内容循序渐进。每个项目均来自企业实际应用,具有典型性和实用性。学生通过项目和任务的学习,可完成相关知识的学习和技能的训练。最后,模块 8 以一个实际的"医院信息系统"为案例,详细讲解了各子系统的功能和基本操作,为以后把所学的知识运用到实际工作中打下坚实的基础。

本书适合作为高职院校医学相关专业的计算机公共基础课用书,也适合作为广大医学工作人员学习计算机基础操作的参考用书。

图书在版编目(CIP)数据

医用计算机应用基础与实训教程 / 谭予星主编 . --北京:清华大学出版社,2015(2016.10 重印)

(普通高等职业教育"十二五"规划教材)

ISBN 978-7-302-40245-9

Ⅰ.①医… Ⅱ.①谭… Ⅲ.①计算机应用-医学-高等职业教育-教材 Ⅳ.①R319

中国版本图书馆 CIP 数据核字(2015)第 110068 号

责任编辑:刘志彬
封面设计:汉风唐韵
责任校对:宋玉莲
责任印制:王静怡

出版发行:清华大学出版社
  网　　址:http://www.tup.com.cn, http://www.wqbook.com
  地　　址:北京清华大学学研大厦 A 座　　　　　**邮　　编:**100084
  社 总 机:010-62770175　　　　　　　　　　　**邮　　购:**010-62786544
  投稿与读者服务:010-62776969, c-service@tup.tsinghua.edu.cn
  质量反馈:010-62772015, zhiliang@tup.tsinghua.edu.cn
印 装 者:三河市海新印务有限公司
经　　销:全国新华书店
开　　本:185mm×260mm　　　**印　　张:**21.5　　　**字　　数:**540 千字
版　　次:2015 年 7 月第 1 版　　　　　　　　　　**印　　次:**2016 年 10 月第 4 次印刷
印　　数:9001~13000
定　　价:46.00 元

产品编号:064892-01

Preface 前 言

"医用计算机基础"是高职院校医学专业的计算机公共基础课,涉及的学生人数多、专业面广、影响大,是后继课程学习的基础。另外,计算机普及程度越来越深入,大学生对计算机的熟悉程度已经比过去提高了许多,所以大学阶段的计算机基础教育需要紧跟时代,学习一些前沿的计算机实用技术。为了达到这个目的,我们结合当前计算机基础教育的形势和任务,并按教育部对高职院校计算机基础课程的要求编写了本书。

本书从现代办公应用中所遇到的实际问题出发,采用"项目引导、任务驱动"的项目化教学编写方式,体现"基于工作过程"和"教、学、做"一体化的教学理念。全书以"Windows 7+Office 2010"作为平台,划分为 8 个模块,具体内容包括认识你的计算机、Windows 7 操作系统及应用、计算机网络与应用、Word 2010 文字处理软件、Excel 2010 电子表格处理软件、PowerPoint 2010 演示文档、医学信息学、医院信息系统基本操作等。本书具有以下特点。

(1)本书体例采用项目、任务的形式。全书设有 8 个模块,每个模块中含有若干项目和任务,所包含知识点由易到难、由简单到复杂、内容循序渐进。每个项目均来自企业实际应用,具有典型性和实用性。学生通过项目和任务的学习,完成相关知识的学习和技能的训练。最后,模块 8 以一个实际的"医院信息系统"为案例,详细讲解了各子系统的功能和基本操作,为以后把所学的知识运用到实际工作中打下坚实的基础。

(2)体现趣味性、实用性和可操作性。趣味性使学生始终保持较高的学习兴趣和动力;实用性使学生能学以致用;可操作性保证每个项目和任务能顺利完成。

本书的讲解力求贴近口语,让学生感到易学、乐学,在宽松环境中理解知识、掌握技能。

(3)紧跟医学行业技术发展。计算机技术发展很快,本书着重于当前主流技术和新技术的讲解,与行业联系密切,使所有内容紧跟行业技术的发展。

(4)符合高职学生认知规律,有助于实现有效教学,提高教学的效率、效益、效果。本书打破传统的学科体系结构,将各知识点与操作技能恰当地融入各个项目和任务中,突出现代职业教育的职业性和实践性,强化实践,培养学生实践动手能力,适应高职学生的学习特点,在教学过程中注意情感交流,因材施教,调动学生的学习积极性,提高教学效果。

本书由谭予星任主编,卢明星、王照任副主编。具体分工如下:模块 1 由谭予星编写,模块 2 由卢明星编写,模块 3 由杜国真、卢明星共同编写,模块 4 由牛俊祝编写,模块 5 由段悦、卢明星共同编写,模块 6 由张倩编写,模块 7 和模块 8 由王照编写。王照担任主审,谭予星负责全书的统稿。

由于编者水平有限,书中难免存在不当和疏漏之处,敬请读者批评指正,以便我们修订和补充。

编　者

2015.5

Contents 目　录

模块 1　认识你的计算机

项目 1.1　**计算机基础知识** ································· **2**
　　任务 1.1.1　了解计算机基础知识 ··············· 2
　　任务 1.1.2　计算机系统组成 ······················· 8
项目 1.2　**计算机的操作应用指导** ················ **16**
　　任务 1.2.1　熟悉鼠标和键盘的使用方法 ··· 16
　　任务 1.2.2　常用数制转换 ·························· 20
　　任务 1.2.3　计算机的安全与维护 ·············· 26
归纳总结 ··· **32**
练习与实训 ··· **33**

模块 2　Windows 7 操作系统及应用

项目 2.1　**Windows 7 的基础操作** ·············· **36**
　　任务 2.1.1　Windows 7 的启动和退出 ········ 36
　　任务 2.1.2　Windows 7 窗口的认识与基本操作 ··· 38
　　任务 2.1.3　任务栏的组成、操作及属性设置 ··· 43
　　任务 2.1.4　"开始"菜单的组成与设置 ········ 46
　　任务 2.1.5　中文输入法的用法 ·················· 48
项目 2.2　**文件管理** ································· **50**
　　任务 2.2.1　新建文件和文件夹 ·················· 50
　　任务 2.2.2　复制、剪切、粘贴文件和文件夹 ··· 52
　　任务 2.2.3　删除文件与回收站操作 ············ 53
　　任务 2.2.4　设置文件夹属性 ······················ 54
　　任务 2.2.5　搜索文件与建立快捷方式 ········ 55
项目 2.3　**磁盘整理与环境设置** ·················· **57**
　　任务 2.3.1　查看磁盘信息与磁盘清理 ········ 57
　　任务 2.3.2　磁盘碎片整理与格式化 ············ 59

　　　　任务 2.3.3　桌面背景与屏幕保护设置 ……………………………… 60

　　　　任务 2.3.4　"区域和语言"设置 …………………………………… 61

　　　　任务 2.3.5　账户管理 ……………………………………………… 64

　　　　任务 2.3.6　任务管理 ……………………………………………… 67

　归纳总结 …………………………………………………………………… 69

　练习与实训 ………………………………………………………………… 69

模块 3　计算机网络与应用

项目 3.1　认识计算机网络 …………………………………………………… 72

　　　　任务 3.1.1　了解计算机教室局域网组网情况 ……………………… 72

　　　　任务 3.1.2　设置和实现资源共享 ………………………………… 80

项目 3.2　认识 Internet …………………………………………………… 85

　　　　任务　查看 IP 地址和设置远程桌面 ……………………………… 85

项目 3.3　了解 Internet 应用 ……………………………………………… 97

　　　　任务 3.3.1　搜索歌曲"时间都去哪了"并下载 …………………… 97

　　　　任务 3.3.2　通过网页收发电子邮件 ……………………………… 106

　归纳总结 …………………………………………………………………… 109

　练习与实训 ………………………………………………………………… 110

模块 4　Word 2010 文字处理软件

项目 4.1　Word 2010 概述 ………………………………………………… 112

　　　　任务　初识 Word 2010 ……………………………………………… 112

项目 4.2　Word 2010 的基本操作 ………………………………………… 114

　　　　任务　使用 Word 2010 编辑文档 ………………………………… 114

项目 4.3　格式化文档 ……………………………………………………… 120

　　　　任务 4.3.1　自荐书的编辑及格式设置 …………………………… 120

　　　　任务 4.3.2　《标准七步洗手法》文档的排版 …………………… 123

项目 4.4　表格的制作 ……………………………………………………… 128

　　　　任务 4.4.1　制作《护理工作计划与安排表》 …………………… 128

　　　　任务 4.4.2　制作《个人简历》 …………………………………… 131

项目 4.5　图文混排及打印设置 …………………………………………… 137

　　　　任务 4.5.1　图文混排 ……………………………………………… 137

　　　　任务 4.5.2　制作明信片 …………………………………………… 140

　归纳总结 …………………………………………………………………… 144

　练习与实训 ………………………………………………………………… 144

模块 5　Excel 2010 电子表格处理软件

项目 5.1　认识 Excel 2010 ………………………………………………………… **150**
　　任务　学习 Excel 2010 的启动和推出 ……………………………………… 150

项目 5.2　工作簿及工作表的基本操作 …………………………………………… **152**
　　任务 5.2.1　学习工作簿的基本操作 ………………………………………… 152
　　任务 5.2.2　工作簿的隐藏与保护 …………………………………………… 155
　　任务 5.2.3　学会工作表的基本操作 ………………………………………… 156

项目 5.3　制作简单的工作表 ……………………………………………………… **163**
　　任务 5.3.1　在表格中输入和编辑数据 ……………………………………… 163
　　任务 5.3.2　对表格进行基本的整理和修饰 ………………………………… 168
　　任务 5.3.3　工作表的打印输出 ……………………………………………… 174

项目 5.4　公式及函数的使用 ……………………………………………………… **181**
　　任务 5.4.1　公式的使用 ……………………………………………………… 181
　　任务 5.4.2　常用函数的使用 ………………………………………………… 184

项目 5.5　数据的分析与处理 ……………………………………………………… **191**
　　任务 5.5.1　数据的基本处理 ………………………………………………… 191
　　任务 5.5.2　数据透视表的应用 ……………………………………………… 198

项目 5.6　图表的应用 ……………………………………………………………… **201**
　　任务 5.6.1　认识并使用迷你图 ……………………………………………… 201
　　任务 5.6.2　图表的创建及应用 ……………………………………………… 204

归纳总结 …………………………………………………………………………… **214**
练习与实训 ………………………………………………………………………… **214**

模块 6　PowerPoint 2010 演示文档

项目 6.1　PowerPoint 2010 基本操作 …………………………………………… **218**
　　任务 6.1.1　认识 PowerPoint 2010 工作界面 ……………………………… 218
　　任务 6.1.2　演示文档的基本操作 …………………………………………… 221
　　任务 6.1.3　制作一个简单的演示文档"个人介绍" ………………………… 227

项目 6.2　插入对象 ………………………………………………………………… **233**
　　任务　完善演示文档"个人介绍" …………………………………………… 233

项目 6.3　修饰演示文档 …………………………………………………………… **241**
　　任务 6.3.1　初步修饰演示文档"个人介绍" ………………………………… 241
　　任务 6.3.2　进一步修饰演示文档"个人介绍" ……………………………… 248

项目 6.4　演示文档的放映与发布 ………………………………………………… **255**
　　任务 6.4.1　演示文档"个人介绍"的放映 …………………………………… 255

任务 6.4.2　对演示文档"个人介绍"进行打包处理 ……………… 259

归纳总结 …………………………………………………………………… **263**

练习与实训 ……………………………………………………………… **263**

模块 7　医学信息学

项目 7.1　医学信息化 …………………………………………………… **266**

任务 7.1.1　什么是医学信息化 ……………………………………… 266

任务 7.1.2　什么是卫生信息管理 …………………………………… 271

项目 7.2　卫生信息标准化 ……………………………………………… **277**

任务　卫生信息标准化的内容 ……………………………………… 277

归纳总结 …………………………………………………………………… **288**

练习与实训 ……………………………………………………………… **288**

模块 8　医院信息系统基本操作

项目 8.1　医院信息系统概述 ………………………………………… **290**

任务　了解医院信息系统 …………………………………………… 290

项目 8.2　门诊管理子系统 ……………………………………………… **292**

任务 8.2.1　门诊挂号 ………………………………………………… 292

任务 8.2.2　门诊收费 ………………………………………………… 294

项目 8.3　门诊医护子系统 ……………………………………………… **298**

任务 8.3.1　门诊医生工作站 ………………………………………… 298

任务 8.3.2　门诊护理工作站 ………………………………………… 302

项目 8.4　住院收费管理子系统 ……………………………………… **303**

任务 8.4.1　住院操作 ………………………………………………… 303

任务 8.4.2　出院操作 ………………………………………………… 305

项目 8.5　住院医护管理子系统 ……………………………………… **309**

任务　住院医护管理 ………………………………………………… 309

项目 8.6　药房药库管理子系统 ……………………………………… **316**

任务 8.6.1　门诊药房管理 …………………………………………… 316

任务 8.6.2　住院药房管理 …………………………………………… 320

任务 8.6.3　药库管理 ………………………………………………… 324

归纳总结 …………………………………………………………………… **332**

练习与实训 ……………………………………………………………… **332**

部分习题参考答案 ……………………………………………………… **334**

参考文献 …………………………………………………………………… **336**

【学习目的】

了解计算机的发展简史、特点、应用领域。

掌握计算机由哪些部分组成，以及它们的作用。

掌握数制与编码。

了解计算机病毒的概念及分类。

掌握计算机病毒的防治方法。

【学习重点和难点】

计算机系统的组成及工作原理。

数据在计算机中的表示。

认识你的计算机

随着计算机技术的飞速发展,计算机应用日益普及。在 21 世纪的信息时代,计算机的应用已经渗透到了社会的各个领域,并对生产、生活、科研等各个领域产生了极大的影响,有效地使用计算机可以推动社会的发展与进步。

了解计算机的基本知识,掌握计算机的日常使用与维护,不仅仅是专业技术人员必备的技能,同时,也是现代职场对每一位计算机应用者提出的基本要求。

项目 1.1　计算机基础知识

▶ 任务 1.1.1　了解计算机基础知识

▎任务介绍▎

了解计算机发展简史。
了解计算机的分类。
了解计算机的特点。

▎任务分析▎

在学习本课程之前,我们应该了解计算机的基本知识,如计算机的发展简史、计算机的分类、计算机的特点及其应用领域、工作原理等。

▎任务知识▎

1. 计算机发展简史

1) 计算机的诞生

1946 年 2 月 14 日,诞生了世界上第一台电子数字积分计算机(Electronic Numerical Integrator and Calculator,ENIAC),被称为"埃尼阿克",如图 1-1 所示。它是在美国陆军部的赞助下,由美国宾夕法尼亚大学的 John Mauchley 和 John Presper Eckert 研制的。计算机的主要任务是帮助军方计算弹道轨迹。

ENIAC 占地面积约 170 平方米,重达 30 吨,耗电量 150 千瓦,造价 40 多万美元。它包含了 18800 只电子管、1500 个继电器、70000 多只电阻和 10000 多只电容,每秒钟可完成 5000 次加法运算或 400 次乘法运算。与以前的计算工具相比,计算速度快、精度高,能按给定的程序自动进行计算,但与现代计算机相比,速度却很慢、容量小、操作复杂、稳定性差。尽管如此,这台计算机的问世,标志着计算机时代的开始,它开创了计算机的新纪元。

2) 冯·诺依曼结构计算机

时任弹道研究所顾问、正在参加美国第一颗原子弹研制工作的美籍匈牙利科学家冯·诺依曼带着原子弹研制过程中遇到的大量计算问题,在研制过程中期加入了莫克利和埃克特的 ENIAC 研制小组。针对 ENIAC 在存储程序方面存在的致命弱点,冯·诺依曼和他的研制小组在共同讨论的基础上,提出了全新的"存储程序通用电子计算机方案"(Electronic Discrete Variable Automatic Computer,EDVAC)。在此过程中,他对计算机的许多

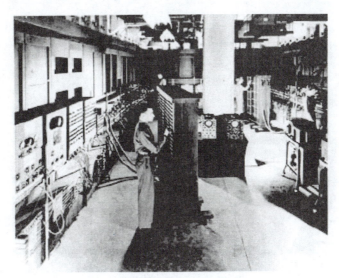

图 1-1　世界上第一台计算机一角

关键性问题的解决作出了重要贡献,从而保证了电子计算机的顺利问世。

EDVAC 这个方案包含以下三个要点。

(1) 数制由原来的十进制改为采用二进制数的形式表示数据和指令。

(2) 将指令和数据按执行顺序都存放在存储器中。

(3) 由控制器、运算器、存储器、输入设备和输出设备五大部分组成计算机。

其工作原理的核心是"存储程序"和"程序控制",就是通常所说的"顺序存储程序"的概念。人们把按照这一原理设计的计算机称为"冯·诺依曼型计算机"。因此,冯·诺依曼也被称为"现代计算机之父"。

3) 计算机的发展阶段

自从第一台电子计算机 ENIAC 诞生以来,现代计算机的发展经历了半个多世纪,电子元件的发展、计算机系统结构和计算机软件技术的发展都对计算机的发展起着重大的推动作用。随着计算机所用逻辑元件的变化,以计算机元器件的变革作为主要标志,将计算机的发展分为四个阶段,这四个阶段也称为计算机发展的四个时代。

(1) 第一代计算机(1946—1958 年)。第一代计算机我们称为"电子管计算机时代"。从硬件方面来看,第一代计算机大都采用了电子管作为计算机的基本逻辑部件。这一代计算机主要用于军事目的和科学研究,其中具有代表意义的机器有 ENIAC、EDVAC、EDSAC、UNIVAC 等。

(2) 第二代计算机(1959—1964 年)。第二代计算机的电子元件采用了比电子管更先进的晶体管,所以我们将这段时期称为"晶体管计算机时代"。逻辑元件采用了晶体管以后,计算机的体积大大缩小、耗电减少、可靠性提高,性能比第一代计算机有很大的提高。第二代计算机主要以科学计算和数据处理为主,并开始用于工业控制。

(3) 第三代计算机(1965—1970 年)。第三代计算机的电子元件主要采用了中、小规模的集成电路,计算机的体积、重量进一步减小,运算速度和可靠性进一步提高,因此这段时期被称为"中小规模集成电路计算机时代"。第三代计算机的代表是 IBM 公司花了 50 亿美元开发的 IBM360 系列,如图 1-2 所示。

(4) 第四代计算机(1971 年至今)。第四代计算机是使用大规模集成电路和超大规模集

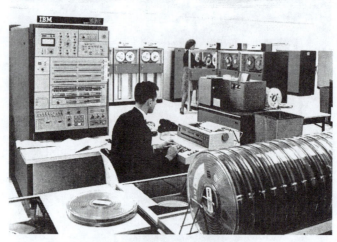

图 1-2　第三代计算机 IBM360 系列

成电路制造的计算机,被称为"大规模集成电路计算机时代"。第四代计算机使用的元件依然是集成电路,不过,这种集成电路已经大大改善,它包含着几十万个到上百万个晶体管,人们称为大规模集成电路和超大规模集成电路。软件方面,操作系统不断发展和完善,数据库系统进一步发展,软件业已发展成为现代新型行业。

2. 计算机的特点及应用

1)计算机的特点

计算机是一种可以进行自动控制、具有记忆功能的现代化计算工具和信息处理工具,计算机能够应用于各个领域,能够完成各种复杂的工作,它主要有以下五个方面的特点。

(1)运算速度快。现代巨型计算机系统的运算速度已达到每秒千万亿次浮点运算。

(2)运算精度高。在计算机中,其字长越长则表示数的范围就越大,同时运算精度也就越高。例如对圆周率的计算,数学家们经过长期艰苦的努力只算到了小数点后 500 位,而使用计算机很快就能够算到小数点后 200 万位。

(3)可靠性高。计算机基于数字电路的工作原理,而在数字电路中表示"0"、"1"这样的二进制数非常方便,其运行状态稳定,再加上计算机内部电路所采用的各种校验手段,使得计算机具有非常高的可靠性。

(4)具有逻辑判断功能,逻辑性强。逻辑判断能力就是因果关系分析能力,分析命题是否成立以便作出相应的对策。

(5)通用性强。计算机可以通过程序设计解决各种复杂的问题,这些程序大多数由几十条到几百条基本指令组成,对于不同的程序只不过是计算机基本指令的使用顺序和频度不同而已。当前所说的通用计算机,一般理解为至少要能够面向如下三个应用领域:科学计算、信息处理以及自动控制。

2)计算机的应用领域

计算机的应用已广泛而深入地渗透到人类社会的各个领域。从科研、生产、国防、文化、教育、医疗、卫生直到家庭生活,都离不开计算机提供的服务。目前,计算机的应用领域主要分为以下几个方面。

(1)科学计算。科学计算也称数值计算,是指用计算机来解决科学研究和工程技术中所出现的复杂的计算问题。

（2）信息处理。信息处理也称数据处理，是指人们利用计算机对各种信息进行收集、存储、整理、分类、统计、加工、利用以及传播的过程，目的是获取有用的信息作为决策的依据。信息处理是目前计算机应用最广泛的一个领域，已广泛应用于办公自动化、企事业计算机辅助管理与决策、文档管理、情报检索、文字处理、电影电视动画制作、电子商务、图书管理和医疗诊断等各个行业。

（3）过程控制。计算机控制系统把工业现场的模拟量、开关量以及脉冲量传送给计算机进行数据采集、显示以及控制现场。计算机控制系统除了应用于工业生产外，还广泛应用于交通、邮电、卫星通信等。基于计算机工业控制的特点，人们也常常将计算机的这种应用称为实时控制或过程控制。计算机过程控制已在机械、冶金、石油、化工、纺织、水电、航天等部门得到广泛的应用。

（4）计算机辅助工程。计算机可用于辅助教学、辅助设计、辅助制造、辅助测试等方面，统称为计算机辅助工程。

① 计算机辅助教学（Computer Aided Instruction，CAI）是利用计算机系统使用课件来进行教学。它可以帮助学生学习、掌握医学科学知识和提高解决问题的能力，以及更好地利用医学知识库和检索医学文献；教师可以利用它编写教材，并可通过电子邮件与同事和学生保持联系、讨论问题、改进学习和考察学习成绩；医务人员可根据各自的需要和进度，进行学习和补充新医学专门知识。

② 计算机辅助设计（Computer Aided Design，CAD）是利用计算机系统辅助设计人员进行工程或产品设计，以实现最佳设计效果的一种技术。它已广泛地应用于飞机、汽车、机械、电子、建筑和轻工等领域。

③ 计算机辅助制造（Computer Aided Manufacturing，CAM）是利用计算机系统进行生产设备的管理、控制和操作的过程。例如，在产品的制造过程中，用计算机控制机器的运行、处理生产过程中所需的数据、控制和处理材料的流动，以及对产品进行检测等。

将 CAD 和 CAM 技术集成，实现设计生产自动化，这种技术被称为计算机集成制造系统（CIMS）。它的实现将真正做到无人化工厂（或车间）。

④ 计算机辅助测试（Computer Aided Test，CAT）是指利用计算机协助对学生的学习效果进行测试和学习能力估量，即测验构成、测验实施、分级及分析、试题分析和题库五部分，重点讲解每一部分在整个系统中具有不同的功能和作用，最后加以总结。

（5）人工智能。人工智能（Artificial Intelligence）是计算机模拟人类的智能活动，诸如感知、判断、理解、学习、问题求解和图像识别等。现在人工智能的研究已取得不少成果，有些已开始走向实用阶段。例如，能模拟高水平医学专家进行疾病诊疗的专家系统，具有一定思维能力的智能机器人等。

（6）网络通信。计算机网络是将世界各地的计算机用通信线路连接起来，以实现计算机之间的数据通信和资源的共享。网络和通信的快速发展改变了传统的信息交流方式，加快了社会信息化的步伐。关于这一点，我们还将在后面的章节中进行更加详细的讨论。

（7）视听娱乐。计算机的娱乐功能是随着微型计算机的发展而发展起来的。最初的计算机只能处理文字，由于新技术的运用，计算机可以处理文字、图像、动画、声音等各种数据，人们可以使用计算机绘画、听音乐、看电影、玩游戏等。计算机及其相关技术的快速发展和普及推动了社会信息化的进程，改变了人们的工作、生活、消费、娱乐等活动方式。

3. 计算机在医学中的应用

个性化、精确化、微创化与远程化是 21 世纪医学发展的四大方向。为了达到这一目标,医学界必须广泛地吸收现代科技领域出现的各种成果。近年来,计算机技术在医学中的应用成为热点研究领域,受到广泛关注。计算机作为现代医学的重要组成部分,它必然随着现代医学的发展而发展。计算机技术在医学领域有着无可取代的重要地位,它在医学上有着诸多方面的应用。

1) 计算机辅助诊断和辅助决策系统

计算机辅助决策可以帮助医生缩短诊断时间,避免疏漏,减轻劳动强度,提供其他专家诊治意见,以便尽快做出诊断,提出治疗方案。诊治的过程是医生收集病人的信息(症状、体征、各种检查结果、病史包括家族史以及治疗效果等),在此基础上结合自己的医学知识和临床经验,进行综合、分析、判断,做出结论。计算机辅助诊断则是通过医生和计算机技术相结合,运用模糊数学、概率统计以及人工智能技术,在计算机上建立数学模型,对病人的信息进行处理,提出诊断意见和治疗方案。这样的信息处理过程速度较快,考虑到的因素较全面,逻辑判断也较严谨。

2) 医疗专家系统

医疗专家系统是根据医生提供的知识,模拟医生诊治时的推理过程,为疾病等的诊治提供帮助。医疗专家系统的核心由知识库和推理机构成。知识库包括书本知识和医生个人的具体经验,以规则、网络、框架等形式表示知识,存储于计算机中。推理机是一个控制机构,根据病人的信息,决定采用知识库中的什么知识,采用何种推理策略进行推理,得出结论。有的专家系统还具有自学功能,能在诊治疾病的过程中再获得知识,不断提高自身的诊治水平。

3) 医院信息系统

医院信息系统(Hospital Information System,HIS)用以收集、处理、分析、储存和传递医疗信息、医院管理信息。一个完整的医院信息系统可以完成如下任务:病人登记、预约、病历管理、病房管理、临床监护、膳食管理、医院行政管理、健康检查登记、药房和药库管理、病人结账和出院、医疗辅助诊断决策、医学图书资料检索、教育和训练、会诊和转院、统计分析、实验室自动化和接口。

4) 卫生行政管理信息系统

卫生行政管理信息系统(Management Information Systems,MIS)利用计算机开发的"卫生行政管理信息系统",又称"卫生管理信息/决策系统",能根据大量的统计资料给卫生行政决策部门提供信息和决策咨询。一个完整的卫生行政管理信息系统包括三部分:数据自动处理系统、信息库和决策咨询模型。

5) 医学情报检索系统

利用计算机的数据库技术和网络通信技术对医学图书、期刊、各种医学资料进行管理。通过关键词等即可迅速查找出所需文献资料。计算机情报检索工作可分为三个部分:情报的标引处理、情报的存贮与检索(提供多种情报服务,可向用户提供实时检索,进行定期专题服务),以及自动编制书本式索引。

6) 疾病预测预报系统

疾病在人群中流行的规律,与环境、社会、人群免疫等多方面因素有关,计算机可根据存储的有关因素的信息和根据它建立的数学模型进行计算,做出人群中疾病流行情况的预测、预报,供决策部门参考。

7) 计算机医学图像处理与图像识别

医学研究与临床诊断中许多重要信息都是以图像形式出现,医学图像一般分为两类:一类是信息随时间变化的一维图像,多数医学信号均属此一类,如心电图、脑电图等;另一类是信息在空间分布的多维图像,如 X 射线照片、组织切片、细胞立体图像等。

8) 计算机在护理工作中的应用

计算机在护理工作中的应用主要分为三个方面:护理(包括护理记录、护理检查、病人监护、药物管理等)、护士教育(包括护理 CAI 教育、护士教学计划与学习成绩记录管理),以及护士管理(包括护士服务计划调度、人力资源管理、护士工作质量的检查或评比等)。

9) 远程医学

远程医学是以计算机技术、卫星通信技术、遥感、遥测和遥控技术、全息摄影技术、电子技术等高新技术为依托,充分发挥大医院或者专科医疗中心的医疗技术和设备优势,对医疗条件较差的边远地区、海岛或舰船上的伤病员进行远距离诊断、治疗或提供医疗咨询。远程医学可以超越地域空间,让医疗服务者与被服务对象分处两地成为可能。

4. 计算机的发展趋势

计算机技术是世界上发展最快的科学技术之一,产品不断升级换代。从第一台计算机产生至今的半个多世纪里,计算机的应用得到不断拓展,计算机类型不断分化,体积在不断变小,性能速度却在不断提高,这就决定计算机的发展也朝不同的方向延伸。从目前的研究方向看,当今计算机技术正朝着巨型化、微型化、网络化和智能化的方向发展。

1) 巨型化

巨型化是指计算机向更高的运算速度、更大容量的存布空间、更加强大和完善的功能的方向发展,主要用于航空航天、军事、气象、人工智能、生物工程等学科领域。

2) 微型化

微型化是大规模及超大规模集成电路发展的必然,随着计算机技术的发展,计算机的体积更小、可靠性更高、功能性更强、使用范围更广。从第一块微处理器芯片问世以来,发展速度与日俱增,芯片的集成度每 18 个月翻一番,而价格则减一半,这就是信息技术发展功能与价格比的摩尔定律。计算机芯片集成度越来越高,所完成的功能越来越强,使计算机微型化的进程和普及率越来越快。

3) 网络化

网络化是计算机技术和通信技术紧密结合的产物。尤其进入 20 世纪 90 年代以来,随着 Internet 的飞速发展,计算机网络已广泛应用于政府、学校、企业、科研、家庭等领域,越来越多的人接触并了解到计算机网络的概念。计算机网络将不同地理位置上具有独立功能的不同计算机通过通信设备和传输介质互联起来,在通信软件的支持下,实现网络中的计算机之间共享资源、交换信息、协同工作。

4) 智能化

智能化让计算机能够模拟人类的智力活动,如学习、感知、理解、判断、推理等能力。具备理解自然语言、声音、文字和图像的能力,具有说话的能力,使人机能够用自然语言直接对话。它可以利用已有的和不断学习到的知识,进行思维、联想、推理,并得出结论,能解决复杂问题,具有汇集记忆、检索有关知识的能力。

5. 计算机的分类

计算机的种类很多,随着它的发展和新机型的出现,分类方法也在不断变化。当前沿用较多的是按计算机的性能和体积进行分类,大致分为四类。

1)超级计算机

超级计算机也称为巨型计算机,具有极高的性能和极大的规模,价格昂贵。多用于尖端科技领域。生产这类计算机的能力可以反映一个国家的计算机科学水平。我国是世界上能生产巨型计算机的少数国家之一。

2)大型计算机

大型计算机具有大容量存储器、多种类型的 I/O 通道,能同时支持批处理和分时处理等多种工作方式。其规模按照满足一个大、中型部门的工作需要进行设计和配置,相当于一个计算中心所要求的条件。

3)小型计算机

与大型计算机和巨型计算机相比,小型计算机结构简单、成本较低、易于维护和使用,其规模按照满足一个中、小型部门的工作需要进行设计和配置。

4)微型计算机

微型计算机又称个人计算机、微机、PC 机,这种计算机是为个人使用而设计的。微型计算机是四个类型中使用最广泛的,本书的绝大部分内容都是围绕微机展开的。

▶ 任务 1.1.2 计算机系统组成

任务介绍

掌握计算机的硬件组成。
了解计算机的软件系统。
掌握计算机的性能指标评价。

任务分析

微型计算机是以微处理器为核心,再配上半导体存储器、输入/输出接口电路、系统总线及其他支持逻辑电路组成的计算机。

任务知识

计算机系统主要是由硬件系统和软件系统两部分组成。

硬件是指那些看得见、摸得着的计算机实体,它提供了计算机工作的物质基础,人通过硬件向计算机系统发布命令、输入数据,并得到计算机的响应。计算机内部也必须通过硬件来完成数据存储、计算及传输等各项任务,如主板、硬盘、光驱、显示器等。

软件是指运行在计算机硬件上的程序、运行程序所需的数据和相关文件的总称,如 Microsoft Office、Adobe Photoshop 等应用程序都是软件。

硬件是软件赖以存在的基础,软件是硬件正常发挥作用的灵魂。没有软件的硬件称为

"裸机",不能直接使用;如果没有硬件,软件功能也无法实现。所以,只有软件和硬件有机结合在一起才能充分发挥计算机的强大功能。

现代计算机系统的基本组成如图1-3所示。

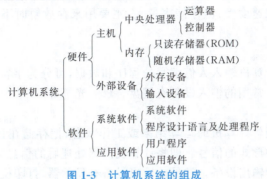

图1-3　计算机系统的组成

1. 计算机硬件系统

硬件是计算机工作的物质基础,人只有通过硬件才能向计算机系统发布命令、输入数据,并得到计算机的响应,计算机内部也必须通过硬件来完成数据存储、计算及传输等各项任务。现在我们使用的计算机,都是根据冯·诺依曼的"存储程序控制"原理设计的,即无论是哪一种计算机,一个完整的硬件系统从功能角度而言必须包括运算器、控制器、存储器、输入设备和输出设备五大部分,每个功能部件各尽其职、协调工作。我们把运算器、控制器合称为中央处理器(Central Processing Unit,CPU),CPU和内存储器又合称为计算机的主机,而输入设备和输出设备合称为计算机的外部设备(简称外设)。

1) 运算器

运算器也称为算术逻辑单元(Arithmetic Logic Unit,ALU)。它的功能就是对二进制数进行算术运算和逻辑运算。算术运算是指加、减、乘、除,而逻辑运算就是指"与"、"或"、"非"、"比较"、"移位"等操作。在控制器的控制下,它对取自内存或内部寄存器的数据进行算术或逻辑运算。运算器由进行运算的运算部件ALU和用来暂时存放数据的寄存器、累加器等组成。

2) 控制器

控制器一般指寄存器、指令译码器、时序电路和控制电路组成。控制器的作用是控制整个计算机各个部件有条不紊地工作,它的基本功能就是从内存取指令和执行指令。控制器和运算器合在一起被称为中央处理器单元,即CPU。它是计算机的核心。

3) 存储器

存储器是用来存储程序和数据的部件。存储器可以在控制器控制下对数据进行存取操作,我们把数据从存储器中取出的过程称为"读",把数据存入存储器的过程称为"写"。存储器容量用B、KB、MB、GB、TB等存储容量单位表示。通常将存储器分为内存储器(内存)和外存储器(外存)。

内存储器又称为主存储器,是主机的一部分,可以由CPU直接访问,优点是存取速度快,但存储容量小,主要用来存放系统正在处理的数据。

根据性能和特点的不同,内存又分为只读存储器和随机存储器两类。

只读存储器(Read Only Memory,ROM)在工作过程中只能读出其中的数据,不能写入新的数据,即使电源中断,ROM中数据也不会丢失,ROM一般用来存放固定的系统程序和参数表等。

随机存储器(Random Access Memory,RAM)在工作过程中既可读出其中的数据,也可修改其中的数据或写入新的数据,一旦中断电源,RAM中存放的数据将全部丢失。

外存储器又叫辅助存储器,如硬盘、U盘、光盘等。存放在外存中的数据必须调入内存后才能运行。外存存取速度慢,但存储容量大,主要用来存放暂时不用,但又需长期保存的程序或数据。

4)输入设备

输入设备用来向计算机输入人们编写的程序和数据,可分为字符输入设备、图形输入设备和声音输入设备等。常用的输入设备有键盘、鼠标、光笔等。

5)输出设备

输出设备向用户报告计算机的运算结果或工作状态,把存储在计算机中的二进制数据转换成人们需要的各种形式的信号。即将计算机内部处理后的信息以图形、图像、文字等方式传递出来的设备称为输出设备。常见的输出设备有显示器、打印机、音箱等。

2. 计算机软件系统

计算机软件是指人们编制的各种程序和数据资料等,是计算机系统的重要组成部分。软件系统指为计算机运行工作服务的全部技术资料和各种程序。相对于计算机硬件,软件是看不到、摸不着的部分,但是它的作用是很大的,它保证计算机硬件的功能得以充分发挥,并为用户提供一个宽松的工作环境。

软件系统一般分为系统软件和应用软件两大类,如图1-4所示。

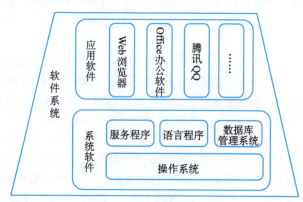

图1-4 软件系统示意图

系统软件通常由计算机的设计者或专门的软件公司提供,包括操作系统、计算机的监控管理程序、程序设计语言等。

应用软件是由软件公司或用户利用各种系统软件、程序设计语言编制的,用来解决用户各种实际问题的程序。

1)系统软件

系统软件是管理计算机的软件,包括操作系统、各种语言处理程序、机器的监控管理程序、调试程序、故障检查和诊断程序,以及程序库(各种标准子程序的总和)等。

常见的系统软件有操作系统、各种语言处理程序及各种工具软件等。

(1)操作系统。操作系统是高级管理程序,是软件的核心,是系统软件中最基础的部分,是用户和裸机之间的接口,其作用是管理计算机的软硬件资源,使用户更方便地使用计算机,以提高计算机的利用率,如存储管理程序、设备管理程序、信息管理程序、处理管理程序等。没有操作系统,其他软件将无法运行。

目前,主流的操作系统包括 Unix、Linux、Windows 等,PC 常用的操作系统有微软公司的 Windows XP、Windows 7、Windows 8 操作系统等,苹果公司的 Mac OS X 操作系统。

（2）语言处理程序即程序设计语言。程序设计语言包括机器语言、汇编语言和高级语言。

① 机器语言是第一代语言,是指能够直接被机器识别的一组由二进制数（0 和 1）构成的指令码。例如,机器指令就是机器语言,一条机器指令就是机器语言的一个语句。

② 汇编语言是第二代语言,是一种符号化了的机器语言（每一条机器指令都是用助记符表示的）,也称为符号语言,它仍然是一种面向机器的语言。CPU 不能直接理解和执行用汇编语言编写的程序,必须用汇编程序翻译成机器指令序列才能由 CPU 执行。

③ 高级语言也称为第三代语言。高级语言与自然语言和数学语言很接近,可读性强,编程也比较方便,从根本上摆脱了对机器的依附,使之独立于机器,由面向机器过渡到面向过程,所以也有人称它为面向过程语言。

（3）工具软件。实用工具类软件用来提供让计算机用户控制分配和使用计算机资源的方法,尽管这类工作有些可以在操作系统中实现,但工具类软件的功能更高,针对性更强。比如完成数据备份、数据的格式化存储、优化硬件执行效能、维护数据安全等,各种故障检查和诊断程序也是检测机器系统资源、定位故障范围的有用工具。

2）应用软件

应用软件是指除了系统软件以外的所有软件,它是在计算机硬件和系统软件的支持下由软件开发人员编制的用来解决某一具体问题的程序,以满足计算机用户各方面的应用需要。

应用软件的内容非常广泛,涉及社会的各个领域,我们可以通过各种应用软件写文章、绘制图形、处理图像、上网浏览、收发电子邮件等。常见的各种信息管理软件、办公自动化软件、各种文字处理图形图像处理软件、各种计算机辅助设计软件和计算机辅助教学软件等都属于应用软件。几种常用的应用软件如下。

（1）办公软件:如 Office 等。

（2）做图软件:如 Photoshop 等。

（3）通信、网络软件:如聚生网管等。

（4）教育软件:如电子教室、排课软件等。

（5）娱乐性软件:如微信、QQ 等。

3）软件系统的层次

从上面对系统软件和应用软件的说明,可以看出计算机软件系统是有层次关系的。这种层次关系是指处在内层的软件要向外层的软件提供服务,处在外层的软件要在内层软件的支持下才能运行,如图 1-5 所示。

3. 计算机的工作原理

上面提到的计算机五个基本部分称为计算机硬件,如要计算机进行计算控制等功能的话,计算机还必须配有必要的软件。所谓的软件就是指使用计算机的各种程序。计算机工作的过程实质上是执行程序的过程。在计算机工作时,CPU 逐条执行程序中

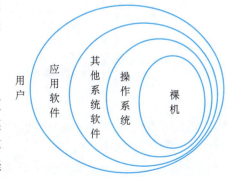

图 1-5　软件和硬件之间的层次关系

的语句就可以完成整个程序的运行,从而完成一项特定的任务。

1) 指令和程序的概念

指令就是让计算机完成某个操作所发出的指令和命令,即计算机完成某个操作的依据。一条指令通常由两个部分组成,前面是操作码部分,后面是操作数部分。操作码指明该指令要完成的操作,如加、减、乘、除等;操作数是指参加运算的数或者数所在的单元地址。一台计算机的所有指令的集合,称为该计算机的指令系统。

使用者根据解决某一问题的步骤,选用一条条指令进行有序的排列。计算机执行了这一指令序列,便可完成预定的任务,这一指令序列就称为程序。显然程序中的每一条指令必须是所用计算机指令系统中的指令,因此指令系统是提供给使用者编制程序的基本依据。指令系统反映了计算机的基本功能,不同类型的计算机其指令系统也不相同。

2) 计算机执行指令的过程

计算机执行指令一般分为两个阶段:第一阶段,将要执行的指令从内存取到 CPU 内;第二阶段,CPU 对取入的指令进行分析译码,判断该条指令要完成的操作,然后向各部件发出完成该操作的控制信号,完成该指令的功能。当一条指令执行完后就进入下一条指令的取指操作。一般将第一阶段取指令的操作称为取指周期,将第二阶段称为执行周期。

3) 计算机执行程序的过程

计算机在执行程序时,先将每个语句分解成一条或多条机器指令,然后根据指令顺序,一条指令一条指令地执行,直到遇到结束运行的指令为止。计算机执行指令的过程又分为取指令、分析指令和执行指令三步,即从内存中取出要执行的指令并送到 CPU 中,分析指令要完成的动作,然后执行操作,直到遇到结束运行程序的指令为止。

程序执行的过程如图 1-6 所示。

4) 计算机工作过程

从程序的执行过程可以看出,在计算机工作中有三种信息在流动:数据信息、指令信息和控制信息。

数据信息是指各种原始数据、中间结果、源程序等。这些信息由输入设备送到内存中。在运算过程中,数据从外存读入内存,由内存传输到 CPU 的运算器进行运算,运算后将计算结果再存入外存或经输出设备输出。指令信息是指挥计算机工作的具体操作命令。控制信息是由控制器发出的,控制器根据指令向计算机各部件发出控制命令,协调计算机各部分的工作。计算机的工作原理如图 1-7 所示。

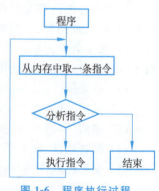

图 1-6 程序执行过程

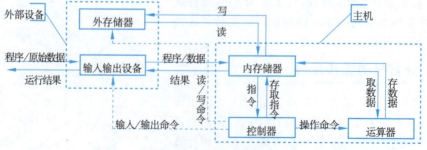

图 1-7 计算机工作原理

4. 微型计算机的硬件组成

微型计算机硬件系统与其他计算机没有本质的区别,也是由五大功能部件组成。但在生活中,我们习惯从外观上将微型计算机的硬件系统分为两大部分,即主机和外设。主机是微机的主体,微机的运算、存储过程都是在这里完成的。主机箱里包含着微型计算机大部分主要的硬件设备,如 CPU、主板、内存、各种办卡、电源及各种连线。主机以外的设备称为外设,外设主要是显示器、鼠标、键盘、音箱、打印机等一些常用的设备及外存储器等。

1) 中央处理器

中央处理器(CPU)犹如人的大脑,是计算机的核心,一般由高速电子线路组成,主要包括运算器、控制器、寄存器组、高速缓冲存储器等。基于 CPU 在微机中的关键作用,人们往往将 CPU 的型号作为衡量和购买机器的标准。决定微处理器性能的指标很多,其中主要是字长和主频。字长是指微处理器一次可处理的数据位数,微处理器的字长越长,寻址能力就越强,运算速度就越快,数据处理能力也就越强。

CPU 外观上是插在主板上的一块方形芯片,我们经常所说的 586、奔腾 4(Pentium4)、酷睿 2(Core 2)等,就是指 CPU 的型号。目前最常见的 CPU 有 Intel 系列和 AMD 系列。Intel 系列主要包括 Pentium 系列、Celeron 系列、Core 系列等;AMD 系列主要有 Athlon(速龙)系列、Sempron(闪龙)系列等,如图 1-8 所示。

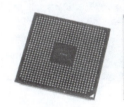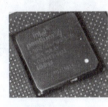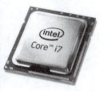

图 1-8　各种型号的 CPU

2) 主板

主板,又叫主机板、系统板或母板,它安装在主机箱内,是微机最基本的也是最重要的部件之一。主板一般为矩形电路板,上面安装了组成计算机的主要电路系统,一般有 BIOS 芯片、I/O 控制芯片、键盘和面板控制开关接口、指示灯插接件、扩充插槽、主板及插卡的直流电源供电接插件等元件。主板在整个微机系统中有着举足轻重的作用。可以说,主板的类型和档次决定着整个微机系统的类型和档次。主板的性能影响着整个微机系统的性能。

3) 内存储器

内存储器简称内存,具有容量较小、存取速度快的特点。内存按其基本功能和性能,分为只读存储器 ROM 和随机存储器 RAM,ROM 中程序和数据只能读出,不能写入,断电后不会丢失数据;RAM 不仅可以读出程序和数据,而且还可以写入程序和数据,断电后其中的程序和数据将全部丢失。一般说"内存容量"时,则指 RAM,不包括 ROM 在内。人们通常意义上的内存是指以内存条形式插在主板内存槽中的 RAM。内存条的外观如图 1-9 所示。

4) 外存储器

外存储器简称外存,相对于内存具有容量大、存取速度慢、价格较便宜等特点。外存用于存放暂时不用的数据和程序,存储数据时在计算机断电情况下仍然可以长期保存。常见的外存有 U 盘、硬盘、光盘等,如图 1-10 所示。

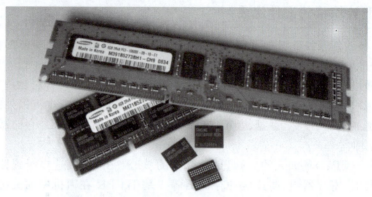

图 1-9　内存

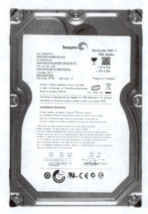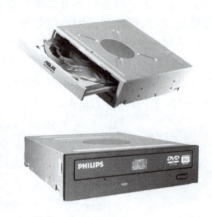

图 1-10　外存

（1）硬盘驱动器。硬盘驱动器简称硬盘,按存储原理不同,可分为机械硬盘和固态硬盘两种。

机械硬盘是使用坚硬的旋转盘片为基础的非易失性存储设备,它在平整的磁性表面存储和检索数字数据,信息通过离磁性表面很近的磁头,由电磁流来改变极性方式被电磁流写到磁盘上,信息可以通过相反的方式回读。

固态硬盘简称固盘,是用固态电子存储芯片阵列而制成的硬盘,其存储介质有两种,一种是采用闪存(Flash 芯片)作为存储介质;另一种是采用 DRAM 作为存储介质。固态硬盘在读写速度、防震抗摔性、功耗、噪声、工作温度范围等方面均优于机械硬盘,已逐渐应用于个人用户。

（2）光盘驱动器。光盘驱动器简称光驱,是一种读取光盘信息的设备。它通过径向移动的激光头来读取旋转的光盘盘面上凹坑所记录的数字信息。根据所能读取光盘种类的不同,分为 CD-ROM、DVD-ROM 和 BD-ROM 驱动器。

（3）移动存储器。移动存储器即移动硬盘或 USB 闪存驱动器等可移动存储设备,用于增加计算机的存储空间或在计算机之间传输信息。移动存储器通常通过 USB 接口连接。

5）显卡

显卡全称为显示接口卡,又称为显示适配器或显示器配置卡,是计算机最基本配置之一。

显卡的用途是将计算机系统所需要的显示信息进行转换驱动,并向显示器提供行扫描信号,控制显示器的正确显示,是连接显示器和个人电脑主板的重要元件,是"人机对话"的重要设备之一。显卡一般分为集成显卡和独立显卡,二者各有用途。

(1)集成显卡。集成显卡是将显示芯片、显存及其相关电路都集成在主板上,与其融为一体的元件。集成显卡的显示芯片有单独的,但大部分都集成在主板的北桥芯片中。集成显卡的优点是功耗低、发热量小,部分集成显卡的性能已经可以媲美入门级的独立显卡,所以不用花费额外的资金购买独立显卡。但其性能相对略低,且固化在主板或CPU上,本身无法更换,如果必须换,就只能换主板。

(2)独立显卡。独立显卡是指将显示芯片、显存及其相关电路单独做在一块电路板上,自成一体而作为一块独立的板卡存在,它需占用主板的扩展插槽(PCI-E)。

6)输入/输出设备

输入/输出设备(I/O)是对将外部世界信息发送给计算机的设备和将处理结果返回给外部世界的设备的总称。这些返回结果可能是使用者能够在视觉上体验的,或是作为该计算机所控制的其他设备的输入。

在计算机系统中,能将信息送入计算机中的设备称为输入设备,最常用的输入设备有键盘、鼠标等。此外,输入设备还包括手写笔、摄像头、话筒、条形码阅读器、图像输入设备等。用来输出运算结果和加工处理后的信息的设备称为输出设备,常用的输出设备有显示器和打印机。另外,外存储器、智能手机、数码相机既是输入设备也是输出设备。

任务实施

计算机的技术指标影响着它的功能和性能,而计算机的功能和性能又是由其系统结构、硬件组成、指令系统、软件配置等多种因素所决定。全面评价一台计算机的性能,要综合考虑多种指标。在选购一台计算机的时候,如何衡量它的性能指标,选择一台适合的计算机呢?

计算机的主要性能指标包括字长、CPU时钟频率(主频)、存储容量、总线带宽、外部设备的配置及扩展能力、软件配置等。计算机的综合性能通常不取决于性能最高的部件,而取决于性能最低的部件,这也称为"木桶短板"效应。

1. 了解处理器的性能

计算机的CPU的性能指标除了本身系统架构的因素以外,主要考虑处理器的字长、主频、核心数量、缓存容量和总线带宽等。

1)字长

现在处理器的字长以32位为主,部分采用64位并兼容32位。64位处理器具有更大的存储空间访问和管理能力,如果需要配置超过4GB的内存,就需要64位字长的处理器并配合64位版本的操作系统。

2)主频

在相同结构或同一系列处理器中,主频越高的处理器,每秒所能执行的指令的数目越多,性能越强,但是功耗和发热量也会更高。主频的单位是赫兹(Hz),一般微型计算机CPU主频在2.0GHz、2.4GHz或3.0GHz,甚至更高。

3)核心数量

多核技术已成为处理器主要发展方向,所谓多核处理器大体上相当于将多个处理器放置在同一个芯片上。由于计算机在同一时间往往要处理多个任务,采用多核处理器可以由不同的核心处理不同的任务,从而得到更好的性能。

2. 了解存储器的性能

存储器的性能包括内存速度和内存容量两个部分。

1)内存速度

决定内存速度的因素包括所选用的内存模组的运行速度和内存通道数两部分。比如DDR3 内存模组的速度有 1066MHz 和 1333MHz。在选择 2GB 内存时,也可以选用一条 2GB 或两条 1GB 的内存。同等情况下,两条容量较小的内存组成双通道要比一条容量较大的内存的性能要好。

2)内存容量

内存的主要功能是用来存储运行的程序和数据,无论是操作系统还是应用程序的运行都需要占用一定容量的内存,还有一部分内存被用作缓存。对于内存容量的选择既要考虑操作系统对内存的需求,也要考虑运行应用软件所需的内存容量。

3. 外部设备的配置

外部设备的配置指结构上允许配置的外部设备的最大数量和种类,实际数量和品种由用户根据需要选定,这关系到计算机对信息输入/输出的支持能力。主机所配置的外部设备的多少与好坏,也是衡量计算机综合性能的重要指标。

4. 软件的配置

合理安装并使用丰富的软件可以充分发挥计算机的作用。

如何提高计算机的综合性能? 一台计算机是由若干个部件共同组成的,只有各部件间协调配合才能更高效地工作。例如,一台计算机虽然处理器主频很高,但内存容量较小,用户的使用体验也是很糟糕的。反之,如果在总体价格不变的情况下,选择一个主频稍低的处理器,而增大内存的容量,使用的感觉往往会更好。总而言之,只有计算机的各个部件性能均衡,才能得到更好的使用体验。

项目 1.2 计算机的操作应用指导

计算机硬件系统只有配备相应的软件系统才能工作,最基本的软件系统是操作系统。有了操作系统,就可以完成各种各样的操作,安装使用各种各样的应用软件。本项目主要介绍计算机的基本操作知识。

▶ 任务 1.2.1 熟悉鼠标和键盘的使用方法

| 任务介绍 |

掌握如何使用键盘和鼠标。

任务分析

键盘和鼠标已成为操作计算机的最基本工具,学习计算机操作必须学会使用这两种工具。

任务知识

1. 键盘的基本操作

1）键盘区域

整个键盘可划分为五个区域:功能键区、状态指示区、主键盘区、编辑键区和辅助键区,如图 1-11 所示。

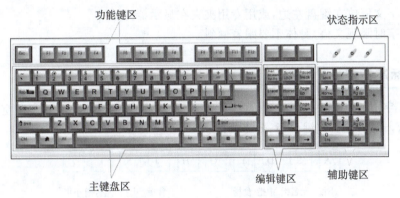

图 1-11 104 键盘布局

主键盘区除包括 26 个英文字母,10 个阿拉伯数字和一些特殊符号外,还附加一些功能键,如表 1-1 所示。

表 1-1 主键盘区功能键

功能键	中文名称	用　途
Back Space	后退键	删除光标前一个字符
Enter	换行键	将光标移至下一行首
Shift	字母大小写临时转换键	与字母键同时按下,输入大小写状态相反的字母;与数字键同时按下,输入数字上的符号
Ctrl	控制键	必须与其他键一起使用
Alt	控制键	必须与其他键一起使用
Caps Lock	字母大写锁定键	将英文字母锁定为大写状态
Tab	跳格键	将光标右移到下一个跳格位置
Space	空格键	输入一个空格

功能键区 F1～F12 的功能由操作系统或应用程序设置而定。

编辑键区中包括插入字符键 Ins、删除当前光标位置的字符键 Del、将光标移至行首的

Home 键和将光标移至行尾的 End 键、向上翻页 Page Up 键和向下翻页 Page Down 键,以及上下左右箭头。

辅助键区(小键盘区)有 9 个数字键,可用于数字的连续输入,用于大量输入数字的情况,如在财会的输入方面。当使用小键盘输入数字时应按下 Num Lock,此时对应的指示灯亮。

2)打字姿势

打字时首先要有正确的姿势,只有这样才能做到准确快速地输入而又不会容易疲劳。正确的打字姿势如下。

(1)两脚平放,腰背挺直,两臂自然下垂,两肘贴于腋边,桌、椅间的距离以手指能轻放在基准键位为准。

(2)调整椅子的高度,使得前臂与键盘的高度在同一水平面上,前臂与后臂所成角度约为 90°,手指自然弯曲成弧形。

(3)身体可略倾斜,距离键盘 20～30cm。

(4)打字文稿放在键盘左边,或用专用夹夹在显示器旁边。

(5)打字时眼观文稿,身体不要跟着倾斜。

3. 标准指法

准备打字时,除拇指外其余的八个手指分别放在基本键上,拇指放在空格键上,如图 1-12 所示,十指分工,包键到指,分工明确。

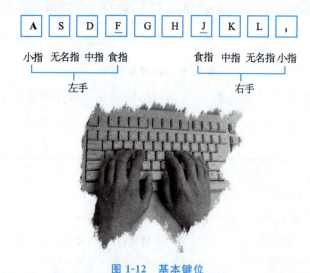

图 1-12　基本键位

每个手指除了指定的基本键外,还分工有其他字键,称为它的范围键,如图 1-13 所示。

掌握指法练习技巧:左右手指放在基本键上;击完它迅速返回原位;食指击键注意键位角度;小指击键力量保持均匀;数字键采用跳跃式击键。

2. 鼠标的基本操作

在 Windows 操作系统中,鼠标已成为最常用的输入设备,大量的操作都需要通过鼠标来完成。

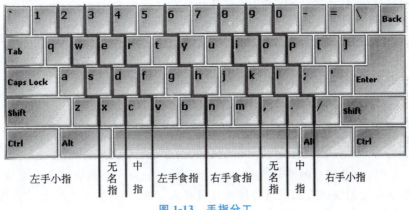

图 1-13　手指分工

1）鼠标的结构

一般鼠标有三个按键：主键（左键）、副键（右键）和滚动键（滑轮键）。

2）正确操作鼠标的方法

正确操作鼠标的方法是：食指和中指自然地放置在鼠标的左键和右键上，拇指横向放在鼠标左侧，无名指和小拇指放在鼠标右侧，拇指与无名指及小指轻轻握住鼠标；手掌心轻轻贴住鼠标后部；手腕自然垂放在桌面上，需要时带动鼠标做平面运动。

3）鼠标的基本使用方法

在 Windows 中，鼠标的基本操作如表 1-2 所示。鼠标指针是屏幕上随着鼠标的移动而移动的光标，通常为箭头形状。鼠标指针的形状会根据它所处的位置和所使用的应用程序以及应用程序的当前状态而变化。

表 1-2　鼠标的基本操作

操作	方　　法	用　　途
指向	移动鼠标指针到某对象上	使鼠标指向要操作的对象
单击	单击鼠标左键一次	选择对象
双击	连续单击鼠标左键两次	运行对象所对应的程序
右击	单击鼠标右键一次	打开快捷菜单
拖动	将鼠标指针指向对象并按住鼠标左键拖动至目标位置	将对象移动到目标位置
滚动	滚动左右键之间的滚轮	移动滚动条或翻页

任务实施

1. 熟悉鼠标的使用方法

鼠标已成为操作计算机最基本的工具，学习计算机操作首先必须学会使用鼠标。基本的鼠标操作方法有指向、单击、双击、拖动和右击 5 种，不同的操作方法完成不同的操作任务。

（1）鼠标按外形分，可分为两键式、三键式、带滚轮三种，若按工作原理和部件分，可分为机械式鼠标和光电式鼠标。

（2）显示器上鼠标指针的形状反映了不同的操作状态，操作时要注意指针形状的变化。

注意观察鼠标指针是什么形状，处于什么操作状态。

（3）指向并单击桌面上的"计算机"图标，此时"计算机"图标处于选中状态。

（4）拖动"计算机"图标至任一空白处，该图标会停留在目标处。

（5）右击"计算机"图标，会弹出一个快捷菜单，该快捷菜单中包含有针对当前项目的常用命令，用户可选择相应命令实现快速操作。

（6）双击"计算机"图标，可打开"计算机"窗口。

2. 熟悉键盘的使用方法

尽管鼠标可以代替键盘的部分工作，但文字和数据的输入必须靠键盘来完成，而且即使有了鼠标，很多功能的快捷方法还是要靠操作键盘来完成。因此，键盘也是计算机系统最基本的输入设备之一，有关它的使用非常基础，也非常重要，必须熟练掌握它的使用方法。

当前，常用的键盘有104键的（如图1-9所示），也有107键的。观察一下104键和107键的键盘相比，差哪3个键？

键盘布局可分为5个分区：主键盘区（打字键盘区）、功能键区、数字小键盘区、编辑键区（光标控制键区）和状态指示灯区。

下面练习一些常用键的操作，在"记事本"窗口中输入如图1-14所示的内容。

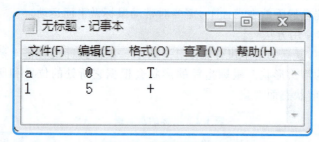

图1-14 "记事本"窗口

（1）选择"开始"→"所有程序"→"附件"→"记事本"命令，打开"记事本"窗口。

（2）先输入a，再按Tab键一次，观察光标往后移动多少格。

（3）同时按住Shift和2键输入"@"，再按Tab键一次，然后按Caps Lock键，此时Caps Lock指示灯亮，输入"T"。

（4）再按下Caps Lock键，此时Caps Lock指示灯灭，按Enter键换行。

（5）观察Num Lock指示灯状态，如果不亮，按Num Lock键，启动数字小键盘。

（6）在数字小键盘区用数字键输入数字1，按Tab键一次；输入5，再按Tab键一次，同时按住Shift和"＝"键输入"＋"。

（7）把光标放置在5前面，按Delete键一次，删除5；或者把光标放置在5后面，按Backspace键一次，也可删除5。

▶ 任务 1.2.2　常用数制转换

┃ 任务介绍 ┃

了解计算机中数的表示。

掌握二进制、十进制、十六进制之间的转换。

任务分析

数制之间的转换可通过手工进行,但手工转换既麻烦,又容易出错,Windows 操作系统中的计算器程序可实现整数的数制转换。

任务知识

1. 数制的概念

数据是人类能够识别或计算机能够处理的某种符号的集合,经过加工处理后用于人们制定决策或具体应用的数据称信为息。信息的表示有两种形态:一种是人类可识别和理解的信息形态;一种是计算机能够识别和理解的信息形态。由于计算机硬件是由电子元器件组成的,而电子元器件大多都有两种稳定的工作状态,可以很方便地用来表示"0"和"1"。在计算机内部普遍采用"0"和"1"表示二进制,这就使得通过输入设备输入到计算机中的任何信息,都必须转换成二进制数的表示形式,才能被计算机硬件所识别。

要了解计算机工作的原理,必须了解计算机中信息的表现形式。

1)进位计数制

将数字符号按顺序排列成数位,并遵照某种由低位到高位进位的方法进行计数来表示数值的方式,称为进位计数制,简称数制。要掌握进位计数制,必须先掌握数码、基数、进位计数制、位权的概念。

例如,十进制数 346.7 可以展开成下面的多项式

$$346.7 = 3 \times 10^2 + 4 \times 10^1 + 6 \times 10^0 + 7 \times 10^{-1}$$

式中,10^2、10^1、10^0、10^{-1} 即为该位的位权,每一位上的数码与该位权的乘积,就是该位的数值。任何一种数制表示的数都可以写成按位权展开的多项式之和,一般形式为

$$N = d_{n-1}b^{n-1} + d_{n-2}b^{n-2} + d_{n-3}b^{n-3} + \cdots + d_{-m}b^{-m}$$

式中:n——整数的总位数;

$\quad\quad m$——小数的总位数;

$\quad\quad d_{下标}$——该位的数码;

$\quad\quad b$——基数;

$\quad\quad b^{上标}$——位权。

2)常用的进位计数制

数制的种类很多,除了十进制数(逢 10 进 1),还有六十进制(逢 60 进 1,如时间)、二进制数(逢 2 进 1)、八进制数(逢 8 进 1)、十六进制数(逢 16 进 1)等。计算机中用的是二进制数。

(1)十进制数。人类习惯使用的是十进制数,即一个数用 0~9 十个阿拉伯数字组合来表示,其特点是"逢 10 进 1"。任何一个十进制数均可将其按各位数字分解来表示,例如

$$2685 = 5 \times 10^0 + 8 \times 10^1 + 6 \times 10^2 + 2 \times 10^3$$

(2)二进制数。计算机内部使用二进制,即一个数用 0 和 1 两个阿拉伯数字组合来表示,其特点是"逢 2 进 1"。任何一个二进制数也可将其按各位数字分解来表示。在表示一个进制数时,一般将它用圆括号括起来,并用相应数字或字母作下标(十进制可省略),例如

$$(1001100)_2 = 0 \times 2^0 + 0 \times 2^1 + 1 \times 2^2 + 1 \times 2^3 + 0 \times 2^4 + 0 \times 2^5 + 1 \times 2^6$$

计算机是由电子元件构成的,它真正能识别的是二进制,这是因为二进制只有 0 和 1 两个数字,便于算术运算和逻辑运算,在硬件上也容易实现。电子元件工作时大都有两种稳定的状态,如电压的高和低、晶体管的导通和截止、电容的充电和放电等,这两种状态可以用 0 和 1 来表示。

二进制形式适用于对各种类型的数据进行编码,因此可以将图、文、声、数字合为一体。进入计算机中的各种数据都要进行二进制编码的转换,同样,从计算机输出的数据也要进行逆向的转换。

(3)八进制数。八进制数用阿拉伯数字 0～7 共 8 个阿拉伯数字的组合来表示,其特点是"逢 8 进 1"。任何一个八进制数也都可将其按各位数字分解来表示,例如

$$(3701)_8 = 1 \times 8^0 + 0 \times 8^1 + 7 \times 8^2 + 3 \times 8^3$$

(4)十六进制数。由于二进制数书写起来比较长,在表示数的时候,常用十六进制数来表示,十六进制数用阿拉伯数字 0～9 和英文字母 A～F 共 16 个字符的组合来表示,其特点是"逢 16 进 1"。任何一个十六进制数也可将其按各位数字分解来表示,例如

$$(9F0C)_{16} = 12 \times 16^0 + 0 \times 16^1 + 15 \times 16^2 + 9 \times 16^3$$

以上 4 种进位计数制,可以将它们的特点概括为每一种计数制都有一个固定的基数,每一个数位可取基数中的不同数值;每一种计数制都有自己的位权,并且遵循"逢基数进一"的原则。二进制数与八进制数和十六进制数的对照表如表 1-3 和表 1-4 所示。

表 1-3　二进制数与八进制数对照表

二进制数	八进制数
000	0
001	1
010	2
011	3
100	4
101	5
110	6
111	7

表 1-4　二进制数与十六进制数对照表

二进制数	十六进制数	二进制数	十六进制数
0000	0	1000	8
0001	1	1001	9
0010	2	1010	A
0011	3	1011	B
0100	4	1100	C
0101	5	1101	D
0110	6	1110	E
0111	7	1111	F

3)常用的进位计数制及书写规则

为了区分各种计数制的数,书写规则有两种:在数字后面加英文标识或在括号外面加数字下标。

(1)在数字后面加英文标识的表示方法如下。

B(Binary):表示二进制数,如二进制数 500 可写成 500B。

O(Octonary):表示八进制数,如八进制数 500 可写成 500O。

D(Decimal)：表示十进制数，如十进制数 500 可写成 500D。一般约定 D 可省去不写，即无后缀的数字为十进制数。

H(Hexadecimal)：表示十六进制数，如十六进制数 500 可写成 500H。

（2）在括号外面加数字下标的表示方法如下。

$(1001)_2$：表示二进制数 1001。

$(3423)_8$：表示八进制数 3423。

$(5679)_{10}$：表示十进制数 5679。

$(3FE5)_{16}$：表示十六进制数 3FE5。

2. 数制的转换

不同进制的数值都可以相互转换，下面介绍不同数制之间的转换方法。

1）非十进制数与十进制数之间的转换

（1）非十进制数转换成十进制数的转换方法：将要转换的非十进制数的各位数字与它的位权相乘，其积相加，和数就是十进制数。

【例】 将$(101101.11)_2$、$(123.4)_8$、$(5F.A)_{16}$转换成十进制数。

$$(101101.11)_2 = 1\times2^5 + 0\times2^4 + 1\times2^3 + 1\times2^2 + 0\times2^1 + 1\times2^0 + 1\times2^{-1} + 1\times2^{-2}$$
$$= 32 + 0 + 8 + 4 + 0 + 1 + 0.5 + 0.25 = (45.75)_{10}$$

$$(123.4)_8 = 1\times8^2 + 2\times8^1 + 3\times8^0 + 4\times8^{-1} = 64 + 16 + 3 + 0.5 = (83.5)_{10}$$

$$(5F.A)_{16} = 5\times16^1 + 15\times16^0 + 10\times16^{-1} = 80 + 15 + 0.0625 = (95.0625)_{10}$$

（2）十进制数转换成非十进制数的转换方法：将十进制数转换为其他进制数时，可将此数分成整数与小数两部分分别转换，然后再拼接起来即可。

整数部分转换：将十进制整数连续除以非十进制数的基数，并将所得余数保留下来，直到商为 0，然后用"倒数"的方式（第一次相除所得余数为最低位，最后一次相除所得余数为最高位），将各次相除所得余数组合起来即为所要求的结果。此法称为"除以基数倒取余法"。

小数部分转换：将十进制小数连续乘以非十进制数的基数，并将每次相乘后所得的整数保留下来，直到小数部分为 0 或已满足精确度要求为止，然后将每次相乘所得的整数部分按先后顺序（第一次相乘所得整数部分为最高值，最后一次相乘所得的整数部分为最低值）组合起来。

【例】 将$(25.6875)_{10}$转换成二进制数。

整数部分转换如下：

```
2 │ 25        余数
2 │ 12 ……1      二进制整数低位    ↑
2 │ 6  ……0                      │
2 │ 3  ……0                      │
2 │ 1  ……1                      │
   0  ……1      二进制整数高位      │
```

整数部分为$(11001)_2$。

小数部分转换如下：

```
          0.6875
        ×)      2
        1.3750……1        二进制小数高位
          0.3750
        ×)      2
        0.7500……0
          0.7500
        ×)      2
        1.5000……1
          0.5000
        ×)      2
        1.0000……1        二进制小数低位
```

小数部分为$(0.1011)_2$。

将整数部分与小数部分组合起来,即$(25.6875)_{10} = (11001.1011)_2$。

说明:十进制纯小数转换时,若遇到转换过程无穷尽时,应根据精度的要求确定保留几位小数,以得到一个近似值。

十进制与八进制、十六进制的转换方法和十进制与二进制之间的转换方法相同,这里不再举例。

2) 二进制数与八进制数之间的转换

(1) 二进制数转换为八进制数。因为$2^3 = 8$,所以3位二进制数对应一位八进制数。转换方法:"三位合一位",即将二进制数以小数点为中心分别向两边分组,整数部分向左,小数部分向右,每3位为一组,如果不够整组,就在两边补0,然后将每组二进制数分别转换成八进制数。

【例】 将二进制数 011010110001.111001 转换成八进制数。

$(11010110001.111001)_2 = (\underline{011}\ \underline{010}\ \underline{110}\ \underline{001}.\ \underline{111}\ \underline{001})_2 = (3261.71)_8$

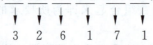

```
3    2    6    1    7    1
```

(2) 八进制数转换为二进制数的过程是上述过程的逆过程,转换方法:将1位八进制数表示成3位二进制数。

【例】 将八进制数 310.26 转换成二进制数。

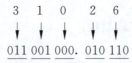

```
3    1    0    2    6
↓    ↓    ↓    ↓    ↓
011  001  000. 010  110
```

因此,$(310.26)_8 = (11001000.010110)_2$

3) 二进制数与十六进制数之间的转换

(1) 二进制数转换为十六进制数。因为$2^4 = 16$,所以4位二进制数对应一位十六进制数。转换方法:"四位合一位",即将二进制数以小数点为中心分别向两边分组,整数部分向左,小数部分向右,每4位为一组,如果不够整组,就在两边补0,然后将每组二进制数分别转换成十六进制数。

【例】 将二进制数 011010110001.111001 转换成十六进制数。

$(11010110001.111001)_2 = (0110\ 1011\ 0001.\ 1110\ 0100)_2 = (6B1.E8)_{16}$

$$6 \quad B \quad 1 \quad E \quad 8$$

（2）十六进制数转换为二进制数的过程是上述过程的逆过程，转换方法：将1位十六进制数表示成4位二进制数。

【例】 将$(AB3.57)_{16}$转换成二进制数。

$$A \quad B \quad 3\ .\ 5 \quad 7$$
$$1010 \quad 1011 \quad 0011\ .\ 0101 \quad 0111$$

$(AB3.57)_{16} = (101010110011.01010111)_2$

4）八进制数与十六进制数之间的转换

八进制数与十六进制数之间转换时，可将八进制或十六进制先转换成二进制，再由二进制转换成相应的十六进制或八进制。

3. 信息存储单位

说起存储容量单位，大家很自然地会想起自己的硬盘有多少GB或TB、内存有多少MB或GB。而电脑中表示信息含义的最小单位是字节B，通常情况下一个ASCII码就是用一个字节的空间来存放的。事实上，电脑中还有比字节更小的单位，我们把它称为位，也称为比特（bit）。人们之所以把字节称为电脑中表示信息含义的最小单位，是因为一位并不能表示我们现实生活中的一个相对完整的信息。接下来我们来了解计算机中的信息存储单位。

1）位

位用于存放一个二进制数0或1，它是存储信息的最小计量单位，通常用小写字母"b"表示。

2）字节

位作为计量存储器的容量的单位太小了，人们把8个二进制位称为一个"字节"（Byte），用大写字母"B"表示。字节是度量存储器容量的常用单位，如11001100表示一个字节。

3）其他单位

常用的度量单位还有千字节（KB）、兆字节（MB）、吉字节（GB）和太字节（TB），它们之间的关系如下

$$1Byte = 8bit$$
$$1KB = 1024B$$
$$1MB = 1024KB$$
$$1GB = 1024MB$$
$$1TB = 1024GB$$

其中，$1024 = 2^{10}$。

此外，人们还用更大的度量单位拍字节（PB）、艾字节（EB）、泽字节（ZB）、尧字节（YB）、NB、DB等，如表1-5所示。

表 1-5 计算机信息单位

简称	KB	MB	GB	TB	PB	EB	ZB	YB
全称	Kilo	Mega	Giga	Tera	Peta	Exa	Zetta	Yotta
译音	千	［兆］	［吉］咖	［太］拉	［拍］它	［艾］可萨	［泽］它	［尧］它

4）字长

计算机在存储、传送和操作时，作为一个单元的一组二进制码称为字，一个字中二进制的位数称为字长。常用的字长有 8、16、32、64 位等。字长的大小反映了计算机处理信息的能力强弱，一般来说，字长越长，计算机处理数据的精度就越高，性能越好。如今，微型机的字长已从 8 位、16 位、32 位，发展到 64 位。大中型机的字长一般是 64 位或 128 位。

| 任务实施 |

（1）选择"开始"→"所有程序"→"附件"→"计算器"命令，打开"计算器"窗口。

（2）选择"查看"→"程序员"命令，将标准型计算器窗口转换成程序员计算器窗口，如图 1-15 所示。

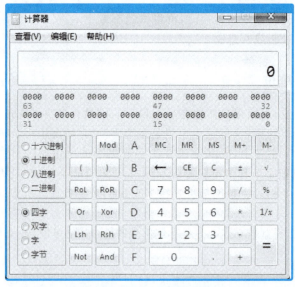

图 1-15　程序员计算器窗口

（3）先在草稿纸上计算 64 的二进制数、八进制数和十六进制数（　　　）$_2$ ＝（　　　）$_8$ ＝（　　　）$_{16}$。

（4）在"计算器"窗口中选择"十进制"单选按钮，并输入 64。

（5）选择"二进制"单选按钮，验证显示值与自己的计算值是否一致。

（6）选择"八进制"单选按钮，验证显示值与自己的计算值是否一致。

（7）选择"十六进制"单选按钮，验证显示与自己的计算值是否一致。

说明：计算器中只能进行整数的数制转换，如果一个数既有整数部分又有小数部分，如 64.75，可先在计算器程序中对整数部分 64 进行数制转换，而对小数部分 0.75 进行手工转换。

▶ 任务 1.2.3　计算机的安全与维护

| 任务介绍 |

了解计算机病毒的概念及特征。

了解信息安全的概念。

掌握计算机病毒的分类。

任务分析

随着网络的普及,计算机病毒的威胁在计算机的日常使用中几乎不可避免。要防范计算机病毒,首先必须了解计算机病毒的概念、分类、病毒的传播途径以及防范方法等。

任务知识

1. 计算机信息安全

信息安全是一个广泛而抽象的概念,所谓信息安全,就是关注信息本身的安全,而不管是否应用了计算机作为信息处理的手段。计算机安全应考虑将计算机网络系统作为整体,它包括硬件、软件、信息三大要素,只有这三个方面都同时安全时,才能说你的信息系统是安全的,三者缺一不可。不管信息入侵者采用什么样的手段,他们都要通过攻击信息的几种安全特性来达到目的。信息安全的特性表现在以下几个方面。

(1)可用性:可用性是指无论何时何地,只要用户需要,信息系统必须是可用的,也就是说信息系统不能拒绝服务。对可用性的攻击就是阻碍信息的合理使用。

(2)可靠性:可靠性是指系统在规定条件下和规定时间内完成规定功能的概率。可靠性是网络安全最基本的要求之一,网络不可靠,事故不断,也就谈不上信息安全。

(3)完整性:完整性就是信息不被偶然或蓄意地删除、修改、伪造、乱序、重放、插入等破坏的特性。即信息的内容不能为未授权的第三方修改。

(4)可控性:可控性就是可以控制授权范围内的信息流向及行为方式,对信息的传播及内容具有可控制能力。

(5)保密性:保密性是指确保信息不暴露给未授权的用户。即信息的内容不会被未授权的第三方所知。防止信息失窃和泄露的保障技术称为保密技术。

(6)不可抵赖性:不可抵赖性也称为不可否认性,是指用户不能抵赖自己曾做出的行为,也不能否认曾经接到对方的信息,确保通信双方信息真实统一的安全要求,它包括收、发双方均不可抵赖。

信息安全的任务就是要实现信息的以上几种安全特性,而对于攻击者来说,却是要通过一切可能的方法和手段破坏信息的安全特性。

2. 计算机系统的常见威胁

1)计算机系统面临的常见威胁

影响计算机系统安全的主要因素有以下几种。

(1)通信与网络的弱点。现代通信分为有线和无线两种,有线线路容易遭受物理攻击,易被敌对势力搭线窃听,无线通信易遭空中截获、监听等。

(2)电磁泄漏辐射。计算机硬件是由电子线路,电子元器件构成的,因此,计算机工作时被处理的信息不可避免地会通过电磁波形式泄露出去,对方通过专用设备,在一定的距离内可以接收还原,进而造成信息失密。

(3)软件本身缺乏安全性。软件设计一般着重于提高信息处理的能力和效力,安全保密一般作为一项附带的任务加以考虑,软件的安全缺陷为入侵者提供了可乘之机。

(4) 计算机剩磁效应泄密。计算机的存贮器分为内存贮器和外存贮器两种。存储介质中的信息被删除后仍会留下可读信息的痕迹。存有秘密信息的磁盘被重新使用时,很可能被非法提取原记录的信息。计算机出故障时,存有秘密信息的硬盘不经处理或无人监督就带出修理,就会造成泄密。在有些信息系统中,删除文件仅仅只删掉文件名,原文还原封不动地保留在存储介质中,一旦被利用,就会造成泄密。飞速发展的数据恢复技术更是让剩磁泄密防不胜防,不仅是被删除的文件可以恢复使用,被格式化后的磁盘数据也可以完全恢复利用。

(5) 黑客攻击。黑客攻击是计算机信息安全所面临的最大威胁。由于计算机网络本身具有的开放性、共享性、脆弱性等特点,黑客攻击问题也日益突出。黑客攻击一般分为纯破坏性攻击和非破坏性攻击。

(6) 人为因素。人为因素首先是操作人员不遵守计算机安全规范造成的,如一机两用或内外网混用一台电脑、在非涉密网上办理涉密事项、操作人员长时间离开电脑而不关闭登录界面,将秘密信息与登录密码等置于无人值守状态,严重威胁信息安全。其次是操作员安全配置不当、资源访问控制设置不合理、用户口令选择不慎、用户与别人共享网络资源或将自己的账号转借他人以及内部人员有意或无意泄密、内部非授权人员有意无意偷窃机密信息、更改网络配置和记录信息、内部人员破坏网络系统、个别人员利用合法身份,以及利用国外的网络非法链接等都会对网络安全带来威胁。

2) 计算机系统的安全对策

针对计算机系统的常见威胁,通常可以采取如下的安全对策来解决可能发生的问题。

1) 保障系统硬件的安全

物理安全是指保护计算机设备、设施(含网络),以及其他媒体免遭地震、水灾、火灾、有害气体和其他环境事故(如电磁污染等)破坏的措施、过程。物理安全包括环境安全,设备安全和媒体安全三个方面。

2) 软件的应用安全

间谍软件是一种能够在用户不知情的情况下偷偷进行安装,并悄悄把截获的信息发送给第三者的软件。从一般用户能做到的方法来讲,要避免间谍软件的侵入,可以从下面三个途径入手。

(1) 把浏览器调到较高的安全等级。

(2) 在计算机上安装防止间谍软件的应用程序,时常监察及清除电脑的间谍软件,以阻止软件对外进行未经许可的通信。

(3) 在安装共享软件时,不要总是一路单击"OK"按钮,而应仔细阅读各个步骤出现的协议条款,特别留意有关间谍软件行为的语句。

3) 网络安全方面

计算机网络安全就是指计算机网络系统的硬件、软件及数据受到保护,不被偶然或恶意原因的破坏、泄漏,系统能够连续、可靠、正常的运行。目前对计算机网格安全的威胁主要表现在非授权访问、信息泄露或丢失、破坏数据完整性、拒绝服务攻击,以及传播病毒等方面。

根据计算机网络系统的网络结构和目前一般的应用情况,我们可采取两种措施:一是采用漏洞扫描技术,对重要网络设备进行风险评估,保证网络系统尽量在最优的状态下运行;二是采用各种计算机网络安全技术构筑防御系统,网络安全系统主要包括防火墙技术、VPN技术、网络加密技术、身份认证技术、多层次多级别的企业级防病毒系统,以及网络的实时监测等。

4）个人操作安全

在个人操作安全方面,应遵循以下原则。

(1) 合理把握权限、分类设置密码并使密码尽可能复杂。

(2) 务必安装杀(防)毒软件。

(3) 不下载不明的软件程序,不打开不明的邮件、附件。

(4) 只在必要时共享文件夹。

3. 计算机病毒及防治

1）计算机病毒的定义

计算机病毒在《中华人民共和国计算机信息系统安全保护条例》中被明确定义,病毒指"编制者在计算机程序中插入的破坏计算机功能或者破坏数据,影响计算机使用并且能够自我复制的一组计算机指令或者程序代码"。与医学上的"病毒"不同,计算机病毒不是天然存在的,是某些人利用计算机软件和硬件所固有的脆弱性编制的一组指令集或程序代码。

2）计算机病毒的特征

(1) 繁殖性。计算机病毒可以像生物病毒一样进行繁殖,当正常程序运行的时候,它也运行自身复制,是否具有繁殖、感染的特征是判断某段程序为计算机病毒的首要条件。

(2) 破坏性。计算机中毒后,可能会导致正常的程序无法运行,把计算机内的文件删除或使其受到不同程度的损坏,通常表现为增、删、改、移。

(3) 传染性。计算机病毒一旦被复制或产生变种,其速度之快令人难以预防。传染性是病毒的基本特征。计算机病毒会通过各种渠道从已被感染的计算机扩散到未被感染的计算机,在某些情况下造成被感染的计算机工作失常甚至瘫痪。

(4) 潜伏性。一个编制精巧的计算机病毒程序进入系统之后一般不会马上发作,病毒可以静静地躲在磁盘或磁带里待上几天甚至几年,一旦时机成熟,得到运行机会,就会四处繁殖、扩散和危害。

(5) 可触发性。病毒因某个事件或数值的出现,诱使病毒实施感染或进行攻击的特性称为可触发性。计算机病毒的内部往往有一种触发机制,不满足触发条件时,计算机病毒除了传染外不做什么破坏。这些触发条件可能是时间、日期、文件类型或某些特定数据等。

3）计算机病毒的传播途径

计算机病毒之所以称为病毒,是因为具有传染性:通过修改其他程序,把自身的复制品包括在内,并传染其他程序。计算机病毒的传播途径主要有两种:储存介质传播和网络传播。

(1) 储存介质传播。U盘、移动硬盘、硬盘、光盘等存储器是最常用的存储器。U盘是携带方便、使用广泛、移动频繁的存储介质,因此也成了计算机病毒寄生"温床"。光盘,特别是盗版光盘上的软件和游戏及非法拷贝也是目前传播计算机病毒的主要途径。随着大容量可移动存储设备的普遍使用,这些存储介质也将成为计算机病毒寄生的场所。

(2) 网络传播。现代通信技术的巨大进步已使空间距离不再遥远,数据、文件、电子邮件可以方便地在各个网络工作站间通过电缆、光纤或电话线路进行传送,但也为计算机病毒的传播提供了新的"高速公路"。计算机病毒可以附着在正常文件中,当用户从网络另一端得到一个被感染的程序,并且在用户的计算机上未加任何防护措施的情况下运行它,病毒就传染开来。

4)计算机病毒的防范

尽管计算机病毒具有隐藏性,但有时通过观察计算机出现的异常情况,还是可以初步判断计算机是否感染了病毒。

(1)计算机病毒的特征。当计算机被病毒感染时,常常会出现一些异常现象,如数据无故丢失、内存变小、显示屏上出现奇怪的文字、运行速度不正常等。

(2)计算机病毒的传播。计算机病毒产生的原因很多,传播的途径也很多,下面几种情况最容易传染病毒。

① 多人共用一台计算机。在多人共用的计算机上,由于每个人对病毒的防范意识不同,使用的文件来源各异,这样就容易为病毒的传播造成可乘之机。

② 从网络上下载文件或者浏览不良网站。目前,互联网是计算机病毒的主要传播途径,从网络上下载文件、接收电子邮件或使用 QQ 传输文件等都可能传染病毒,另外,一些不良网站也是病毒的滋生地。

③ 盗版光盘与软件。来路不明的盗版光盘或软件极有可能携带病毒。

④ U 盘或 MP3 等 USB 设备。现在 USB 外接技术越来越强大,U 盘、移动硬盘、MP3等都可以与计算机直接相连,所以这方面也成了病毒传播的途径之一,在使用外来 USB 设备时,一定要先查杀病毒。

(3)计算机病毒的防范。计算机病毒的危害极大,在日常工作中一定要注意防范,及时采取措施,不给病毒以可乘之机。为了防止计算机感染病毒,要注意以下几个方面。

① 安装反病毒软件。

② 在公用计算机上用过的软盘或 U 盘,要先查毒和杀毒后再在自己的计算机上使用,避免感染病毒。

③ 使用正版软件,不使用盗版软件。

④ 在互联网上下载文件时要注意先杀病毒。接收电子邮件时,不随便打开不熟悉或地址奇怪的邮件,要直接删除它。

⑤ 计算机中的重要数据要做好备份,一旦计算机染上病毒,也可以及时补救。

⑥ 当计算机出现异常时,要及时查毒并杀毒。

⑦ 使用 QQ、微信等工具聊天时,不要接收陌生人发送的图片或单击陌生人发送的网址。

任务实施

下面以金山毒霸杀毒软件为例介绍如何使用杀毒软件查杀计算机病毒。

(1)从"金山毒霸"网站(http://www.ijinshan.com/)下载金山毒霸 10 版本并进行安装,安装后的界面如图 1-16 所示。

(2)单击主界面中的"一键云查杀"按钮,金山毒霸即开始对"上网设置"、"系统综合"、"系统安全"、"浏览器"、"移动设备"等对象进行扫描,如图 1-17 所示。

(3)单击图 1-16 所示主界面中"一键云查杀"右方的下箭头会出现"全盘扫描"和"指定位置扫描"。单击"全盘扫描"进行体验,如图 1-18 所示。

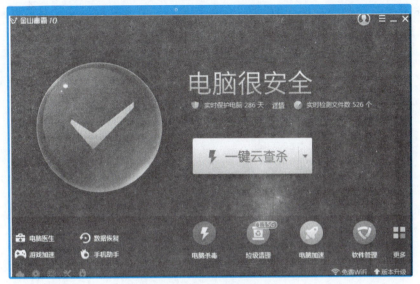

图 1-16　金山毒霸主界面

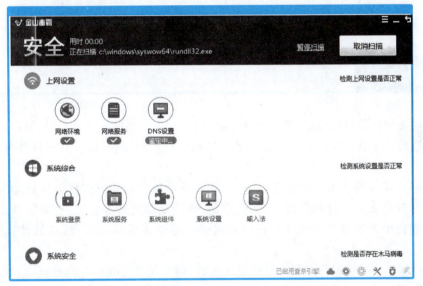

图 1-17　一键云查杀界面

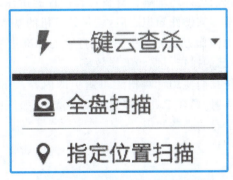

图 1-18　全盘扫描或指定位置扫描

（4）单击图 1-18 所示界面中的"指定位置扫描"，打开选择扫描路径对话框，如图 1-19 所示，选中某个对象进行扫描。请选择本地磁盘 C:进行体验。

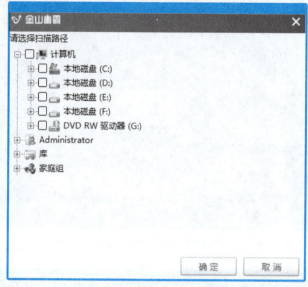

图 1-19　选择扫描路径对话框

归纳总结

本模块围绕计算机的概念、第一台计算机，以及计算机的冯·诺依曼结构简述了计算机的起源与发展。结合计算机的特点介绍了计算机广泛的应用领域，尤其对计算机在医学中的应用做了重点陈述。

要了解计算机的基本工作原理，首先应该知道计算机是如何进行信息处理的，为此初学者必须掌握什么是信息和数据、什么是数制、数制是如何转换的、二进制数的运算规则、信息在计算机中的表示方法及信息在计算机中的存储方式等知识，这些是计算机的运行基础。

计算机系统主要由硬件系统和软件系统组成，硬件是软件赖以存在的基础，软件是硬件正常发挥作用的灵魂，熟练掌握计算机的硬件和软件系统是每个初学者的必修课。了解计算机的工作过程可以帮助我们更好地理解计算机运行的性能指标。

学习了计算机运行的基本软硬件知识之后，就是计算机的基本操作练习，首先接触的是中英文输入法和键盘鼠标的操作方法。其中，键盘打字的标准指法是每位初学者必须严格遵循的，这直接影响将来自己的操作习惯和工作效率。

计算机的安全和维护是我们使用计算机无可避免的内容。在使用计算机的过程中，会面临来自网络、病毒、电磁辐射、黑客工具等多重因素的威胁，如何保障计算机个人信息安全是个人使用计算机工作和学习的必备知识。

练习与实训

一、选择题

1. 第一台电子计算机是 1946 年在美国研制的,该机的英文缩写名是(　　)。

　A. ENIAC
　B. EDVAC

　C. ENSAC
　D. MARK-II

2. 十进制数 125 转换为二进制数是(　　)。

　A. 1111100
　B. 010100

　C. 1111111
　D. 1111101

3. 98 用 BCD 码表示正确的是(　　)。

　A. 10011000
　B. 01010011

　C. 11011101
　D. 11001001

4. 一部 30 万字的小说,在电脑中存储占用(　　)KB。

　A. 761　　　　B. 586　　　　C. 397　　　　D. 648

5. 计算机安全的特性表现不包括(　　)。

　A. 保密性
　B. 完整性

　C. 有效性
　D. 语义正确性

6. 计算机系统是由(　　)组成的。

　A. 主机、外设和软件

　B. I/O 设备、存储器、控制器、运算器

　C. 硬件系统和软件系统

　D. 操作系统、应用软件

7. 操作系统是管理硬件资源,控制程序运行,改善人机界面和为应用软件提供支持的一种(　　)。

　A. 工具软件
　B. 系统软件

　C. 软件系统
　D. 服务程序

8. 计算机病毒是指能够侵入计算机系统并在计算机系统中潜伏、传播、破坏系统正常工作的一种具有繁殖能力的(　　)。

　A. 指令　　　　B. 程序　　　　C. 设备　　　　D. 文件

9. 计算机的内存储器比外存储器性能更优越,其特点是(　　)。

　A. 便宜
　B. 存取速度快

　C. 存取信息少
　D. 存取信息多

10. ASCII 码是对(　　)进行编码的一种方案。

　A. 字符　　　　B. 汉字　　　　C. 图形符号　　　　D. 声音

11. 下列软件中,(　　)属于系统软件。

　A. 文字编辑软件
　B. 操作系统

　C. 医院信息处理系统
　D. 办公自动化系统

12. 下列设备中,(　　)不是输入设备。

　A. 键盘　　　　B. 鼠标　　　　C. 手写笔　　　　D. 打印机

二、填空题

1. CPU 是由_____和_____组成的。

2. 衡量微型计算机性能的 5 项主要技术指标是_____、存储容量、存取周期、_____和_____。

3. 计算机应用领域包括_____、_____、_____、_____和_____。

4. 第四代电子计算机采用的逻辑元件为_____。

5. 微处理器按其字长可分为_____位、_____位、_____位和 64 位微处理器。

6. 鼠标是一种比传统键盘的光标移动更加方便、更加准确的_____设备。

7. 计算机软件系统包括系统软件和应用软件。Office 软件是一种_____。

8. 已知英文字母符号 A 的 ASCII 码为 65,英文字母符号 F 的 ASCII 码为_____;已知数字符号 9 的 ASCII 码为 57,数字符号 5 的 ASCII 码为_____。

9. 按病毒设计者的意图和破坏性大小,可将计算机病毒分为_____和_____。

【学习目的】

掌握Windows 7的基本操作方法。

掌握"资源管理器"的操作和使用方法。

掌握文件及文件夹的操作和使用方法。

掌握快捷方式的创建和使用方法。

熟悉磁盘属性的查看方法和格式化操作。

掌握控制面板中的常用设置。

【学习重点和难点】

"资源管理器"和"我的电脑"的操作和使用。

文件和文件夹管理。

Windows 7操作系统及应用

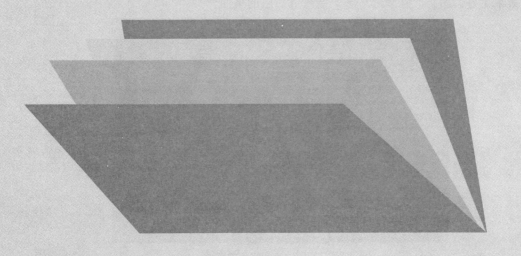

操作系统主要用于管理硬件资源和软件资源,从资源管理的角度看,操作系统主要有五大功能:处理器管理、设备管理、存储管理、作业管理和文件管理。

本模块主要介绍 Windows 7 操作系统的基本知识和使用方法。通过本模块的学习,了解 Windows 7 操作系统的基本概念和特性,掌握 Windows 7 的桌面、窗口、对话框的组成与基本操作,熟练掌握文件及文件夹的操作,会利用控制面板进行系统设置以及对计算机进行管理和维护等,了解 Windows 7 附件应用程序的功能。

项目 2.1　Windows 7 的基础操作

▶ 任务 2.1.1　Windows 7 的启动和退出

▌任务介绍▐

Windows 7 的启动。
Windows 7 的登录。
Windows 7 的退出。

▌任务分析▐

通过本任务的实施,让学生掌握 Windows 7 的正确启动与退出。

▌任务知识▐

1. Windows 7 的启动

按下计算机的电源开关,Window 7 便自动启动系统,用户顺利登录之后,才可以进行学习、办公和上网等操作,其启动方法和以前的版本基本相同,但 Windows 7 的启动速度更快,画面效果更好。图 2-1 为 Windows 7 登录成功后的桌面。

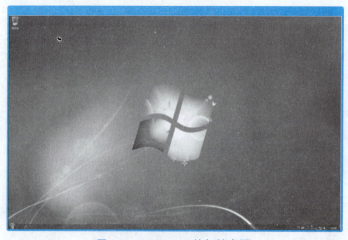

图 2-1　Windows 7 的初始桌面

Windows 7 启动的具体操作步骤如下。

（1）打开显示器及相关外设的电源。

（2）按下计算机的开机键，等待系统启动。

（3）如果用户安装了多个操作系统，则需要"多重引导配置"，在 Windows 启动管理器中选择要登录的 Windows 7 操作系统。否则，可以略过此步。

（4）此时，开机信息将快速显示并自检。

（5）自检完成后，系统进入"欢迎使用"屏幕，它会显示计算机上的所有账户。如果用户建立了多个账户并设置了密码，则需要用户选择相应的账户并输入密码进行登录。

2. 正确关闭计算机

用完计算机以后应将其正确关闭，这一点很重要，不仅可以节能，还有助于使计算机更安全，并确保数据得到保存。

1）单击"开始"菜单上的"关机"按钮

（1）退出 Windows 7 操作系统之前，要关闭所有打开的窗口及正在运行的程序。

（2）单击"开始"菜单按钮，然后单击"开始"菜单右下角的"关机"按钮，如图 2-2 所示。

（3）Windows 7 操作系统数秒后退出，显示器屏幕显示"无信号输入"提示，计算机指示灯熄灭，电源关闭。

图 2-2 "关机"按钮

需要注意的是，关机不会保存正在进行的工作，每次单击"开始"按钮退出系统前务必保存好自己的文件。

2）单击"关机"按钮旁的箭头可查看更多选项

退出 Windows 7 系统和退出其他 Windows 系统的区别是单击"开始"按钮后，单击"关机"按钮右边的小三角按钮将弹出一组菜单命令，如图 2-3 所示，主要包括切换用户、注销、锁定、重新启动、睡眠和休眠等命令。

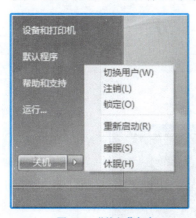

图 2-3 "关机"命令

（1）切换用户。如果用户设置了多个用户账户，单击"切换用户"命令，系统将进入欢迎使用屏幕，可以使用另一个用户登录计算机，但是前一个用户的操作依然被保留在计算机中，其请求并不会被清除，一旦计算机又切换到前一个用户，那么该用户仍能继续操作。这样就可以保证多个用户互不干扰地使用计算机了。

（2）注销。由于 Windows 允许多个用户登录计算机，所以注销和切换用户功能就显得必要了。顾名思义，注销就是向系统发出清除现在登录的用户的请求，清除后即可使用其他用户来登录该系统，注销不可以替代重新启动，只可以清空当前用户的缓存空间和注册表信息。

（3）锁定。锁定功能在 Windows XP 系统下称为"待机"，在 Windows 7 系统下，一旦选择了"锁定"，系统将自动向电源发出信号，切断除内存以外的所有设备的供电，由于内存没有断电，系统中运行着的所有数据将依然被保存在内存中，这个过程仅需 1～2 秒的时间。当用户从锁定态转为正常态时，系统将继续从内存中保存的上一次的"状态数据"进行运行。由于锁定过程中仅向内存供电，所以耗电量是十分小的，笔记本电脑电池的电量甚至可以支持计算机接近一周的"锁定"状态。

（4）休眠。执行"休眠"后，系统会将内存中的数据保存到硬盘上，具体来说是保存在系统盘的 hiberfil. sys 文件中，所以这个文件一般比较大，除非先禁用休眠功能否则无法将其删除。内存数据保存到硬盘后电源会切断所有设备的供电，下次正常开机是将 hiberfil. exe 文件中的数据自动加载到内存中继续执行，也就是说，休眠功能在断电的情况下保存了上次使用计算机的状态。"休眠"是一种主要为便携式计算机设计的电源节能状态，在 Windows 使用的所有节能状态中，休眠使用的电量最少。

在大多数计算机上，休眠后可以通过按计算机电源按钮恢复工作状态。但是，并不是所有的计算机都一样，有些可以通过按键盘上的任意键、单击鼠标按钮来唤醒计算机。

（5）重新启动。"重新启动"命令被选中后，将退出当前系统，计算机会自动重新启动。建议重新启动前保存个人在用的程序和文件。

任务实施

（1）短按主机箱上的电源开关，计算机启动并进入自检状态。

（2）稍后会看到"欢迎"屏幕出现，此时屏幕上会显示用户建立的账户，单击用户图标进入系统，若有密码则输入密码后单击"登录"按钮进入系统。

（3）单击"开始"按钮，选择"关机"命令，则计算机进入关机状态。如图 2-3 所示为"关机"命令，鼠标指向"关机"命令旁的箭头可查看更多选项。

▶ 任务 2.1.2　Windows 7 窗口的认识与基本操作

任务介绍

认识 Windows 7 的桌面组成及基本操作。
了解窗口的组成。
窗口的最大化、最小化及关闭。
了解对话框。

任务分析

Windows 7 的桌面和窗口如图 2-4 所示。

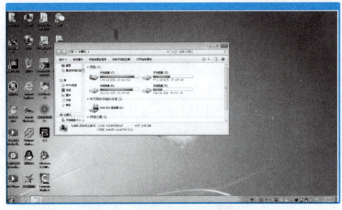

图 2-4　Windows 7 的桌面和窗口

任务知识

1. 桌面

桌面是打开计算机并登录到 Windows 之后看到的主屏幕区域,就像实际的桌面一样,是用户工作的平面。打开程序或文件夹时,它们便会自动呈现在桌面上。用户还可以根据自己的需求将一些项目(如文件、文件夹或快捷方式图标等)放在桌面上,并且随意排列它们。

从更广义上讲,桌面包括任务栏。任务栏位于屏幕的底部,显示正在运行的程序,并可以在它们之间进行切换。和以前的 Windows 版本相比,Windows 7 对桌面图标进行了重新设计,延续了 Vista 的 Aero 风格,并且更胜一筹,图标和字体显示更加平滑圆润。

1) 桌面的组成

桌面主要由桌面图标、任务栏、桌面背景等组成。其中,任务栏包括"开始"按钮、快速启动栏和通知区域等,下面对各部分分别进行介绍。

(1) 桌面图标。图标是代表文件、文件夹、程序和其他项目的小图片。首次启动 Windows 时,将在桌面上至少看到一个图标:回收站。用户在购买或使用计算机之前,制造商可能已将其他图标添加到桌面上,用户也可以自己在桌面上添加、删除、修改或排列图标。图 2-4 所示的桌面上各种大小的图案就是桌面图标。

桌面图标可以分为系统图标、快捷图标、文件夹和文件图标。每个图标都是由图案和名称组成的,双击桌面图标会启动或打开它所代表的应用程序、文件夹或文件。

① 系统图标:桌面上"计算机"、"回收站"、"网络"均为系统图标。

② 快捷图标:快捷图标是用户自己创建或者安装应用程序自动创建的图标,它们都是程序或者文件的快捷方式,其左下角通常有一个小箭头的标识。快捷方式是一个表示与某个程序或文件链接的图标,而不是程序或文件本身。双击快捷方式便可以打开相应的程序或文件。如果删除快捷方式,则只会删除这个快捷方式,而不会删除原始的程序或文件。如果想要从桌面上轻松访问常用的程序或文件,可创建它们的快捷方式。

③ 文件夹和文件图标:用户可以在桌面上创建文件夹或文件,也可以创建文件夹或文件的快捷方式图标。双击所创建的文件夹和文件的图标或其快捷图标都可以打开相应的文件夹或文件。由于用户经常在桌面上进行创建和删除文件夹或文件的操作,删除图标务必要清楚是删除的快捷方式还是文件夹或文件本身。图 2-5 和图 2-6 所示为文件夹和文件的图标以及相应快捷方式的图标。

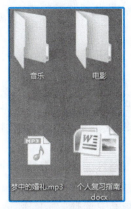

图 2-5　文件夹和文件的图标

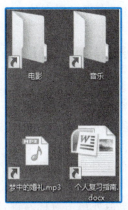

图 2-6　文件夹和文件的快捷方式图标

可对桌面图标进行以下操作。

① 添加和删除图标。可以随时添加或删除显示在桌面上的图标。有些人喜欢桌面干净整齐，上面只有几个图标或没有图标；有些人将很多图标都放在桌面上，以便快速访问经常使用的程序、文件和文件夹。

② 移动图标。Windows 将图标排列在桌面左侧的列中，可以通过将其拖动到桌面上的新位置来移动图标。用户可以让 Windows 自动排列图标，也可以按一定的顺序排列图标。鼠标右键单击桌面上的空白区域，在"查看"和"排序方式"里可以完成相应的操作。

③ 选择多个图标。若要一次移动或删除多个图标，必须首先选中这些图标。单击桌面上的空白区域并拖动鼠标，用出现的矩形包围要选择的图标，然后释放鼠标按钮，即可将这些图标作为一组来拖动或删除它们。

④ 隐藏桌面图标。如果想要临时隐藏所有桌面图标，而实际并不删除它们，可右击桌面上的空白部分，单击"查看"，然后单击"显示桌面图标"以从该选项中清除复选标记隐藏图标。重复上述步骤，再次单击"显示桌面图标"即可显示。

（2）任务栏。Windows 的任务栏默认状态处于桌面的最下方，即位于屏幕底部的水平长条。与桌面不同的是，桌面可以被打开的窗口覆盖，而任务栏几乎始终可见。

（3）桌面背景。用户可以根据自己的喜好选择桌面背景，桌面背景不再是单一的图片，用户可以以幻灯片的方式显示图片。绚丽的桌面背景可以让用户保持学习、工作愉悦的心情。

2）桌面的新增功能

Windows 桌面上新增的功能可以使用户轻松地组织和管理多个窗口。可以在打开的窗口之间轻松切换，以便集中精力处理重要的程序和文件。部分新增功能有助于用户向桌面添加个性化的设置。

（1）Snap。使用 Snap 功能，通过简单地移动鼠标即可排列桌面上的窗口并调整其大小，还可以使窗口与桌面的边缘快速对齐、使窗口垂直扩展至整个屏幕高度或最大化窗口使其全屏显示。

（2）Shake。通过使用 Shake 功能，可以快速最小化除桌面上正在使用的窗口外的所有打开窗口。只需单击要保持打开状态的窗口的标题栏，然后快速前后拖动（或晃动）该窗口，其他窗口就会最小化。再次晃动打开的窗口，即可还原最小化的窗口。

（3）Aero Peek。使用 Aero Peek 功能，可以在无须最小化所有窗口的情况下快速预览桌面，也可以通过指向任务栏上的某个打开窗口的缩略图来预览该窗口。

2. 桌面小工具库及应用

Windows 7 设计了一个桌面小工具库，包括时钟、日历、天气、源标题等小程序，让用户可以在不影响正常使用计算机的前提下随时了解一些动态信息。例如，可以在打开程序的旁边利用"源标题"显示新闻标题。这样，用户不需要停止当前的工作就可以切换到新闻网站跟踪发生的新闻事件。

用户要在桌面上使用这些程序，需要自己打开小工具库来调出需要的小工具，具体的操作方法如下。

（1）在桌面空白处单击鼠标右键，在弹出的快捷菜单中选择"小工具"选项。

（2）选择"小工具"选项后，即弹出如图 2-7 所示的桌面小工具库窗口，可根据需要在窗口中选择小程序。

（3）将鼠标指针移至要放置的小工具图标上并双击鼠标左键,即可在桌面右侧显示该小工具。

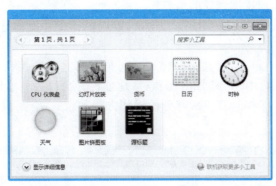

图 2-7　桌面小工具库

3. Windows 7 的窗口操作

每当打开程序、文件或文件夹时,它都会在屏幕上被称为窗口的框或者框架中显示,这是 Windows 操作系统获取其名称的位置。我们使用操作系统时,最频繁的操作就是在打开的各种窗口中查看、创建和管理文件。因此,了解窗口的结构及其操作步骤非常重要。下面介绍窗口的构成和基本操作。

1）窗口的结构

虽然每个窗口的内容各不相同,但所有窗口都有一些共同点:窗口始终显示在桌面(屏幕的主要工作区域)上。大多数窗口都具有相同的基本部分,如图 2-8 所示。

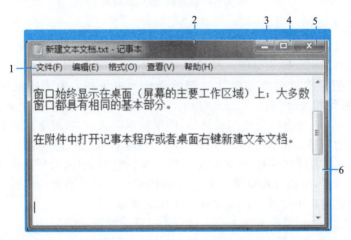

图 2-8　典型窗口的基本部分
1. 菜单栏;2. 标题栏;3.“最小化”按钮;4.“最大化”按钮;
5.“关闭”按钮;6. 滚动栏

（1）标题栏。标题栏显示文档和程序的名称,如果正在文件夹中工作,则显示文件夹的名称。

（2）最小化、最大化和关闭按钮。这些按钮分别可以隐藏窗口、放大窗口使其填充整个屏幕,以及关闭窗口。

(3)菜单栏。菜单栏包含程序中可单击进行选择的项目。

(4)滚动条。当文档、网页或图片超出窗口大小时,会出现滚动条,滚动条可以滚动显示窗口的内容以查看当前视图之外的信息。

(5)边框和角。如果窗口没有被最大化,可以用鼠标指针拖动这些边框和角以更改窗口的大小。

另外,除了这些基本部分外,其他的窗口也可能具有其他的按钮、框或栏。图 2-9 所示为"计算机"的窗口,这样的窗口通常由标题栏、地址栏、搜索栏、菜单栏、工具栏、任务窗格、工作区和状态栏组成。了解这些组成部分的操作方法和意义,需要我们在 Windows 7 不断的实际应用中去掌握。

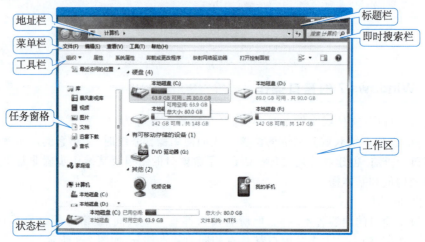

图 2-9 "计算机"窗口的组成

2)窗口的基本操作

窗口的操作通常包括打开、移动、更改大小、隐藏、切换、排列、最大化以及关闭等,窗口的大部分操作都可以用鼠标来完成。值得注意的是,这些操作都有相应的快捷键,有时,依靠鼠标和键盘快捷键的结合操作能让我们的工作效率更高。关于快捷键的定义可以到 Windows 7 的"帮助和支持"系统里搜索得到。下面对各项常用操作进行逐一介绍。

(1)打开窗口。打开窗口的操作很简单,用鼠标双击文件、快捷方式图标或者文字链接都可以打开相应的窗口。比如要打开"网络"窗口,鼠标双击桌面上的"网络"图标就可以了。

(2)移动窗口。若要移动窗口,请用鼠标指针指向其标题栏(最好是中间的空白处),然后按住鼠标左键按钮,用指针移动窗口将其拖动到希望的位置后释放鼠标按钮即可。移动窗口的前提是当前窗口不能处于最大化或最小化的状态。

(3)更改窗口大小。更改窗口大小可以分为以下三种情况。

① 如果要使窗口填满整个屏幕,可以单击其"最大化"按钮或双击该窗口的标题栏。最大化的窗口要还原到以前大小,单击其"还原"按钮(此按钮出现在"最大化"按钮的位置上)或者双击窗口的标题栏即可。

② 如果要最小化窗口,可以单击标题栏右侧的"最小化"按钮。窗口会从桌面中消失,只在任务栏上显示为按钮。由于窗口只是临时消失而不是将其关闭,通常也称为隐藏窗口。若要使最小化的窗口重新显示在桌面上,单击其任务栏按钮,窗口会准确地按最小化前的样子显示。

③ 如果要调整窗口的大小(已最大化的窗口必须先还原才能调整其大小),请指向窗口

的任意边框或角。当鼠标指针变成双箭头时,拖动边框或角可以缩小或放大窗口。

虽然多数窗口是可以最大化、最小化和调整大小的,但也有一些固定大小的窗口是不能更改大小的,比如对话框。关于对话框的详细信息将在"菜单和对话框"部分单独讲述。

（4）窗口间的切换。如果打开了多个程序或文档,桌面会快速布满杂乱的窗口,这时需要掌握窗口的切换方法,以快速切换到要使用的窗口。常用的方法有以下两种。

① 使用任务栏。任务栏提供了整理所有窗口的方式。每个窗口都在任务栏上具有相应的跟踪按钮。若要切换到其他窗口,只需单击其任务栏按钮,该窗口将出现在所有其他窗口的前面,成为活动窗口（即当前正在使用的窗口）。

② 使用 Alt＋Tab 组合键。通过按 Alt＋Tab 可以切换到先前的窗口,或者通过按住 Alt 并重复按 Tab 循环切换所有打开的窗口和桌面,当循环到目标窗口时,释放 Alt 可以即可显示所选的窗口。

（5）关闭窗口。在 Windows 7 中关闭窗口有以下 3 种常用方法。

① 在窗口标题栏最右侧单击"关闭"按钮,即可关闭窗口,这是最常用的关闭方式。

② 右键单击任务栏上的窗口跟踪按钮,选择"关闭窗口"选项。

③ 用鼠标指向任务栏上窗口跟踪按钮,在显示的缩略窗口预览区中单击"关闭"按钮。

需要注意的是,如果关闭某文档,而未保存对其所做的任何更改,则会显示提示信息对话框,给出选项以保存更改。

任务实施

（1）认识 Windows 7 的桌面组成,如图 2-4 所示。
（2）双击"计算机"图标,浏览窗口的组成。
（3）在还原状态下将鼠标指针移动到标题栏上,按住鼠标左键不放拖动鼠标来移动窗口。
（4）双击标题栏可最大化、还原窗口。
（5）单击窗口右上角的相关按钮,可最小化、最大化或关闭窗口。
（6）打开对话框,认识其组成。

▶ 任务 2.1.3 任务栏的组成、操作及属性设置

任务介绍

认识任务栏的组成。
掌握任务栏的基本操作。
掌握任务栏的属性设置。

任务分析

通过本任务的学习,重点需要掌握任务栏的基本操作。

任务知识

在 Windows 7 中,任务栏默认情况下处于桌面的最下方。任务栏是操作系统桌面的重要组成部分,许多操作都离不开任务栏,利用任务栏可以完成查看设置、启动程序、管理在处

理的文件等操作。

1. 任务栏的组成

任务栏主要由以下三个部分组成,如图 2-10 所示。

1)"开始"菜单按钮

"开始"按钮位于任务栏最左端,使用该按钮将弹出"开始"菜单,可以访问程序、文件夹和计算机设置。

2)任务按钮区

任务按钮区位于任务栏的中间部分,是使用最频繁的部分。打开的多个程序和文件的跟踪窗口即位于这一区域。用户可以用跟踪窗口来切换要处理的多个任务。

3)通知区域

通知区域包括时钟以及一些告知特定程序和计算机设置状态的图标。

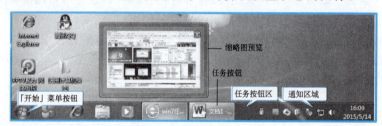

图 2-10　任务栏的组成

2. 任务栏的日常操作

1)将程序锁定到任务栏

Windows 7 不再包含"快速启动"工具栏。若要快速打开程序,可以将程序直接锁定到任务栏,以便快速方便地打开该程序,而无须在"开始"菜单中浏览该程序。

将程序锁定到任务栏的步骤如下。

(1)如果此程序已在运行,则右键单击任务栏上此程序的图标(或将该图标拖向桌面)来打开此程序的跳转列表,然后单击"将此程序锁定到任务栏"。

(2)如果此程序没有运行,则单击"开始",浏览到此程序的图标,右键单击此图标并单击"锁定到任务栏"。

(3)用户还可以通过将程序的快捷方式从桌面或"开始"菜单拖动到任务栏来锁定程序。

另外,如果要从任务栏中删除某个锁定的程序,可以打开此程序的"跳转列表",然后单击"将此程序从任务栏解锁"。

2)解锁和移动任务栏

任务栏通常位于桌面的底部,用户可以将其移动到桌面的两侧或顶部。移动任务栏之前,需要解除任务栏锁定。

(1)解锁任务栏。右键单击任务栏上的空白空间。如果"锁定任务栏"旁边有复选标记,则表示任务栏已锁定。此时单击"锁定任务栏"(删除此复选标记)即可解除任务栏锁定。

(2)移动任务栏。单击任务栏上的空白空间,然后按下鼠标按钮,并拖动任务栏到桌面的四个边缘之一。当在所需的位置出现任务栏轮廓时,释放鼠标按钮。通常操作中,需要将任务栏锁定,这样可以防止无意中移动任务栏或调整任务栏大小。

3）排列任务栏上的图标

在处理文件的操作过程中，为了使工作更有条理，思路更清晰，我们经常会根据自己的需要或者使用频率重新排列和组织任务栏上的图标顺序（包括锁定的程序和未锁定但正在运行的程序）。这时，可以将图标从当前位置拖动到任务栏上的其他位置，然后释放鼠标。如果程序已锁定到任务栏，则任务栏图标将停留在将其拖动到的任意位置。如果程序未锁定到任务栏，则在关闭该程序之前图标将停留在将其拖动到的位置。

4）通知区域

通知区域位于任务栏的最右侧，包括一个时钟和一组图标。这些图标表示计算机上某个程序的状态，或提供访问特定设置的途径。将指针移向特定图标时，会看到该图标的名称或某个设置的状态。例如，指向音量图标将显示计算机的当前音量级别。

┃任务实施┃

（1）在任务栏空白处单击鼠标右键。

（2）在弹出的快捷菜单中选择"属性"命令。

（3）在弹出的对话框中取消选择"锁定任务栏"复选框，单击"确定"按钮即可，或者在任务栏空白处单击鼠标右键，在弹出的快捷菜单中选择"锁定任务栏"命令，取消其选择标记。

（4）把鼠标指针移动到任务栏的边框上，按住鼠标左键并向上或向下拖动鼠标。

（5）在任务栏空白处单击鼠标右键，在弹出的快捷菜单中选择"属性"命令。

（6）在弹出对话框的"屏幕上的任务栏位置"下拉列表框中选择"左侧"、"右侧"、"顶部"或"底部"选项，单击"确定"按钮，如图2-11所示，或者把鼠标指针移动到任务栏空白处，按住鼠标左键并拖动任务栏向屏幕四周移动，移到目标位置后释放鼠标。

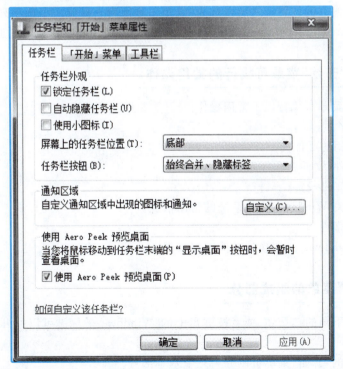

图 2-11　设置任务栏位置

（7）再次在任务栏空白处单击鼠标右键，在弹出的快捷菜单中选择"属性"命令。

（8）在弹出的对话框中选择"自动隐藏任务栏"复选框，单击"确定"按钮。

（9）在任务栏空白处单击鼠标右键，在弹出的快捷菜单中选择"属性"命令，在弹出的对话框中选中"锁定任务栏"复选框，取消选择"自动隐藏任务栏"复选框，单击"确定"按钮。

注意：在选择"自动隐藏任务栏"复选框时，必须先取消选择"锁定任务栏"复选框。

▶ 任务2.1.4 "开始"菜单的组成与设置

┃ 任务介绍 ┃

认识"开始"菜单的组成。

在自定义"开始"菜单中不显示控制面板。

┃ 任务分析 ┃

"开始"菜单在计算机操作中比较常用，通过本任务使同学们掌握"开始"菜单的操作方法。

┃ 任务知识 ┃

Windows 操作系统中的"菜单"是指一组操作命令的集合，它是用来实现人机交互的主要形式，通过菜单命令，用户可以向计算机下达各种命令。Windows 7 中有四种类型的菜单，分别是"开始"菜单、标准菜单、快捷菜单与控制菜单。

"开始"菜单是计算机程序、文件夹和设置的主门户。至于"开始"的含义，在于它通常是启动或打开某项内容的位置。之所以称为"菜单"，是因为它提供一个选项列表，就像餐馆里的菜单那样。Windows 7"开始"菜单的新变化和新功能使用户日常操作更加方便。

1. 使用"开始"菜单可执行的常用操作

使用"开始"菜单可执行以下常用操作。

（1）启动程序。

（2）打开常用的文件夹。

（3）搜索文件、文件夹和程序。

（4）调整计算机设置。

（5）获取有关 Windows 操作系统的帮助信息。

（6）关闭计算机。

（7）注销 Windows 或切换到其他用户账户。

2. "开始"菜单的组成部分

单击屏幕左下角的 按钮，或者按键盘上的 Windows 徽标键可以打开"开始"菜单，如图 2-12 所示。

Windows 7 的"开始"菜单可以分为三个基本部分。

（1）左边的大窗格中显示计算机上程序的一个短列表。用户或者计算机制造商可以自定义此列表,所以每台计算机此处的外观会有所不同。单击"所有程序"选项可显示完整的程序列表。

（2）左边窗格的底部是搜索框,通过键入想要搜索的内容可以在计算机上查找程序和文件。

（3）右边窗格提供对常用文件夹、文件、设置和功能的访问。在这里,用户还可以注销 Windows 7 或关闭计算机。另外,右窗格右上方图标是用户账户的图像,单击图标会进入用户账户的设置。鼠标指针移动至右窗格的常用管理工具列表中的选项上时,此位置的图标会变成所选项的相应图标。

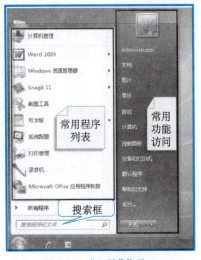

图2-12　"开始"菜单

3. 从"开始"菜单打开程序

日常学习和工作中,使用"开始"菜单最常见的一个用途就是打开计算机上安装的应用程序。

若要打开"开始"菜单左边窗格中显示的程序,单击它,程序打开后,"开始"菜单会随之关闭。如果找不到要打开的程序,可单击左边窗格底部的"所有程序"。左边窗格会立即按字母顺序显示已安装程序的长列表,单击某个程序的图标可以启动相应的程序,"开始"菜单也随之关闭。长列表中会有很大一部分文件夹,这些文件夹里是已安装的更多程序。例如,单击"附件"就会显示存储在该文件夹中的程序列表。单击任一程序即可将其打开。

如果不清楚某个程序是做什么用的,可将指针移动到其图标或名称上,会出现一个框,该框通常包含了对该程序的描述。若要返回到刚打开"开始"菜单时看到的程序,可单击菜单底部的"返回"。

下面以启动"附件"里的"记事本"小程序为例,介绍具体的操作步骤。

（1）单击"开始"菜单按钮,在弹出的"开始"菜单中单击"所有程序"选项,鼠标指针选中"附件"文件夹。

（2）单击"附件"文件夹,将鼠标指针放到"记事本"小程序选项上(自动出现的框内给出了录音机小程序的描述)。

（3）单击"记事本"小程序即可启动。

4. "开始"菜单设置

（1）将程序图标附到"开始"菜单。打开"开始"菜单,然后在"开始"菜单中右击程序图标,在弹出的快捷菜单中选择"附到'开始'菜单"命令,或者直接将程序图标拖到"开始"菜单的左上角来锁定程序。

（2）删除程序图标。单击"开始"按钮,右击需要删除的程序图标,在弹出的快捷菜单中选择"从列表中删除"命令。

（3）清除最近打开的文件和程序。右击"开始"菜单,在弹出的快捷菜单中选择"属性"命令,在打开的"任务栏和'开始'菜单属性"对话框中的"'开始'菜单"选项卡中,在"隐私"选项组中取消选择"存储并显示最近在'开始'菜单和任务栏中打开的项目"复选框,然后单击"确定"按钮,如图2-13所示。

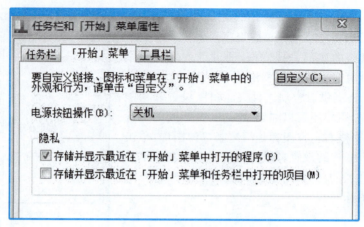

图 2-13　清除最近打开的文件和程序

任务实施

（1）在"开始"按钮上单击便会打开"开始"菜单，也可使用 Ctrl＋Esc 组合键或 Windows 徽标键。

（2）右击"开始"按钮，在弹出的快捷菜单中选择"属性"命令，打开"任务栏和'开始'菜单属性"对话框。

（3）在"'开始'菜单"选项卡中单击"自定义"按钮，如图 2-14 所示。

（4）在弹出的"自定义'开始'菜单"对话框的列表框中，在"控制面板"选项组中选择"不显示此项目"单选按钮，单击"确定"按钮返回，如图 2-15 所示。

（5）单击"确定"按钮。

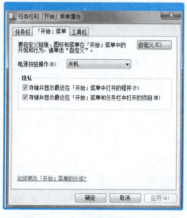
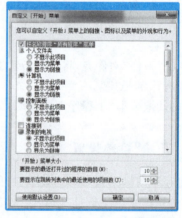

图 2-14　"开始"菜单选项卡　　　　图 2-15　"自定义"选项

▶ 任务 2.1.5　中文输入法的用法

任务介绍

在"记事本"窗口中，用"微软拼音 ABC 输入风格"输入法输入以下文字内容，如图 2-16 所示。

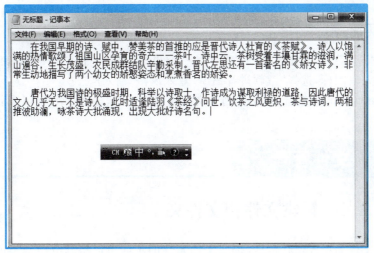

图 2-16   文字输入

任务分析

通过本任务使学生掌握微软拼音 ABC 输入风格输入法。

任务知识

（1）输入单个字符时，一般采用全拼（即将该文字的拼音全部输入）如输入"址"字，输入拼音"zhi"，按空格键，在输入法候选提示框框首。页中没有出现该字，按 2 次"＋"键翻到第 3 页，在第 5 个位置出现"址"字，按 5 键，即可完成该字的输入。

（2）输入中文词组时，一般采用输入"首字全拼＋其余字首字母"的做法。如输入"计算机"则输入拼音"jisj"，按空格键，即出现"计算机"3 个字，再按空格键，完成该词组的输入。输入其他如"爱因斯坦"、"系统"等词组时可一样处理。

（3）输入英文字符，如"computer"是英文全角字符串，需要事先按中英文切换键 Shift 切换到英文状态，并按 Shift＋Space 组合键切换到全角状态，在输入法状态条中出现 提示符后再输入该字符串。

（4）输入中文标点符号（如"、"、""。"、"《》"、"￥"等）时，需要事先按"Ctrl＋."组合键切换到中文标点符号状态，否则出现的是英文标点符号。

（5）按 Ctrl＋Space 组合键可快速实现中文输入法与英文输入法的切换。

（6）常见的中文标点符号的输入如表 2-1 所示。

（7）输入法之间的切换可以按 Ctrl＋Shift 组合键进行切换。

表 2-1   中文标点符号的输入

符 号	对应的键	符 号	对应的键
、	\	……	Shift＋6
。	Shift＋2	《	Shift＋<
￥	Shift＋4	——	Shift＋—

任务实施

（1）选择"开始"→"所有程序"→"附件"→"记事本"命令，打开"记事本"窗口，再单击桌面右下角的输入法图标，选择"微软拼音 ABC 输入风格"输入法。

（2）按 Shift＋Space 组合键，切换到中文全角状态，依次输入如图 2-16 所示的文字。

项目2.2　文件管理

▶ 任务 2.2.1　新建文件和文件夹

计算机以文件的形式保存数据，按照文件属性的不同可以将其分门别类的保存在文件夹里，从而保证数据信息资源的合理保存。这需要用户掌握使用文件和文件夹进行管理和操作的方法，以高效地管理计算机的各类资源。

任务介绍

掌握新建文件和文件夹的方法。

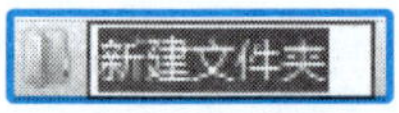

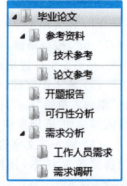

图 2-17　文件夹的命名

任务分析

本任务可以这样来实施，使用"计算机"窗口，在 D 盘根目录下建立一个文件夹，如图 2-17 所示，命名为"毕业论文"，并分别建立如图 2-18 所示的各文件夹；完成之后，在"毕业论文"文件夹中新建一个 Word 文档，命名为"图书信息资料管理系统的研究与设计 . docx"；再在"技术参考"文件夹中新建一个 PowerPoint 文档，命名为"数据管理系统的要求 . pptx"。

图 2-18　文件夹树形结构

任务知识

1. 文件系统

文件是相关信息的集合，文件是操作系统用来存储和管理信息的基本单位，计算机所有信息均存放在文件中。文件系统是操作系统对文件命名、存储和组织的总体结构，尽管也支持 FAT32 文件系统，Windows 7 推荐用户使用的是 NTFS（New Technology File System）文件系统，NTFS 更为安全、可靠。

2. Windows 7 文件目录组织

Windows 7 文件目录采用了类似图书管理的多级目录组织形式，如图 2-19 所示。

磁盘的第一级目录称为根目录，即磁盘的分区编号。用户新买计算机后，在安装操作系统时往往首先要对磁盘进行分区，即把硬盘分成若干个驱动器，如 C 盘、D 盘、E 盘等，每个驱动器的名称、空间大小可以自己定义。系统盘 C 盘必须独立出来,因为一旦系统出现问题,存放在 C 盘中的文件可能会全部丢失,一般情况下不要将重要文件存放在系统盘里。

3. 文件的命名

（1）Windows 下的文件名最长可达 256 个字符,但是有些程序不能识别很长的文件名,因此文件名一般不应超过 8 个字符,而且文件名中不能包含以下字符:\ ／ : * ? ＜ ＞ | 。

（2）某些系统文件夹不能被更改名称,如"Documents and Settings"、"Windows"或"System32"等,因为它们是正确运行 Windows 操作系统所必需的。

（3）不同文件夹中的文件及文件夹能够同名。

（4）不同磁盘中的文件及文件夹能够同名。

（5）同一文件夹中,文件与文件之间、文件夹与文件夹之间不能重名。

（6）同一文件夹中,文件与文件夹之间可以重名。

（7）一个完整的文件名由文件名和扩展名组成,文件名和扩展名之间用小圆点"."隔开,扩展名表示文件的类型,通常由 1～3 个字符组成。默认情况下,不同的图标代表不同的文件类型,浏览时不显示已知文件类型的扩展名。用户可以到"文件夹选项"对话框中的"查看"选项卡下选择显示文件的扩展名。

Windows 系统对文件和文件夹的命名做了限制,当输入非法的名称时,Windows 会出现如图 2-20 所示的提示,主文件名可以使用最长达 255 个字符的长文件名(可以包含空格)。除了文件夹没有扩展名外,文件夹的命名规则与文件的命名规则相同。

扩展名标明了文件的类型,不同类型的文件用不同的应用程序打开,常见文件类型扩展名如表 2-2 所示。

图 2-19　多级目录

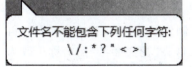

图 2-20　文件命名错误提示

表 2-2　常见文件类型扩展名

扩展名	文件类型	扩展名	文件类型	扩展名	文件类型
exe	可执行程序文件	pptx	PowerPoint 2010 演示文档	hlp	帮助文件
htm	超文本网页文件	mp3	一种音乐文件	txt	文本文件
docx	Word 2010 文档	jpeg	一种图片文件	rar	WinRAR 压缩文件
xlsx	Excel 2010 电子表格	accdb	Access 2010 数据库文件	Mpeg	一种视频文件

此外,操作系统为了便于对一些标准的外部设备进行管理,已经对这些设备进行命名,用户不能使用这些设备名作为文件名。常见的设备名如表 2-3 所示。

表 2-3　常见设备名

设备名	含　　义	设备名	含　　义
CON	控制台:键盘/显示器	COMl/AUX	第 1 个串行接口
LPTl/PRN	第 1 台并行打印机	COM2	第 2 个串行接口

在 DOS 或 Windows 中,允许使用文件通配符表示文件主名或扩展名,文件通配符有"*"和"?","*"表示任意一串字符(≥0 个字符),而"?"表示任意一个字符。

同一文件夹中不能有同名的文件或者子文件夹,但在不同的文件夹中可以有同名的文件,在不同的驱动器里也可以有同名的文件。

任务实施

(1) 双击桌面上的"计算机"图标,打开"计算机"窗口,在窗口左侧的导航窗格中,单击"本地磁盘(D:)"选项,进入 D 盘根目录;鼠标右击右侧窗格的空白区域,在弹出的快捷菜单中选择"新建"→"文件夹"命令,在"新建文件夹"的框内输入中文"毕业论文"即可。

(2) 建立如图 2-18 所示的各文件夹。

(3) 在"计算机"窗口的左侧导航窗格中,单击"毕业论文"文件夹,选择"文件"→"新建"→"Microsoft Word 文档"命令,输入文件名称:"图书信息资料管理系统的研究与设计 . docx "。

(4) 打开"技术参考"文件夹,在该文件夹中建立名为"数据管理系统的要求 . pptx"的 PowerPoint 演示文档,把选择"Microsoft Word 文档"改为选择"Microsoft PowerPoint 演示文档"

说明:对于新建文件,还可以通过先打开文件的应用程序,编辑内容后再保存的方法来建立相应文件。

任务 2.2.2 复制、剪切、粘贴文件和文件夹

任务介绍

掌握复制、剪切、粘贴文件和文件夹的方法。

任务分析

将文件"图书信息资料管理系统的研究与设计 . docx"复制到子文件夹"论文参考"内;再将文件夹"论文参考"剪切到文件夹"毕业论文"中;然后把文件夹"论文参考"的名称更改为"论文版本";最后将"需求分析"下的 2 个子文件夹移动到"参考资料"文件夹内。

任务知识

剪贴板的作用

在计算机中,当执行复制操作时,复制的信息被临时性地存放到剪贴板中,剪贴板是计算机内存中的一块区域,当执行粘贴操作时,将剪贴板中的信息存放到指定位置。

在 Windows 系统中剪贴板无处不在,剪贴板中的信息在被其他信息替换或者退出 Windows 前,一直保留在剪贴板中,因此剪贴板上的内容可以多次粘贴。

在 Windows 中,对文件和文件夹的操作必须遵循的原则是:"先选择,后操作。"一次可以选择一个或多个文件或文件夹,选择后的文件或文件夹以突出方式显示。

选择一个文件夹或磁盘下连续多个文件的方法是:先单击第一个要选择的文件,再按住 Shift 键,然后单击最后一个要选择的文件,这样就能快速选择这两个文件之间(含这两个文件)的多个文件。如果是选择任意几个不连续的文件,则按住 Ctrl 键,然后用鼠标依次单击想要选择的文件。若是直接按组合键 Ctrl+A,则自动将该文件夹或磁盘内的所有文件(或文件夹)全部选择。另外,"编辑"菜单下还有一种"反向选择"命令,请读者自己试做。

除了采用组合键以及"编辑"菜单中的相关命令来进行剪切、复制、粘贴外,还可以通过

右击对象,在弹出的快捷菜单中选择相关命令来进行。

任务实施

（1）在"毕业论文"文件夹中,单击选择"图书信息资料管理系统的研究与设计.docx",按 Ctrl+C 组合键复制;然后打开文件夹"论文参考",按 Ctrl+V 组合键粘贴。

（2）在"参考资料"文件夹中,单击选择文件夹"论文参考",再选择"编辑"→"剪切"命令,打开文件夹"毕业论文",在空白处右击,在弹出的快捷菜单中选择"粘贴"命令。

（3）右击文件夹"论文参考",在弹出的快捷菜单中选择"重命名"命令,将文件夹的名称改为"论文版本"。

（4）打开文件夹"需求分析",按住 Ctrl 键,连续选择内含的 2 个子文件夹,按住鼠标左键拖动到"计算机"左侧导航窗格中的"参考资料"文件夹上,释放鼠标。

▶ 任务 2.2.3　删除文件与回收站操作

任务介绍

掌握删除文件的方法。
掌握回收站的操作方法。

任务分析

将"毕业论文"文件夹下的 Word 文件和文件夹"需求分析"删除放到回收站内,将文件夹"可行性分析"永久性地删除;然后打开回收站,查看已删除文件,并将文件夹"需求分析"还原。

任务知识

"回收站"是一个特殊的文件夹,是被删除文件的暂时存放处,就像日常工作生活中使用的废纸篓。用户可以选择删除和恢复"回收站"中的文件。

1. 永久删除和恢复回收站中的文件

如果要永久删除单个文件,右键单击该文件,选择"删除"然后单击"是"确定删除。如果要删除所有文件,在工具栏上单击"清空回收站",然后单击"是"即可。右键单击回收站后单击"清空回收站"可在不打开回收站的情况下将其清空,要将文件在不发送到回收站的情况下永久删除,可单击选中文件并按 Shift+Delete 组合键。对于误删除的文件或文件夹,只需在回收站内选择它,单击鼠标右键,在快捷菜单中选择"还原"命令,就会恢复到被删除前的位置。

2. 设置回收站属性

在桌面上右键单击"回收站"图标,从弹出的快捷菜单中选择"属性"命令,打开"回收站属性"对话框。用户可以在该对话框调整"回收站"占用空间大小、设置是否显示确认删除对话框和直接将文件彻底删除等。

另外,从计算机以外的位置(如网络文件夹、U 盘)删除以及超过"回收站"设置的存储空间的文件会被永久删除,而不会存储在回收站中。

任务实施

(1) 在"毕业论文"文件夹中,选择文件"图书信息资料管理系统的研究与设计.docx",按 Delete 键,在弹出的"删除文件"对话框中单击"是"按钮,则该文件被删除(放在回收站中),按相同方法删除文件夹"需求分析";选择文件夹"可行性分析",按 Shift+Delete 组合键,永久性地删除此文件夹(不放在回收站中)。

(2) 双击打开桌面上的"回收站",可以看到"回收站"中有刚才被删除的一个文件夹和一个 Word 文档,选择"需求分析"文件夹,在工具栏中单击"还原此项目"按钮,即可将该文件夹还原。

说明:按 Shift+Delete 组合键直接删除文件,则该文件不可还原;若将回收站里的文件删除,则该文件也不可还原。

▶ 任务 2.2.4 设置文件夹属性

任务介绍

掌握设置文件夹属性的方法。

任务分析

将文件夹"毕业论文"的属性设置为"隐藏",再将此文件夹恢复为可见。

任务知识

1. 文件和文件夹的属性

鼠标右键单击文件或文件夹图标,选择"属性"选项,可以查看文件或文件夹的属性。在属性对话框里,可以查看文件的大小、位置、类型、创建时间等信息,也可以对文件或文件夹的各项属性进行设置。如图 2-21 所示为某文件夹的属性对话框。

2. 文件和文件夹的显示与隐藏

在默认情况下,Windows 7 不会显示系统文件和具有隐藏属性的文件,为了保护私人文件的隐私,用户可以手动将文件或文件夹隐藏。

任务实施

(1) 选择文件夹"毕业论文",右击,在弹出的快捷菜单中选择"属性"命令,在"常规"选项卡中选中"隐藏"属性,如图 2-21 所示,单击"确定"按钮。

(2) 在弹出的"确认属性更改"对话框中,选中"将更改应用于此文件夹、子文件夹和文件"单选按钮,如图 2-22 所示,再单击"确定"按钮,这时文件夹图标的颜色变淡,然后在窗口空白处右击,在快捷菜单中选择"刷新"命令,此时"毕业论文"文件夹就看不到了(已隐藏)。

(3) 选择"组织"→"文件夹和搜索选项"命令,打开"文件夹选项"对话框,在"查看"选项

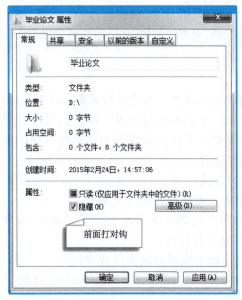

图 2-21　设置"隐藏"属性

卡中，选中"显示隐藏的文件、文件夹和驱动器"单选按钮，然后单击"应用"按钮，即可显示隐藏的文件或文件夹，如图 2-23 所示。

　　说明：在如图 2-23 所示的对话框中，可设置显示已知文件类型的扩展名。

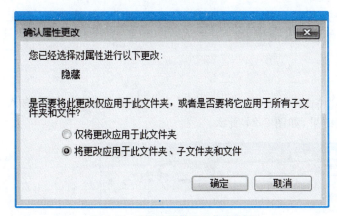

图 2-22　"确认属性更改"对话框

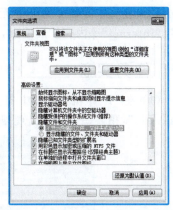

图 2-23　设置文件和文件夹隐藏可见

▶ 任务 2.2.5　搜索文件与建立快捷方式

| 任务介绍 |

掌握搜索文件的操作方法。
掌握建立快捷方式的操作方法。

| 任务分析 |

在 C 盘中搜索"计算器"程序文件 calc.exe，然后为文件 calc.exe 建立一个桌面快捷方式,命名为"我的计算器";再搜索"记事本"程序文件 notepad. exe,然后建立一个快捷方式,命名为"My 记事本",将其放到"开始"→"所有程序"→"启动"程序组中。

任务知识

Windows 7 改进的搜索可以在更多的位置找到更多内容,并查找得更快,只需在搜索框中键入几个字母就可以看到一个相关项目列表。搜索结果按类别分组,且包含突出显示的关键字使之易于扫描。系统提供了查找文件和文件夹的多种搜索方式,搜索方式的选择取决于搜索的内容以及搜索的位置。

用户可以采取以下几种方式搜索。

1) 使用"开始"菜单上的搜索框查找程序或文件

搜索后,与所键入文本相匹配的项将出现在"开始"菜单上,搜索基于文件名中的文本、文件中的文本、标记以及其他文件属性。

2) 在文件夹或库中使用搜索框来查找文件或文件夹

键入时,将筛选文件夹或库的内容,以反射键入的每个连续字符。看到需要的文件后,即可停止键入。

3) 使用搜索筛选器查找文件

如果要基于一个或多个属性(例如标记或上次修改文件的日期)搜索文件,则可以在搜索时使用搜索筛选器指定属性。

4) 扩展特定库或文件夹之外的搜索

如果在特定库或文件夹中无法找到要查找的内容,则可以选择"库"、"计算机"、"自定义"、"Internet"等内容扩展搜索,以便包括其他位置。

任务实施

(1) 在"计算机"窗口中打开"本地磁盘(C:)",在窗口右上角的"搜索"栏中输入"calc. exe",稍候一会儿便出现搜索结果,如图 2-24 所示。

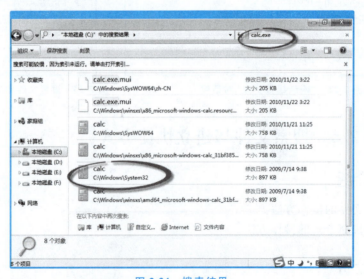

图 2-24 搜索结果

（2）在搜索结果中，先选中搜索到的文件"calc.exe"，再右击，在弹出的快捷菜单中选择"发送到"→"桌面快捷方式"命令，如图 2-25 所示，再在桌面上给快捷方式重命名为"我的计算器"。

（3）再为文件 notepad.exe 创建一个桌面快捷方式，并命名为"My 记事本"。

（4）选择"My 记事本"快捷方式，拖动到"开始"→"所有程序"→"启动"程序组中，然后释放鼠标，最后将桌面上遗留的"My 记事本"快捷方式删除。

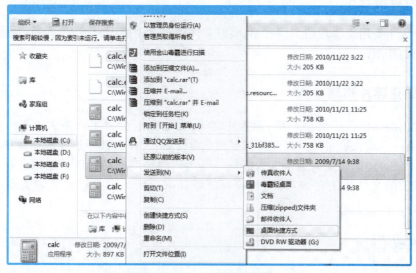

图 2-25　发送到桌面快捷方式

项目 2.3　磁盘整理与环境设置

▶ 任务 2.3.1　查看磁盘信息与磁盘清理

┃ 任务介绍 ┃

了解磁盘信息。
掌握磁盘清理的操作方法。

┃ 任务分析 ┃

查看 C 盘信息，观察磁盘的文件系统及空间大小；清理 C 盘中的垃圾文件。

┃ 任务知识 ┃

Windows 7 操作系统附带了一些专门用来管理磁盘的工具，其功能主要包括以下几个方面。

1. 格式化

格式化的作用是在磁盘上建立标准的磁盘记录格式，划分磁道和扇区，检查坏块等。磁盘格式化将清除磁盘中保存的所有信息，一定要做文件备份再进行磁盘格式化操作。

2. 磁盘信息查看

磁盘信息查看的主要功能是查看各个磁盘分区的相关信息,如磁盘的文件系统、已用空间、可用空间、磁盘容量等。

3. 磁盘清理

磁盘清理主要用于清理诸如回收站、临时文件夹等里面的内容或对其进行压缩,起到回收磁盘空间的作用。

4. 磁盘碎片整理

当磁盘内的文件被反复进行增、删操作之后,在磁盘里会留下众多大小不一的空白区域。此后,当一个较大容量的文件需要储存到磁盘中时,文件会被不连续地存储在这些空白区域中,从而使得访问磁盘的速率大大降低。磁盘碎片整理的功能就是把原本存储在不连续空间区域中的文件集中存放,有利于提高磁盘读取速度。磁盘碎片整理需要耗费较长时间。

任务实施

(1) 在"计算机"窗口中,选择"本地磁盘(C:)"选项,然后右击,在弹出的快捷菜单中选择"属性"命令,打开"本地磁盘(C:)属性"对话框,如图 2-26 所示。在"常规"选项卡中可以看到 C 盘的文件系统(NTFS)、已用空间、可用空间和容量等磁盘信息。

(2) 在如图 2-26 所示的对话框中,单击"磁盘清理"按钮,打开"(C:)的磁盘清理"对话框,如图 2-27 所示。

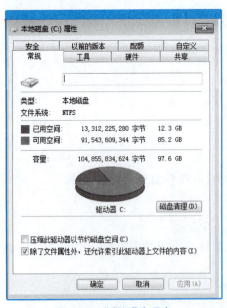

图 2-26　"常规"选项卡

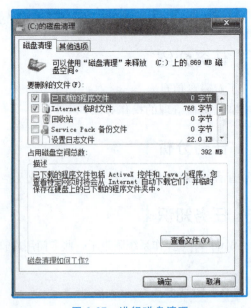

图 2-27　进行磁盘清理

（3）选中要删除的文件选项（如"已下载的程序文件"、"Internet 临时文件"等），单击"确定"按钮，在弹出的磁盘清理确认对话框中，单击"删除文件"按钮，确认要永久删除这些文件，然后会执行磁盘清理操作。磁盘清理操作需要花费的时间较长。

▶ 任务 2.3.2　磁盘碎片整理与格式化

▎任务介绍 ▎

掌握磁盘碎片整理方法。

▎任务分析 ▎

分析 C 盘的磁盘碎片状况，并对 C 盘进行磁盘碎片整理；对 E 盘进行格式化操作。

▎任务知识 ▎

Windows 对磁盘信息的管理和使用是以字节为单位的。磁盘碎片整理，就是通过系统软件或者专业的磁盘碎片整理软件对电脑磁盘在长期使用过程中产生的碎片和凌乱文件重新整理，可提高电脑的整体性能和运行速度。磁盘格式化是在物理驱动器（磁盘）的所有数据区上写零的操作过程，格式化是一种纯物理操作，同时对硬盘介质做一致性检测，并且标记出不可读和坏的扇区。

▎任务实施 ▎

（1）在如图 2-26 所示的对话框中，选择"工具"选项卡，如图 2-28 所示，再单击"立即进行碎片整理"按钮，打开"磁盘碎片整理程序"窗口，如图 2-29 所示。

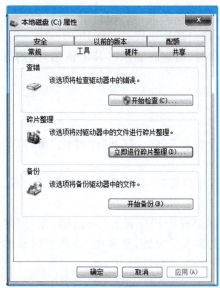

图 2-28　"工具"选项卡

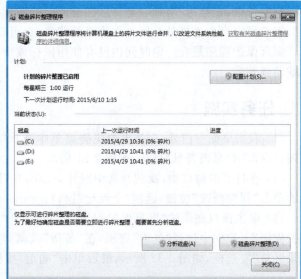

图 2-29　"磁盘碎片整理程序"窗口

（2）选择磁盘 C，单击"分析磁盘"按钮，经过分析之后，会显示该磁盘碎片所占的百分比（如 2％碎片），再单击"磁盘碎片整理"按钮，即对该磁盘进行碎片整理。

磁盘碎片整理非常消耗时间，磁盘空间越大，碎片越多，费时越久。经常进行磁盘碎片整理会影响硬盘寿命。

（3）在"计算机"窗口中，右击"本地磁盘（E:）"，在弹出的快捷菜单中选择"格式化"命令，在打开的对话框中选择"文件系统"为 NTFS，"分配单元大小"为 4096 字节，然后选中"快速格式化"复选框，如图 2-30 所示，最后单击"开始"按钮执行磁盘格式化操作。

注意：磁盘格式化将使该盘内的所有信息全部清除。

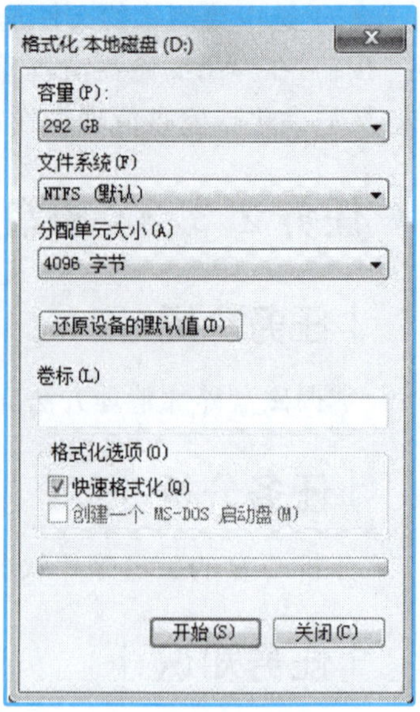

图 2-30　磁盘格式化

▶ 任务 2.3.3　桌面背景与屏幕保护设置

▌任务介绍 ▌

掌握设置桌面背景和屏幕保护的操作方法。

▌任务分析 ▌

设置计算机的桌面为图片 apple，显示方式为"拉伸"；设置屏幕保护程序为"气泡"，设置等待时间 5 分钟后再恢复时显示登录屏幕。

▌任务知识 ▌

桌面背景（也称为"壁纸"）是显示在桌面上的图片、颜色或图案，它为打开的窗口提供背景。用户可以自由选择某个图片作为桌面背景，也可以以幻灯片形式显示图片。

屏幕保护程序是在一定时间内没有使用鼠标或键盘时，出现在显示屏上的图片、幻灯片或动画效果。

▌任务实施 ▌

（1）右击桌面空白处，在弹出的快捷菜单中选择"个性化"命令，打开"个性化"窗口，单击窗口底部的"桌面背景"链接，如图 2-31 所示。

（2）在打开的窗口中，找到并选中图片 apple，在"图片位置"下拉框中选择"拉伸"效果，最后单击"保存修改"按钮，返回"个性化"窗口。

（3）单击窗口底部的"屏幕保护程序"链接，打开"屏幕保护程序设置"对话框，在"屏幕保护程序"下拉框中选择"气泡"选项，在"等待"微调器上输入 5 分钟，并选中"在恢复时显示登录屏幕"复选框，如图 2-32 所示，最后单击"确定"按钮。

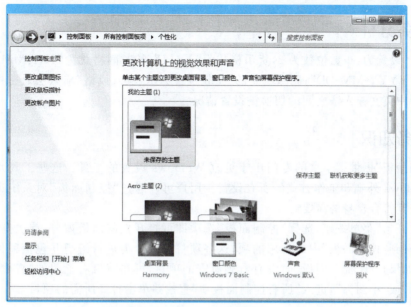

图 2-31 "个性化"窗口

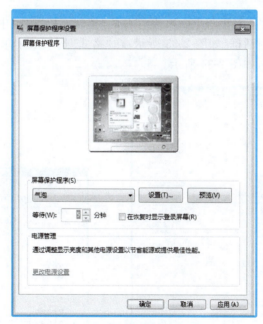

图 2-32 屏幕保护程序设置

▶ 任务 2.3.4 "区域和语言"设置

┃任务介绍┃

打开"区域和语言"对话框。

删除"微软拼音 ABC 输入风格"风格输入法。

任务分析

"区域"设置为：小数位数为 2，货币格式为"¥1.1"，长时间格式为"HH：MM：SS"，短日期格式为"YYYY-MM-DD"；删除已有的"微软拼音 ABC 输入风格"输入法之后再将它添加复原，查看中英文输入法之间的切换键设置情况。

任务知识

"控制面板"提供了丰富的专门用于更改 Windows 设置的工具。这些工具几乎控制了有关 Windows 外观和工作方式的所有设置。用户可以通过"控制面板"对系统进行个性化的设置，使其符合自身的需要。

单击"开始"菜单按钮，选择"控制面板"选项即可打开控制面板窗口，首次打开"控制面板"时，将看到"控制面板"中最常用的项，这些项目按照分类进行组织并包括项目的部分内容链接。如果打开"控制面板"时没有看到所需的项目，可在窗口右上角的"查看方式"里选择"大图标"或"小图标"，进入"所有控制面板项"查找并单击打开所需的项目。

任务实施

（1）选择"开始"→"控制面板"命令，在打开的"控制面板"窗口中，单击"区域和语言"链接，打开"区域和语言"对话框，如图 2-33 所示；在"格式"选项卡中单击"其他设置"按钮，打开"自定义格式"对话框，如图 2-34 所示。

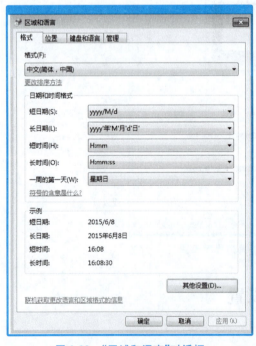

图 2-33　"区域和语言"对话框

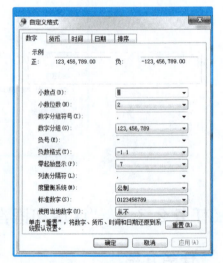

图 2-34　"自定义格式"对话框

（2）分别在"数字"、"货币"、"时间"、"日期"选项卡中设置小数位数为 2，货币格式为"¥1.1"，长时间格式为"HH：mm：ss"，短日期格式为"yyyy-MM-dd"，设置完成后，单击"确定"按钮,返回到"区域和语言"对话框。

（3）在"区域与语言"对话框中,选择"键盘和语言"选项卡,单击"更改键盘"按钮,打开"文本服务和输入语言"对话框,如图 2-35 所示,选择"中文(简体)-微软拼音 ABC 输入风格"输入法,单击"删除"按钮,即可删除该输入法。

（4）在如图 2-35 所示的对话框中,单击"添加"按钮,在打开的"添加输入语言"对话框中选中"中文(简体)-微软拼音 ABC 输入风格"复选框,如图 2-36 所示,再单击"确定"按钮,即可重新添加该输入法。

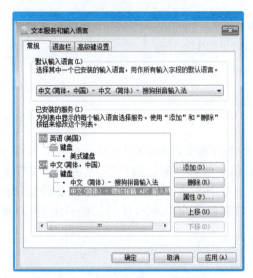

图 2-35　"文本服务和输入语言"对话框　　　　图 2-36　添加输入法

（5）在如图 2-35 所示的对话框中,选择"高级键设置"选项卡,在列表框中可以查看各种输入法、全角/半角、中/英文标点符号等切换键,如图 2-37 所示,并可以根据需要更改它们。

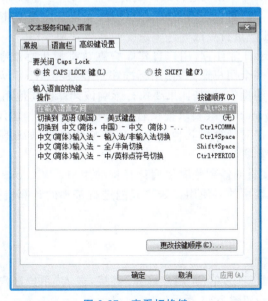

图 2-37　查看切换键

▶ 任务 2.3.5　账户管理

| 任务介绍 |

打开"用户账户"窗口。

创建一个账户，并设置用户名。

| 任务分析 |

为计算机另设一个管理员账户，账户名称为 zxc，密码为 123。

| 任务知识 |

1. 用户账户的定义

用户账户是通知 Windows 用户可以访问哪些文件和文件夹，可以对计算机和个人首选项（如桌面背景或屏幕保护程序）进行哪些更改的信息集合。通过用户账户，我们可以在拥有自己的文件和设置的情况下与多人共享计算机。每个人都可以使用用户名和密码访问自己的用户账户。在"控制面板"中选择"用户账户和家庭安全"命令，在对话框单击"用户账户"命令，即可打开用户账户窗口。

2. 用户账户类型

Windows 7 中有三种不同类型的账户，分别是 Administrator 管理员账户、标准用户账户和 Guest（来宾）账户。

（1）管理员账户可以对计算机进行最高级别的控制，属于系统保留账户，只有在必要时才使用。管理员使用该账户可以进行更改安全设置、安装软件和硬件、访问计算机上的所有文件，以及对其他用户账户进行更改等许多系统的高级管理操作。

（2）标准账户适用于日常计算，用户自建账户默认都属于标准账户。在一台计算机中可以根据实际需要创建多个用户账户，使用标准账户登录到 Windows 时，用户可以执行管理员账户下的几乎所有的操作，但是如果要执行影响该计算机其他用户的操作（如安装软件或更改安全设置），则 Windows 会要求提供管理员账户的密码。建议为每个用户创建一个标准账户以防止用户做出对计算机其他用户造成影响的更改（如删除计算机工作所需要的文件），从而帮助保护计算机。

（3）Guest 账户主要针对需要临时使用计算机的用户。Windows 7 中自带了 Guest（来宾）账户，该账户默认是禁用的。使用该账户只能进行基本的计算机操作，不能更改计算机的重要设置。

| 任务实施 |

（1）在"控制面板"窗口中，单击"用户账户"链接，进入"用户账户"界面，默认管理员账户名称为 Administrator，如图 2-38 所示。

（2）单击界面中的"管理其他账户"链接，进入"管理账户"界面，该界面中列出了管理员账户 Administrator 和来宾账户 Guest,如图 2-39 所示。

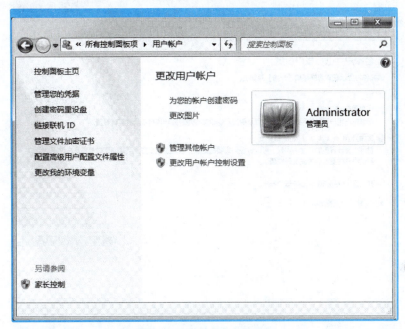

图 2-38 "用户账户"界面

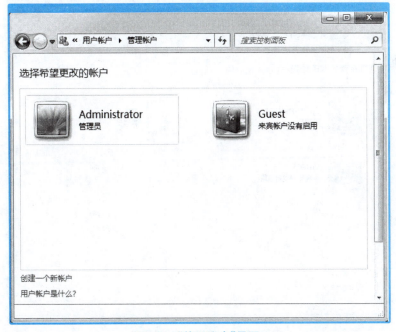

图 2-39 "管理账户"界面一

(3)单击界面中左下方的"创建一个新账户"链接,进入"创建新账户"界面,在"新账户名"文本框中输入账户名 zxc,并选中"管理员"单选按钮,如图 2-40 所示。

(4)单击界面中的"创建账户"按钮,返回"管理账户"界面,如图 2-41 所示,从图 2-41 中可见,已添加了新管理员账户 zxc。

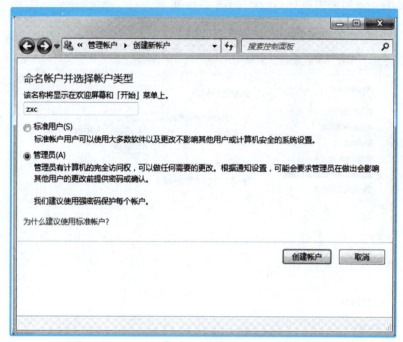

图 2-40 "创建新账户"界面

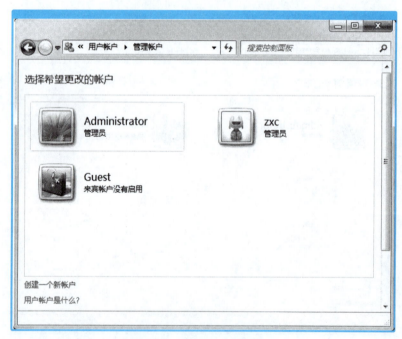

图 2-41 "管理账户"界面二

（5）在"管理账户"界面中，单击新管理员账户 zxc，进入"更改账户"界面'如图 2-42 所示。

（6）单击界面中的"创建密码"链接，进入"创建密码"界面，在"新密码"文本框中输入密码 123，在"确认新密码"文本框中再次输入密码 123，如图 2-43 所示，最后单击"创建密码"按钮，完成密码的创建。

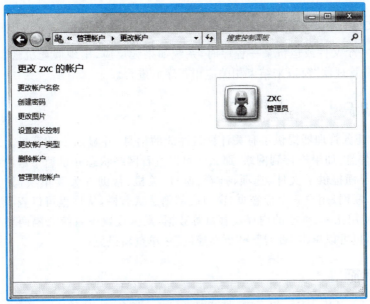

图 2-42 "更改账户"界面

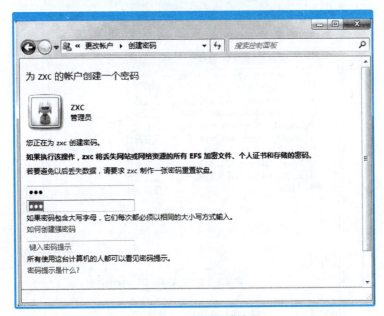

图 2-43 "创建密码"界面

▶ 任务 2.3.6 任务管理

┃任务介绍┃

打开任务管理器。

结束用户进程。

任务分析

当打开某一个文件或运行某一程序时,系统如果无反应,出现假死机现象,此时可通过"Windows 任务管理器"窗口来结束相关应用程序或进程。

任务知识

Windows 任务管理器提供了有关计算机性能的信息,并显示了计算机上所运行的程序和进程的详细信息;如果连接到网络,那么还可以查看网络状态并迅速了解网络是如何工作的。它的用户界面提供了文件、选项、查看、窗口、关机、帮助 6 大菜单项,其下还有应用程序、进程、性能、联网、用户 5 个标签页,窗口底部则是状态栏,从这里可以查看到当前系统的进程数、CPU 使用比率、更改的内存及容量等数据,默认设置下系统每隔两秒钟对数据进行一次自动更新,也可以单击"查看"→"更新速度"菜单重新设置。

任务实施

(1) 按 Ctrl＋Shift＋Esc 组合键,打开"Windows 任务管理器"窗口,如图 2-44 所示。

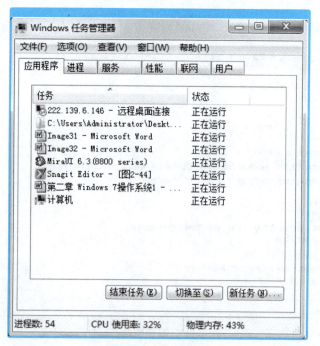

图 2-44　任务管理器

(2) 若要结束某应用程序,在"应用程序"选项卡中,选择要结束的程序(一般其状态为"未响应"),单击"结束任务"按钮。

(3) 若要结束某进程,则在"进程"选项卡中选择某进程,然后单击"结束进程"按钮。

(4) 如果右击某进程,在弹出的快捷菜单中选择"结束进程"命令,可以结束所选进程和它直接或间接创建的所有进程。

归纳总结

　　Windows 7是微软公司发布的一款视窗操作系统,简单易学,深受用户欢迎。要熟练掌握 Windows 7 的操作,必须勤学多练。Windows 对于同样的任务提供了多种操作方法,用户可以根据个人喜好采取适合的方法完成操作。Windows 7 的操作主要有两大块,分别是文件管理和系统环境设置。

　　对于文件的管理,用户必须先明白所要操作文件的名称、类型、所在文件夹,接着进行打开、重命名、复制、剪切、删除、移动等操作;对于粘贴操作,必须先对文件进行复制或者剪切之后方可进行,并且每次粘贴的文件都是最近一次复制或者剪切的文件。在进行这些操作时应掌握一些键盘快捷键,以加快操作的速度,如 Ctrl＋C(复制)、Ctrl＋X(剪切)、Ctrl＋V(粘贴)、Ctrl＋Z(撤销)。

　　Windows 系统环境设置主要包括显示设置、账户设置等,通过系统设置可以帮助用户完成对系统的各项性能参数的修改,使系统更加符合用户的要求。

练习与实训

一、选择题

1. 操作系统是( )的接口。

A. 用户与软件　　　　　　　　　　B. 系统软件与应用软件

C. 主机与外设　　　　　　　　　　D. 用户与计算机

2. Windows 7 操作系统是一个( )。

A. 单用户多任务操作系统　　　　　B. 单用户单任务操作系统

C. 多用户单任务操作系统　　　　　D. 多用户多任务操作系统

3. 记录在磁盘上的一组相关信息的集合称为( )。

A. 数据　　　　　B. 外存　　　　　C. 文件　　　　　D. 内存

4. 以下对 Windows 文件名取名规则的描述,( )是不正确的。

A. 文件名的长度可以超过 11 个字符　　B. 文件的取名可以用中文

C. 在文件名中不能有空格　　　　　　　D. 文件名中不允许使用西文符号":"

5. Windows 提供了长文件命名方法,一个文件名的长度最多可达到( )个字符。

A. 200 多　　　　B. 不超过 200　　　　C. 不超过 100　　　　D. 8

6. 下列文件格式中,( )表示图像文件。

A. ＊.docx　　　　B. ＊.xlsx　　　　C. ＊.bmp　　　　D. ＊.txt

7. 记事本是可用于编辑( )文件的应用程序。

A. ASCII 文本　　　B. 表格　　　　C. 扩展名为 doc 的　　D. 数据库

8. Windows 的文件夹组织结构是一种( )。

A. 表格结构　　　　B. 树形结构　　　　C. 网状结构　　　　D. 线形结构

9. Windows 对磁盘信息的管理和使用是以( )为单位的。

A. 文件　　　　　B. 盘片　　　　　C. 字节　　　　　D. 命令

10. 在 Windows 中,文件夹中包含(　　　)。

A. 只有文件　　　　B. 根目录　　　　　C. 文件和子文件夹　D. 只有子文件夹

二、填空题

1. _____是计算机所有软件的核心,是计算机与用户的接口,负责管理所有计算资源,协调和控制计算机的运行。

2. Windows 7 中有四种类型的菜单,分别是_____、标准菜单、_____与控制菜单。

3. 为了区别不同的文件,每一个文件都有唯一的标识,称为文件名。文件名由名称和_____两部分组成,两者之间用分隔符_____分开。

4. Windows 系统内置了很多中文输入法,按_____键可以在输入法间循环切换。如果要快速切换中、英文输入法,可以按下_____键。

三、实践操作题

1. 对桌面元素进行设置与排列,要求如下。

(1)改变桌面图标的大小。

(2)改变桌面图标的位置,然后以不同的方式排列图标。

(3)创建一个快捷方式图标。

2. 对任务栏进行更改与设置,要求如下。

(1)改变任务栏的宽度。

(2)改变任务栏的位置。

(3)隐藏任务栏。

3. 查看 C 盘的常规属性,要求如下。

(1)写出磁盘大小、已用空间、剩余空间、文件系统类型。

(2)将 C 盘重新命名为"系统盘"。

4. 在桌面上建立一个名称为"计算机1"的文件夹,然后将"计算机1"文件夹复制2个,分别命名为"计算机2"和"计算机3",并将"计算机2"文件夹移动到"计算机1"文件夹中,将"计算机3"文件夹复制到"计算机1"文件夹中,最后将桌面上的"计算机3"文件夹删除。

5. 在 D 盘上建立一个名称为"资料"的文件夹,在"写字板"中输入"计算机考试"字样,将文件以"练习"为名称保存到刚才创建的"资料"文件夹中,然后删除"资料"文件夹。

6. 打开"回收站"窗口,还原"资料"文件夹,然后清空回收站。

7. 显示器的个性化设置,要求如下。

(1)设置显示器的分辨率为 1024×768 像素。

(2)隐藏"计算机"和"回收站"图标。

(3)设置桌面主题为"建筑"。

8. 设置系统时间与日期,要求如下。

(1)修改系统日期为 2013 年 6 月 12 日,时间为 12:00。

(2)附加一个时钟,设置为"夏威夷"时间。

(3)设置计算机时间与 Internet 时间同步。

9. 创建一个名称为"张三"的新账户,设置账户密码为 123456。

【学习目的】

了解什么是计算机网络，熟悉其功能、类型、构成等基础知识。

了解Internet的发展、特点，熟悉IP地址、域名地址等基础理论。

掌握如何使用浏览器搜索和下载网络资源。

掌握如何收发电子邮件，了解计算机网络的各种应用。

【学习重点和难点】

IP地址、域名地址的知识。

使用浏览器下载所需的网络资源。

收发电子邮件。

计算机网络与应用

项目 3.1　认识计算机网络

▶ 任务 3.1.1　了解计算机教室局域网组网情况

┃ 任务介绍 ┃

通过给学生介绍计算机教室的局域网情况,让学生了解网卡、交换机、双绞线和水晶头等网络设备及辅材,了解网络拓扑结构。

┃ 任务分析 ┃

让学生直观地看到实物,更易于理解知识点,并对计算机网络产生更浓厚的兴趣。本任务的重点是计算机网络的功能、类型,难点是网络的拓扑结构。

┃ 任务知识 ┃

1. 什么是计算机网络

计算机网络是现代通信技术与计算机技术相结合的产物。如果给它一个相对严格的定义,可以认为计算机网络是将地理位置不同的、具有独立功能的多台计算机及其外部设备,通过通信线路连接起来,在网络操作系统、网络管理软件及网络通信协议的管理下,实现资源共享和信息传递的计算机系统。

1) 独立功能的计算机

各计算机系统具有独立的数据处理功能,它们既可以接入网络工作,也可以脱离网络独立工作。从分布的地理位置来看,它们既可以相距很近,也可以相隔千里。

2) 通信线路

可以用多种传输介质实现计算机的互联,如双绞线、同轴电缆、光纤、微波、无线电等。

3) 网络协议

网络协议即网络中的计算机在通信过程中必须共同遵守的规则。

4) 资源

资源可以是网内计算机的硬件、软件和信息。

5) 信息

信息可以是文本、图形、声音、影像等多媒体信息。

2. 计算机网络的功能

1) 资源共享

资源共享是计算机网络的目的与核心功能。资源共享包括计算机硬件资源、软件资源和数据资源的共享。由于受经济条件和其他因素的制约,硬件资源不可能为所有用户全部拥有,硬件资源的共享提高了计算机硬件资源的利用率。使用计算机网络可以让网络中的用户使用其他用户拥有的闲置硬件,从而实现硬件资源共享。软件资源和数据资源允许网上的用户远程访问各类大型数据库,得到网络文件传送服务、远程管理服务和远程文件访问服务,从而避免软件开发过程中的重复劳动及数据资源的重复存储,同时也便于数据的集中管理。比如通过远程登录方式共享大型机的 CPU 和存储器资源,在网络中设置共享的外部设备,如打印机、绘图仪等,就是常见的硬件资源共享;在网络上搜索信息就是常见的数据资源共享;有些软件对硬件的要求较高,有的计算机无法安装,通过计算机网络使用安装在服务器上的软件就是常见的软件共享。

2)数据通信

这是计算机网络最基本的功能,是实现其他功能的基础。计算机网络中的计算机之间或计算机与终端之间,可以快速可靠地相互传递数据、程序或文件。例如,用户可以在网上传送电子邮件、交换数据,可以实现在商业部门或公司之间进行订单、发票等商业文件安全准确地交换。

3)分布式处理

对于大型的任务或课题,如果都集中在一台计算机上进行运算负荷太重,这时可以将任务分散到不同的计算机分别完成,或由网络中比较空闲的计算机分担负荷。各个计算机连成网络有利于共同协作进行重大科研课题的开发和研究。利用网络技术还可以将许多小型机或微型机连成具有高性能的分布式计算机系统,使它具有解决复杂问题的能力,从而大大降低成本。

4)提高了计算机的可靠性和可用性

在单机使用的情况下,任何一个系统都可能发生故障,这样就会为用户带来不便。而当计算机联网后,各计算机可以通过网络互为后备,一旦某台计算机发生故障,则可由别处的计算机代为处理,还可以在网络的一些节点上设置一定的备用设备。这样计算机网络就能起到提高系统可靠性的作用了。更重要的是,由于数据和信息资源存放于不同的地点,因此可防止因故障而无法访问或由于灾害造成数据破坏。

3. 计算机网络的构成

计算机网络系统由网络硬件和网络软件构成。在网络系统中,硬件的选择对网络起着决定性的作用,而网络软件则是挖掘网络潜力的工具。

1)网络硬件

网络硬件是计算机网络系统的物质基础。要构成一个计算机网络系统,首先要将计算机及其附属硬件设备与网络中的其他计算机系统连接起来,实现物理连接。不同的计算机网络系统,在硬件方面是有差别的。随着计算机技术和网络技术的发展,网络硬件日趋多样化,且功能更强、更复杂。常见的网络硬件有服务器、工作站、网络接口卡、集线器、交换机、调制解调器、路由器及传输介质等。

2)网络软件

网络软件是实现网络功能所不可缺少的软环境。通常网络软件包括网络协议软件(如TCP/IP 协议)、网络通信软件(如 IE 浏览器)和网络操作系统。

目前,客户机/服务器非对等结构模型中流行的网络操作系统主要有如下几种。

(1) Microsoft 公司的 Windows NT Server、Windows Server 2008 等操作系统。

(2) Novell 公司的 NetWare 操作系统。

(3) IBM 公司的 LAN Server 操作系统。

（4）UNIX 操作系统。

（5）Linux 操作系统。

任务实施

1. 了解网卡

现在一般的计算机主板上都集成有网卡（网络适配器），如图 3-1 所示，可以从主机箱后面或打开主机箱看到。网卡的接口通过 RJ-45 水晶头连接双绞线，在网卡接口附近有指示灯，灯亮时表明线路已连接，灯闪烁则表示有数据交换。除了集成网卡常用的还有 PCI 插口网卡、USB 插口有线网卡、无线网卡等，如图 3-2 所示。

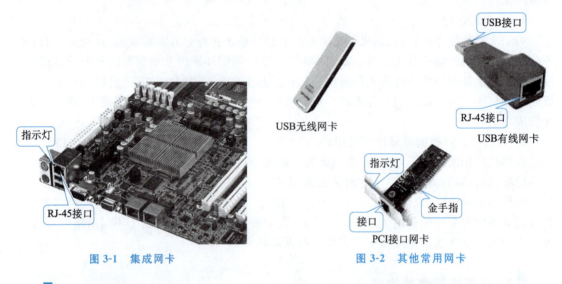

图 3-1　集成网卡　　　　　　　　图 3-2　其他常用网卡

2. 了解线路（传输介质）

一般用双绞线连接计算机与交换机（或集线器），双绞线的两头均使用 RJ-45 水晶头，压接水晶头需用专用压线钳，且双绞线的多根金属线在水晶头中的排列顺序是有一定要求的。水晶头中金属线的排列顺序有两种接法，一种是直连互联法；一种是交叉互联法。连接双方地位不对等的机器，要使用直连互联法，例如电脑连接到路由器或交换机，如果连接双方地位对等的机器，要使用交叉互联法，例如电脑连接到电脑。交叉线的做法是：一头采用 568A 标准，一头采用 568B 标准。直通线的做法是：两头同为 568A 标准或 568B 标准（一般用到的都是 568B 直通线的做法）。

568A 标准线序：白绿，绿，白橙，蓝，白蓝，橙，白棕，棕。

568B 标准线序：白橙，橙，白绿，蓝，白蓝，绿，白棕，棕。

不过随着现在技术的发展，大部分网卡都带自动翻转功能，也就是说可以直接用直通线连接任意两台网络设备。

制作好的网线（两端有水晶头）是否畅通与正确，可使用专用测线仪测试。网络辅材及工具如图 3-3 所示。

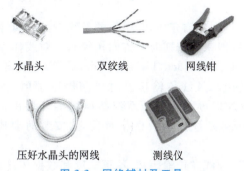

水晶头　　双绞线　　网线钳

压好水晶头的网线　　测线仪

图 3-3　网络辅材及工具

3. 了解交换机

一般常用的交换机是以太网交换机,它的接口一般是 RJ-45 接口(水晶头接口),除此之外还有 BNC(细同轴电缆)和 AUI(粗同轴电缆)。交换机的接口可通过网线接计算机、其他交换机及上级路由器。除了以太网交换机,其他常见的还有电话语音交换机、光纤交换机等。

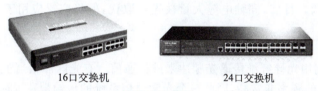

16口交换机　　　　　　　24口交换机

图 3-4　交换机

4. 了解网络拓扑结构

交换机的接口有 8 口、16 口、24 口、36 口、48 口等,如图 3-4 所示。多台计算机通过双绞线接在同一台交换机上,就构成了星型网络。如果用 24 口交换机,而机房机器远不止 24 台,则要用多台交换机。将多台交换机之间再进行级联,并且通过某一台交换机接上级路由器而连接 Internet,这样就构成了树型网络结构。

拓展提高

1. 网卡

网卡也就是网络适配器,是构成网络的基本部件,现在一般的计算机主板上都集成有网卡。需要选择独立的网卡时应从计算机总线的类型、传输介质的类型、组网的拓扑结构、节点之间的距离及网络段的最大长度等方面进行综合的考虑。例如,针对不同的传输介质,适用于粗缆的网卡应有 AUI 接口;适用于细缆的网卡应有 BNC 接口;适用于双绞线的网卡应有 RJ-45 接口;适用于光纤的网卡应有 F/O 接口。

2. 传输介质

传输介质也称为通信介质或媒体,在网络中充当数据传输的通道。常用的有线介质有以下三种。

1) 双绞线

双绞线是一种最简单经济的传输介质,它是将两条绝缘的金属导线并排放在一起,然后用规则的方法绞合而构成(一般来说按逆时针方向扭绞),一对线作为一条通信链路。目前,双绞线可分为非屏蔽双绞线(Unshielded Twisted Pair,UTP)和屏蔽双绞线(Shielded Twisted Pair,STP)两种,由于利用双绞线传输信息时要向周围辐射电磁波,信息很容易被窃听,因此要花费额外的代价加以屏蔽。屏蔽双绞线电缆的外层由铝箔包裹,以减小辐射,但并不能完全消除辐射。屏蔽双绞线的价格相对较高,安装时要比安装非屏蔽双绞线电缆困难。

与其他传输介质相比,双绞线在传输距离、信道宽度和数据传输速度等方面均受到一定的限制,但价格较为低廉,安装与维护比较容易,因此得到了广泛的使用。

2) 同轴电缆

同轴电缆由内导体铜质芯线(单股实心线或多股绞合线)、绝缘层、网状编织的外导体屏蔽层以及保护塑料外层所组成,如图3-5所示。同轴电缆的这种结构,使它具有高带宽和极好的噪声抑制特性。同轴电缆的带宽取决于电缆的长度。1km的电缆可以达到1Gbs～2Gbs的数据传输速率。若使用更长的电缆,传输率会降低,可以使用中间放大器来防止传输率的降低。目前,同轴电缆大量被光纤取代,但仍广泛应用于有线电视和某些局域网。

3) 光纤

光纤通信就是利用光导纤维传递光脉冲来进行通信。有光脉冲相当于1,没有光脉冲相当于0。由于可见光的频率非常高,因此一个光学通信系统的传输带宽远远大于目前其他各种传输媒体的带宽。光纤是光纤通信的传输媒体。在发送端有光源,可以采用发光二极管或半导体激光器,它们在电脉冲的作用下能产生出光脉冲。在接收端利用光电二极管做成光检测器,在检测到光脉冲时可还原出电脉冲。

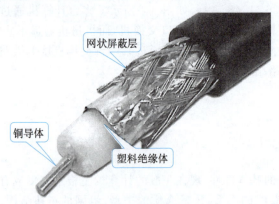

图 3-5　同轴电缆

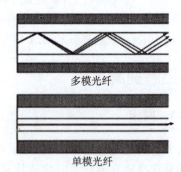

多模光纤

单模光纤

图 3-6　多模光纤和单模光纤

光纤通常由非常透明的石英玻璃拉成细丝制成,主要由纤芯和包层构成双层通信圆柱体。纤芯用来传导光波,包层较纤芯有较低的折射率。现代的生产工艺可以制造出超低损耗的光纤,即做到光线在纤芯中传输数千米而基本上没有什么损耗。这一点是光纤通信得到飞速发展的关键因素。根据传输点模数的不同,光纤可分为单模光纤和多模光纤,如图3-6所示。所谓"模"是指以一定角速度进入光纤的一束光。单模光纤采用固体激光器作为光源,多模光纤则采用发光二极管作为光源。多模光纤允许多束光在光纤中同时传播,从而形成模分散(因为每一个"模"进入光纤的角度不同,它们到达另一端点的时间也不同,这种特征称为模分散),模分散技术限制了多模光纤的带宽和距离,因此,多模光纤的芯线粗,传输速度低、距离短,整体的传输性能差,但其成本比较低,一般用于建筑物内或地理位置相邻的建筑物间的布线环境下。

单模光纤只允许一束光传播,所以单模光纤没有模分散特性,因而,单模光纤的纤芯相应较细,传输频带宽,容量大,传输距离长,但因其需要激光源,成本较高,通常在建筑物之间或地域分散时使用。同时,单模光纤是当前计算机网络中研究和应用的重点,也是光纤通信与光波技术发展的必然趋势。

光纤的优点是:频带宽、通信容量大、损耗低、中继距离长、抗电磁干扰;缺点是衔接困难、分支困难,而且分支时信号能量损失很大、价格贵、可靠度低于金属等,主要用于点对点连接。

3. 交换机

交换机拥有一条很高带宽的背板总线和内部交换矩阵,交换机的所有端口都挂接在背板总线上。交换机接收到数据包以后,根据数据包的目的地址查找 MAC 地址(硬件地址)转发表以确定对应的转发端口,然后通过内部交换矩阵直接将数据帧传送到目的节点,而不是所有节点;如果转发表中目的地址不存在,就广播到除源端口以外的所有端口。显然,这种方式一方面合理利用了网络资源,减少了网络冲突的可能性,提高了通信效率;另一方面发送数据时非目的节点很难获得发送的信息,提高了数据传输的安全性。

交换机工作于交换式网络中,通过内部交换矩阵实现多个信道同时传输信息,各对节点之间的通信独占交换机所提供的带宽,只有目的节点相同时才会发生带宽争用现象。

交换机的主要功能包括物理编址、错误校验、帧序列以及流量控制等。目前一些高档交换机还具备了一些新的功能,如对 VLAN(虚拟局域网)的支持、对链路汇聚的支持,甚至还具有路由和防火墙的功能。

4. 路由器

路由器是一种连接多个网络的网络互联设备,它能将不同网络互联起来,从而构成一个更大的网络。它与前面所介绍的交换机有所不同,它不是应用于同一网段的设备,而是应用于不同网段或者不同网络设备之间的设备。

路由器的主要任务是选择合理的路由,进行分组(一种数据的组织形式)转发。如果将一个网络中的分组发送到属于另一个网络的目的主机,会经过一个或多个中间路由器,中间路由器要转发该分组并且知道如何传输这个分组。

5. 网络拓扑结构

计算机网络由两台及两台以上的计算机连接而成,计算机连接的物理方式决定了网络的拓扑结构。按网络的拓扑结构可以分为星型拓扑网络、环型拓扑网络、总线型拓扑网络、网状拓扑网络等。

1) 星型拓扑

星型拓扑的网络以一台中央处理设备(通信设备)为核心,其他入网的机器仅与该中央处理设备之间有直接的物理链路,所有的数据都必须经过中央处理设备进行传输。大家每天都使用的电话网络就属于这种结构,现在的以太网也采取星型拓扑结构或者分层的星型拓扑结构,如图3-7所示。

星型拓扑的特点是结构简单,便于管理,分支线路故障不会影响全网的安全稳定运行,多台主机可以同时发送信息,不过每台入网的主机均需与中央处理设备互联,线路的利用率低。中央处理设备需处理所有的服务,负载较重,中央处理设备的故障将导致网络的瘫痪。

2)环形拓扑

环型拓扑的传输媒体从一个端用户连接到另一个端用户,直到将所有的端用户连成环型,数据在环路中沿着一个方向在各个节点间传输,信息从一个节点传到另一个节点,如图3-8所示。显而易见,这种结构消除了端用户通信时对中心系统的依赖性,这样网络数据传输就不会出现冲突和堵塞的情况。不过这种结构物理链路资源浪费多,单个环网的节点数有限,一旦某个节点发生故障,将导致整个网络瘫痪。

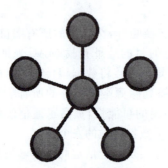

图 3-7　星型拓扑结构

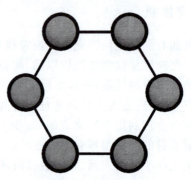

图 3-8　环型拓扑结构

3)总线型拓扑

总线型结构是所有的计算机和打印机等网络资源共用一条物理传输线路,所有的数据发往同一条线路,并能够被连接在线路上的所有设备感知,如图3-9所示。这种结构的所有主机都通过总线来发送或接收数据,当一台主机向总线上以"广播"的方式发送数据时,其他主机以"收听"的方式接收数据,但要确保主机使用媒体发送数据时不能出现冲突,以太网解决这个问题的方法是:带有冲突检测的载波侦听多路访问。总线型拓扑具有结构简单、扩展容易、某个节点的故障不影响网络整体的工作等优点,但是传送速度比较慢,而且一旦总线损坏,整个网络都将不可用。

4)网状拓扑

网状拓扑结构利用冗余的设备和线路来提高网络的可靠性,节点设备可以根据当前的网络信息流量有选择地将数据发往不同的线路,如图3-10所示,最极端的情况是网络中任意两台设备之间都直接相连,用这种方式形成的网络称为全互联网络,如图3-11所示。全互联网络的可靠性无疑是最高的,但代价也是显而易见的,如果要连接的设备有 n 台,则所需的线路将达到 $n(n-1)/2$ 条。因此,实际中往往只是将网络中任意一个节点都至少和其他两个节点互联在一起,这样已经可以提供令人满意的可靠性保证。

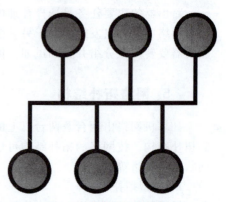

图 3-9　总线型拓扑结构

现在,一些网络经常把主要的骨干网络做成网状拓扑机构的,非骨干网络则采用星型拓扑结构。

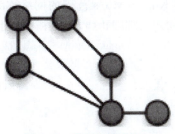

图 3-10　网状拓扑结构一

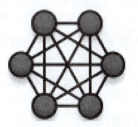

图 3-11　网状拓扑结构二

6. 计算机网络的类型

计算机网络类型除了可以按拓扑结构分,还可以根据各种不同的联系原则进行分类,几种常见的分类原则如下。

1) 按地理范围分类

按网络的覆盖范围与规模可分为 3 类:局域网(Local Area Network,LAN)、城域网 (Metropolitan Area Network,MAN)、广域网(WideArea Network,WAN)。

(1) 局域网。局域网一般由微型计算机通过高速通信线路相连,覆盖范围一般在 10km 以内,通常用于一个房间、一幢建筑物或一个单位。采用不同传输能力的传输介质时,局域网的传输速率也不同,一般为 1~20 Mb/s,局域网是目前使用最多的计算机网络,具有传输可靠、误码率低、结构简单、容易实现等特点。机关、单位、企业、学校都可以使用局域网进行各自的管理,实现办公自动化、信息汇集与发布等功能。

(2) 城域网。城域网是在一个城市范围内建立的计算机通信网络。这种网络的连接距离可以在 10 ~100 km,与局域网相比,城域网扩展的距离更长,连接的计算机数量更多,在地理范围上可以说是局域网网络的延伸。传输媒介主要采用光缆,传输速率一般在 100Mb/s 以上。一个城域网网络通常连接着多个局域网,例如政府机构的局域网,医院的局域网、电信的局域网、公司企业的局域网等。

(3) 广域网。广域网又称远程网,覆盖的地理范围很宽,可以是几个城市或几个国家,甚至全球范围,这种网络的连接距离也是没有限制的。广域网一般是由很多不同的局域网、城域网连接而成,是网络系统中的最大型的网络,也叫互联网。Internet 是世界上最大的互联网,其国际互联网的名称也因此而得。

2) 按传输介质分类

按照网络的传输介质可以将计算机网络分为有线网络和无线网络两种。

有线网络指采用同轴电缆、双绞线、光纤等有线介质连接计算机的网络。通常所说的计算机网络一般是指有线网络。

采用无线介质连接的网络称为无线网。目前无线网主要采用三种技术:微波通信、红外线通信和激光通信,其中微波通信用途最广,它利用地球同步卫星作为中继站来转发微波信号,通过空气把网络信号传送到具有相应接收设备的其他网络工作站。现在,越来越多的人相信,无线是未来的潮流。无线局域网、无线城域网不断地出现在人们的视线之中,它正逐渐改变着我们的生活方式。

3）按传输速率分类

网络的传输速率有快有慢，传输速率快的称为高速网，传输速率慢的称为低速网。传输速率的单位是 b/s(比特/秒)。一般将传输速率在 Kb/s～Mb/s 范围的网络称为低速网，传输速率在 Mb/s～Gb/s 范围的网络称为高速网。也可以将 Kb/s 网络称为低速网，将 Mb/s 网络称为中速网，将 Gb/s 网络称为高速网。

▶ 任务 3.1.2　设置和实现资源共享

▎任务介绍▎

在局域网中，在 Windows 7 系统下设置和使用资源共享。

▎任务分析▎

首先要理解如何在 Windows 7 系统下设置资源共享，其次要知道如何通过局域网访问共享的资源，更进一步地了解局域网和网络。

▎任务知识▎

1. 局域网

局域网是分布距离最短的计算机网络，也是最为常见的计算机网络形式，由于其投资少、见效快，在办公自动化、企业管理信息系统、生产过程实时控制、银行系统、辅助教学系统等多方面得到广泛应用，其特点如下。

（1）覆盖区域有限：局域网一般局限于一个单位或部门等，通信距离往往在几千米之内，因此建网投资及维护开销比较少。

（2）数据传输率高：局域网内的通信线路一般都是专设的，并大多采用基带传输方式，大大减少了数据传输中的信号交换和通信路由选择所造成的延时，提高了数据传输速率。

（3）传输误码率低：局域网的专用通信线路使全部频带均为局域网所占用，避免了外来信号造成的干扰，提高了通信的可靠性，大大降低了通信误码率。

（4）共享资源方便：局域网可方便高效地共享各种外设、软件和数据资源。

（5）维护使用方便：局域网仅工作于一个有限的地理区域内，为一个单位或一个部门所有，因此维护和使用较为方便。

2. 如何查看计算机名和工作组

在局域网中每个计算机都有自己的计算机名，知道了机器的计算机名就可以在局域网中查找这台计算机。在桌面上的"计算机"图标上右击，选择"属性"命令，打开的窗口如图 3-12 所示，可以看到计算机名和工作组等信息，如果要更改的话可以单击"更改设置"。

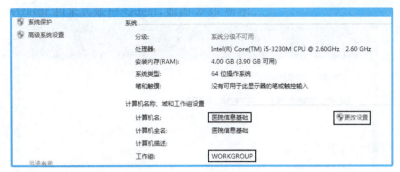

图 3-12　"系统"窗口

任务实施

1. 创建要共享的文件

单击桌面上的图标"计算机",打开 D 盘,在 D 盘上新建一个文件夹,命名为"医院信息",在该文件夹下新建一个 Excel 表格,命名为"病人病历"。

2. 设置文件夹共享及权限

（1）在"医院信息"文件夹上右击,然后选择"属性"命令,如图 3-13 所示。

在弹出的"医院信息"对话框中切换到"共享"选项卡,如图 3-14 所示。在这里可以设置共享与高级共享。

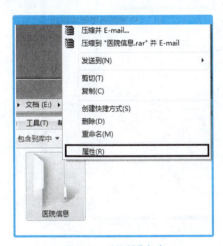

图 3-13　"属性"命令

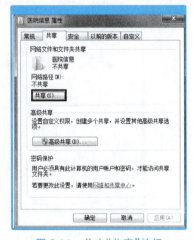

图 3-14　单击"共享"按钮

（2）单击"共享"按钮,弹出"文件共享"对话框。在该对话框的下拉列表中选择"Everyone",单击右侧的"添加"按钮,则"Everyone"出现在下方的列表,在右侧的"权限级别"列中打开"Everyone"的权限列表选择"读/写"选项,如图 3-15 所示,这样局域网中的其他计算机上的用户就可以对该文件夹进行读取与改写操作。

（3）单击"文件共享"对话框中的"共享"按钮进入下一个界面,提示文件夹已共享,如图 3-16所示,单击"完成"按钮即可完成共享设置。

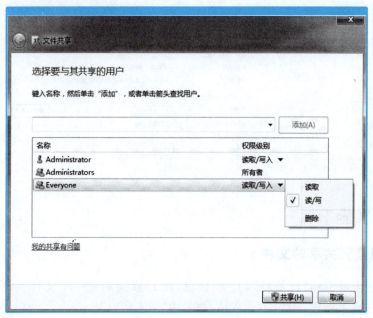

图 3-15 "文件共享"对话框

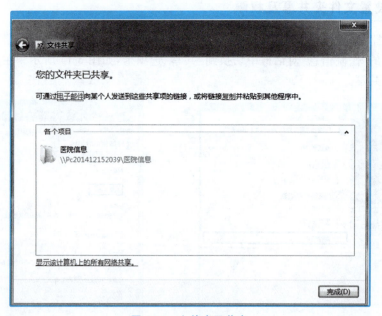

图 3-16 文件夹已共享

3. 设置同时共享文件夹的用户数量

（1）还可以通过高级共享设置更多的选项。在"医院信息"对话框"共享"选项卡中单击"高级共享"按钮，弹出"高级共享"对话框，如图 3-17 所示，在该对话框中可以限制共享用户数，或指定共享用户。

（2）打开"高级共享"对话框，这里可以直接对"将同时共享的用户数量限制为"进行修改（连接数量最高是 20，如果想超过 20 个用户同时共享，可以选择"添加"按钮，再建一个文件名,可以把这个新的文件看成是本身文件的影子,它们映射的地点是一样的,只不过共享时要选择另一个共享名),在这里也可以单击"权限"按钮,在弹出的"医院信息的权限"中设置共享文件夹的权限,如图 3-18 所示。

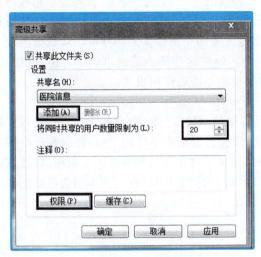

图 3-17　"高级共享"对话框

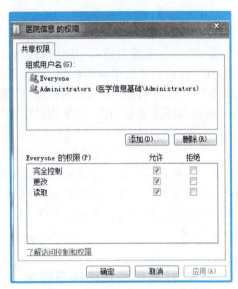

图 3-18　"医院信息的权限"对话框

4. 通过另一个用户访问共享的文件夹

在局域网中的另一台计算机上双击桌面的"网络"图标,在打开的对话框中查找设置共享的机器,找到后双击打开就可以查看并编辑共享的文件(如果有密码则要输入用户名和密码)。

拓展提高

1. 计算机网络协议

通俗地说,网络协议就是网络之间沟通、交流的桥梁,只有相同网络协议的计算机才能进行信息的沟通与交流,这就好比人与人之间交流所使用的各种语言,只有使用相同语言才能正常地、顺利地进行交流。

从计算机网络角度来说,网络协议是计算机在网络中实现通信时必须遵守的约定,即通信协议。它由语法、语义和时序三大要素组成。语法即通信数据和控制信息的结构与格式。语义是对具体事件应发出何种控制信息,完成何种动作以及做出何种应答。时序指对事件发生顺序的详细说明。协议本质上无非是一种网上交流的约定,由于联网的计算机类型可以各不相同,各自使用的操作系统和应用软件也不尽相同,为了保持彼此之间实现信息交换和资源共享,它们必须具有共同的语言,交流什么、怎样交流及何时交流都必须遵行某种互相都能够接受的规则。网络协议的作用是使网络上各种设备能够相互交换信息。常见的协议有 NetBEUI 协议、IPX/SPX 协议、TCP/IP 协议等。

1) NetBEUI 协议

NetBEUI 即 NetBIOS Enhanced User Interface(NetBIOS 增强用户接口),它是 Net-

BIOS 协议的增强版本,被许多操作系统采用。因为它不需要附加的网络地址和网络层头尾,所以很快并很有效且适用于只有单个网络或整个环境都桥接起来的小工作组环境。

2) IPX/SPX 协议

IPX/SPX 全称 Internetwork Packet Exchange/Sequenced Packet Exchange (互联网络数据包交换/序列分组交换协议)是 IPX 与 SPX 协议的组合,它是 Novell 公司为了适应网络的发展而开发的通信协议,具有很强的适应性,安装方便,同时还具有路由功能。在该协议中,IPX 协议负责数据包的传送,SPX 负责数据包传输的完整性。大部分可以联机的游戏都支持 IPX/SPX 协议,比如星际争霸、反恐精英等。虽然这些游戏通过 TCP/IP 协议也能联机,但显然还是通过 IPX/SPX 协议更省事,因为根本不需要任何设置。

3) TCP/IP 协议

TCP/IP 是一种网络通信协议,包括 TCP(传输控制协议)和 IP(网际协议),它规范了网络上的所有通信设备。它是互联网的基础协议,没有它就根本不可能上网,任何和互联网有关的操作都离不开 TCP/IP 协议。TCP/IP 协议定义了电子设备如何连入互联网,以及数据如何在它们之间传输的标准。TCP/IP 是目前最流行的网络协议,在后面本书会进行更详细的讲解。

2. 计算机网络的体系结构

国际标准化组织(International Organization for Standardization,ISO)专门制定了分层次的计算机网络体系结构——开放系统互联参考模型(Open System Interconnection,OSI),作为规划计算机网络体系结构的指导和国际标准。OSI 模型总共有 7 个层次,如表 3-1 所示,其中物理层、数据链路层、网络层和传输层为低层协议(面向通信),会话层、表示层和应用层为高层协议(面向用户),各层的主要功能如下。

1) 物理层

物理层是 OSI 模型的最底层,也是在同级实体间实现物理连接以直接进行信息交换的唯一一层。物理层负责传输二进制数据流(原始的比特数据流),它的任务就是为上层提供一个物理连接。

2) 数据链路层

数据链路层负责在两个相邻节点之间,无差错地传送以"帧"为单位的数据块。每一帧包括一定格式一定数量的数据和若干控制信息。数据链路层的任务是首先负责建立、维持和释放数据链路的连接。在传送数据时,如果接收节点发现数据有错,要通知发送方重发此帧,直到此帧正确无误为止。

3) 网络层

通过计算机网络通信内的两个计算机之间可能要经过许多节点和链路,或者要经过若干个通信子网。网络层的任务是把分组(网络层的数据传输单位)从发送节点正确无误地发送至接收点。为了完成这一任务,网络层最主要的工作是选择合适的路由及处理好流量控制。

4) 传输层

传输层的主要功能是向用户提供可靠的端到端服务,处理数据包错误、数据包次序,以及其他一些关键的传输问题。在通信过程中传输层对上层屏蔽了通信传输系统的具体细节,因此它是计算机通信体系结构中关键的一层。传输层协议的代表包括 TCP、UDP、

SPX 等。

5）会话层

会话层的传送单位也是报文。这一层不再参与数据传输，但要对数据传输进行管理。会话层存在于两个相互通信的实体之间，建立、组织、协调其交互。

6）表示层

表示层处理两个应用实体之间进行数据交换的语法问题，解决数据交换中存在的数据格式不一致以及数据表示方法不同的问题。数据压缩、数据加密解密是表示层提供的典型服务。

7）应用层

应用层为用户提供使用网络的环境，提供一些管理功能和支持分布式应用的一些方法。在七层中应用层包括的协议最多。

表 3-1   开放系统互联参考模型 OSI

名　　称		功　　能	数据单元
面向用户	应用层	网络进程到应用程序	数据
	表示层	数据表示形式，加密和解密，把机器相关的数据转换成独立于机器的数据	
	会话层	主机间通信，管理应用程序之间的会话	
面向通信	传输层	在网络的各个节点之间可靠地分发数据包	数据段
	网络层	在网络的各个节点之间进行地址分配、路由和（不一定可靠地）分发报文	数据包/报文
	数据链路层	一个可靠的点对点数据直链	数据帧
	物理层	一个（不一定可靠的）点对点数据直链	比特

项目 3.2   认识 Internet

▶ 任务   查看 IP 地址和设置远程桌面

｜任务介绍｜

通过 Windows 7 环境下的本地连接属性或者命令提示符查看 IP 地址、子网掩码、默认网关、DNS 等技术参数，然后利用查到的 IP 地址在局域网中设置与访问远程桌面。通过这个任务可以让学生熟悉 IP 地址和 IP 地址的一些简单应用，然后进一步了解 TCP/IP 协议，认识 Internet。

｜任务分析｜

本任务首先要熟悉 IP 地址，知道什么是 IP 地址，怎么查 IP 地址，掌握了如何查看 IP 地址之后才能利用远程桌面在局域网中控制另一台计算机。

任务知识

1. Internet 的概述

Internet 的汉语含义即"国际互联网"，简称"互联网"，我国规定它的标准音译词为"因特网"，它利用覆盖全球的通信系统使各类计算机网络及个人计算机联通，从而实现智能化的信息交流和资源共享。计算机网络只是传输信息的介质，而 Internet 的美妙和实用性在于信息本身。它允许世界上数以万计的人们进行通信和共享信息，通过发送和接收电子邮件或与其他人的计算机建立连接，来回传递信息进行通信，通过免费使用许多程序和信息资源达到信息共享。Internet 具有以下特点。

1）开放性

Internet 是开放的，可以自由连接，而且没有时间和空间的限制，没有地理上的距离概念。只要遵循规定的网络协议，任何人都可以加入 Internet。在 Internet 网络中没有所谓的最高权力机构，网络的运作是由使用者的相互协调来决定的，网络中的每一个用户都是平等的。Internet 也是一个无国界的虚拟自由王国，在网络上信息的流动自由、用户的言论自由、用户的使用自由。

2）共享性

网络用户在网络上可以随意调阅别人的网页或拜访电子公告板，从中寻找自己需要的信息和资料，还可以通过百度、搜狗等搜索引擎查询更多的资料。另外，有一些网站还提供了下载功能，网络用户可以通过付费或免费的方式来共享相关的信息或文件等。

3）平等性

在 Internet 上是人人平等的，一台计算机与其他任何一台计算机都是一样的，网络用户无论老少，无论美丑，无论是学生、商界管理人士，还是建筑工人、残疾人都没有关系，大家通过网络进行交流，一切都是平等的。个人、企业、政府组织之间也是平等的、无等级的。

4）低廉性

Internet 是从学术信息交流开始的，人们已经习惯于免费使用它。进入商业化之后，网络服务供应商一般采用低价策略占领市场，使用户支付的通信费和网络使用费等大大降低，增加了网络的吸引力。

5）交互性

网络的交互性是通过三个方面实现的：其一是通过网页实现实时的人机对话，这是通过在程序中预先设定的超文本链接来实现的；其二是通过电子公告板或电子邮件实现异步的人机对话；其三是通过即时通信工具实现的，如腾讯 QQ、微软的 MSN 等。

另外，Internet 还具有合作性、虚拟性、个性化和全球性的特点。Internet 是一个没有中心的自主式开放组织，Internet 上的发展强调的是资源共享和双赢发展的模式。

2. TCP/IP 协议

在 Internet 上规定使用的网络协议标准是 TCP/IP 协议。

TCP/IP 是传输控制协议/因特网互联协议（Transport Control Protocol/Internet Protocol）的缩写，它是每一台连入 Internet 的计算机都必须遵守的通信标准。有了 TCP/IP 协议，Internet 就可以有效地在计算机、Internet 网络服务提供商之间进行数据传输，不再有任何隔阂。

TCP/IP 协议并不完全符合 OSI/RM 模型。传统的开放系统互联参考模型是一种通信协议的 7 层抽象参考模型，其中每一层执行某一特定任务。该模型的目的是使各种硬件在相同的层次上相互通信。而 TCP/IP 协议采用了 4 层的层次结构，即应用层、传输层、互联网络层和网络接口层。

应用层主要向用户提供一组常用的应用程序，比如电子邮件、文件传输访问、远程登录等，应用层协议主要包括 SMTP、FTP、Telnet、HTTP 等。

传输层负责传送数据，并且确定数据已被送达并接收。它提供了节点间的数据传送服务，如传输控制协议 TCP、用户数据报协议 UDP 等，TCP 和 UDP 给数据包加入传输数据并把它传输到下一层中。

互联网络层负责相邻计算机之间的通信，提供基本的数据封包传送功能，让每一块数据包都能够到达目的主机。网络层协议包括 IP、ICMP、ARP 等。

网络接口层主要对实际的网络媒体进行管理，定义如何使用实际网络（如 Ethernet、Serial Line 等）来传送数据。

TCP/IP 协议包括传输控制协议 TCP 和网际协议 IP 两部分。

1) TCP 协议

TCP 协议提供了一种可靠的数据交互服务，是面向连接的通信协议。它对网络传输只有基本的要求，通过呼叫建立连接、进行数据发送、最终终止会话，从而完成交互过程。它从发送端接收任意长的报文（即数据），将它们分成每块不超过 64KB 的数据段，再将每个数据段作为一个独立的数据包传送。在传送中，如果发生丢失、破坏、重复、延迟和乱序等问题，TCP 就会重传这些数据包，最后接收端按正确的顺序将它们重新组装成报文。

2) IP 协议

IP 协议主要规定了数据包传送的格式，以及数据包如何寻找路径最终到达目的地。由于连接在 Internet 上的所有计算机都运行 IP 软件，使具有 IP 格式的数据包在 Internet 里畅通无阻。在 IP 数据包中，除了要传送的数据外，还带有源地址和目的地址。由于 Internet 是一个网际网，数据从源地址到目的地址，途中要经过一系列的子网，靠相邻的子网一站一站地传送下去，每一个子网都有传送设备，它根据目的地址来决定下一站传送给哪一个子网。如果传送的是电子邮件，且目的地址有误，则可以根据源地址把邮件退回发信人。IP 协议在传送过程中不考虑数据包的丢失或出错，纠错功能由 TCP 协议来保证。

上述两种协议，一个实现数据传送，一个保证数据的正确。两者密切配合，相辅相成，从而构成 Internet 上完整的传输协议。

3. IP 地址及其分类

如果把整个互联网看成一个单一的、抽象的网络，IP 地址就是给连接互联网每一台主机分配一个全世界范围内唯一的 32 位的标识符。IP 地址现在由互联网名称与数字地址分配机构（Internet Corporation for Assigned Names and Numbers，ICANN）进行分配。

在主机或路由器中存放的 IP 地址都是 32 位的二进制代码。它包含了网络号和主机号两个独立的信息段。网络号用来标识主机或路由器所连接到的网络，主机号用来标识该主机或路由器。

为了提高可读性，通常将 32 位 IP 地址中的每 8 位用其等效的十进制数字表示，并且在这些数字之间加上一个点(如 192.168.0.1)。此种标记 IP 地址的方法称为点分十进制记法,其每个十进制数字域的取值在 0～255 之间,如图 3-19 所示。

192	168	0	1
11000000	10101000	00000000	00000001

图 3-19 IP 地址标记方法

IP 地址的分类就是将 IP 地址中网络位和主机位固定下来,分别由两个固定长度的字段组成,左边的部分指示网络,右边的部分指示主机。随着固定的网络号位数和主机号位数的不同,IP 地址分为 A 类、B 类、C 类、D 类和 E 类。其中,A 类、B 类和 C 类地址是最常用的。

A 类、B 类和 C 类 IP 地址的网络号分别为 8 位、16 位和 24 位,其最前面的 1～3 位的数值分别规定为 0、10 和 110,其主机号字段分别为 24 位、16 位和 8 位。A 类网络容纳的主机数最多。B 类和 C 类网络所容纳的主机数相对少些。D 类和 E 类地址也被定义。D 类地址的前 4 位为 1110,范围是 224.0.0.1～239.255.255.254,用于多播地址。E 类地址的前 4 位为 1111,范围是 240.0.0.1～255.255.255.254,留作试验使用。IP 地址的分类如图 3-20 所示。

	1～8 位	9～16 位	17～24 位	25～32 位
A 类	0NNNNNNN (1～126)	主机号	主机号	主机号
B 类	10NNNNNN (128～191)	网络号	主机号	主机号
C 类	110NNNNN (192～223)	网络号	网络号	主机号
D 类	1110MMMM (224～229)	多播组	多播组	多播组
E 类	1111RRRR (240～255)	保留	保留	保留

图 3-20 IP 地址的分类

1) A 类地址

对于 A 类地址而言,其网络号仅仅占 8 位,主机号占 24 位,A 类地址的特点如下。

(1) 前 1 位为 0。

(2) 网络号的范围是 1.0.0.0～126.0.0.0。

(3) 最大网络数 127 个(1～126 是可用的,127 作为本地软件回路测试本主机使用)。

(4) 网络中的最大主机数是 1677214(即 $2^{24}-2$)个。其中,减 2 的原因是去掉一个主机号全 0 的地址和主机号全 1 的地址。全 0 的主机地址表示该 IP 地址是此主机所连接到的网络的网络地址,全 1 的主机地址表示该 IP 地址是此主机所连接网络的所有主机地址。

2) B 类地址

B 类地址具有 16 位网络号和 16 为主机号,它的特点如下。

(1) 前 2 位为 1、0。

（2）网络号的范围是 128.0.0.0～191.255.0.0。

（3）最大网络数 16384。

（4）网络中的最大主机数是 65534（即 $2^{16}-2$）个。

3）C 类网络

C 类地址具有 24 位网络号和 8 位主机号，它的特点如下。

（1）前 3 位为 1、1、0。

（2）网络号的范围为 192.0.0.0～223.255.255.0。

（3）可用的网络数为 2097152。

（4）网络中的最大主机数是 254 个。

IP 地址的类别总结如表 3-2 所示。

表 3-2　IP 地址类别总结

IP 地址类型	第一字节十进制范围	二进制固定最高位	二进制网络位	二进制主机位
A 类	0～127	0	8 位	24 位
B 类	128～191	10	16 位	16 位
C 类	192～223	110	24 位	8 位
D 类	224～239	1110	组播使用	
E 类	240～255	1111	保留试验使用	

直接使用 A 类、B 类、C 类的地址会造成大量的 IP 地址被浪费，如今的互联网中基本不再使用分类的地址方案。在 20 世纪 90 年代初，一种被称为无类域间路由（Classless Inter-Domain Routing,CIDR）的技术被提了出来，可用于帮助减缓 IP 地址消耗和解决路由表增大的问题。

CIDR 允许不再使用标准的 A、B、C 三类 IP 地址，完全依靠子网掩码区分网络位和主机位。取消 IP 地址的分类结构后，可以划分出较小的子网，也可以将多个地址块聚合在一起生成一个更大的网络，以包含更多的主机。

CIDR 支持路由聚合，能够将路由表中的许多路由条目合并成更少的数目，因此可以限制路由器中路由表的增大，减少路由通告。

任务实施

1. 打开"本地连接属性"对话框

（1）在开始菜单中单击"控制面板"，打开控制面板，然后单击"网络和共享中心"打开的窗口，如图 3-21 所示（在桌面上显示有"网络"图标，也可以在该图标上右击，然后选择"属性"，打开如图 3-21 所示窗口），单击"本地连接"链接。

（2）在打开的如图 3-22 所示的"本地连接状态"对话框中单击"属性"按钮，打开"本地连接属性"对话框。

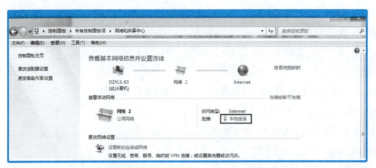

图 3-21 "网络和共享中心"

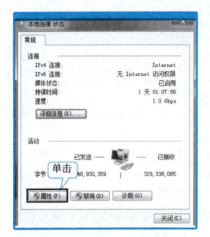

图 3-22 本地连接状态

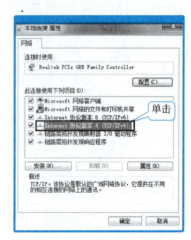

图 3-23 本地连接属性

2. 查看 IP 地址

(1) 在打开的如图 3-23 所示的"本地连接属性"对话框中单击"Internet 协议版本 4 (TCP/IPv4)"选项,打开"Internet 协议版本 4(TCP/IPv4)属性"对话框,如果是手动设置的 IP 地址,选择"使用下面的 IP 地址"单选按钮,此时就可以看到已设置的 IP 地址,或手动设置相应的 IP 地址,如图 3-24 所示;如果选择"自动获得 IP 地址"选项,则 IP 地址等内容为空,如图 3-25 所示。

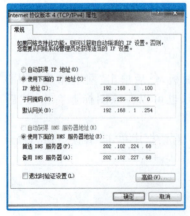

图 3-24 手动设置 IP 的对话框

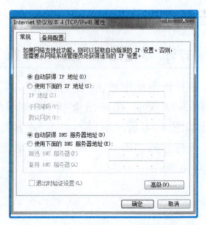

图 3-25 自动获得 IP 的对话框

（2）在"本地连接状态"对话框中可以直接单击"详细信息"按钮，如图2-26所示。打开"网络连接详细信息"对话框，在此对话框中可以看到详细的信息，如图3-27所示。

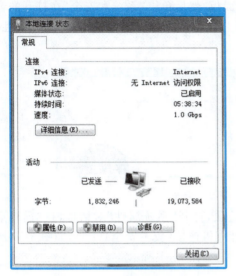

图3-26　单击"详细信息"按钮

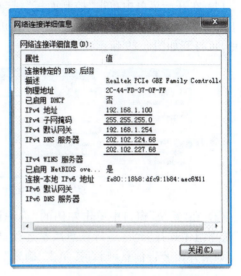

图3-27　打开"网络连接详细信息"对话框

（3）在"开始"菜单中把鼠标放在"所有程序"选项上，然后单击"附件"，最后单击"命令提示符"，打开"命令提示符"窗口，输入"ipconfig/all"命令后回车，也可以查看网络连接的详细信息，如图3-28所示。这两种方法都可以查出本例中的IP地址是193.168.1.100，子网掩码是255.255.255.0，默认网关是192.168.1.254，首选DNS服务器是202.102.224.68，备选DNS服务器是202.102.227.68。

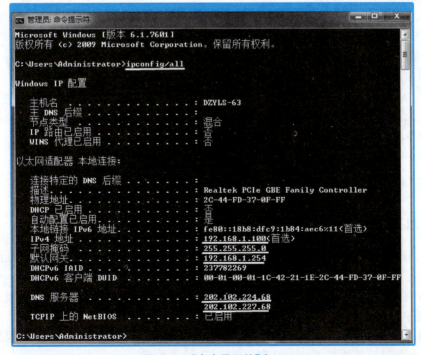

图3-28　"命令提示符"窗口

3. 在机器上设置远程桌面

（1）在开始菜单中单击"控制面板"，打开控制面板，然后单击"系统和安全"在打开的窗口上单击"系统"（也可以在桌面上的"计算机"图标上右击，在弹出的快捷菜单中选择"属性"命令）可打开如图 3-29 所示窗口。

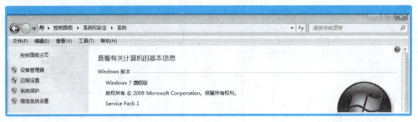

图 3-29 "系统"窗口

（2）在"系统"窗口中单击左侧的"远程设置"选项，打开"系统属性"对话框，在"远程桌面"选项组中选择"允许运行任意版本远程桌面的计算机连接（较不安全）（L）"，如图 3-30 所示。如果弹出警告信息，则直接单击"确定"按钮即可，如图 3-31 所示。

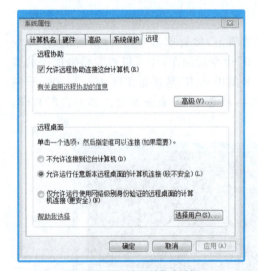

图 3-30 "系统属性"对话框

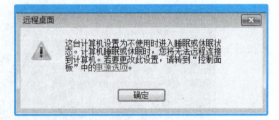

图 3-31 警告信息

（3）在"系统属性"对话框中单击"确定"按钮，完成远程桌面的设置。

4. 用另一台机器通过远程桌面访问

（1）在另一台计算机上打开"开始"菜单，把鼠标放在"所有程序"选项上，然后单击"附件"，最后单击"远程桌面连接"，打开"远程桌面连接"对话框，如图 3-32 所示，

（2）在"计算机"文本框中输入刚才查看的计算机 IP 地址，单击"连接"按钮，就可以连接到远程桌面。

（3）如果刚才那台计算机设置了密码，还需要输入用户名和密码才可以远程登录。登录后，与操作自己的计算机没什么分别。

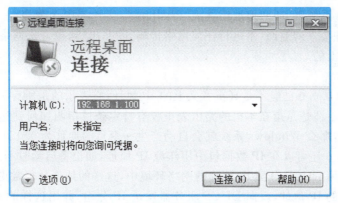

图 3-32 "远程桌面连接"对话框

拓展提高

1. 专用 IP 地址

IP 地址中,还存在着三个地址段,它们只在机构内部有效,不会被路由器转发到公网中。

这些 IP 地址存在的意义是:假定在一个机构内部的计算机通信也是采用 TCP/IP 协议,那么从原则上讲,对于这些仅在机构内部使用的计算机就可以由机构本身自行分配其 IP 地址。也就是说,让这些计算机使用仅在机构本身有效地 IP 地址,而不用向互联网的管理机构申请全球唯一的 IP 地址。这样做也可以节省全球 IP 地址的资源。

这样的 IP 地址被称为专用地址或者私有地址。这些地址只能用于一个机构的内部通信,而不能用于和互联网上的主机通信。即专用地址只能用作本地地址而不能用作全球地址。在互联网中的所有路由器对目的地址中专用地址的数据包一律不进行转发。使用专用地址的私有网络接入 Internet 时,要使用地址翻译(NAT)技术,将私有地址翻译成公用合法地址。几乎所有的机房或者网吧的计算机使用的都是这些专用 IP,这些专用 IP 地址如下。

(1) A 类地址中的 10.0.0.0~10.255.255.255。

(2) B 类地址中的 172.16.0.0~172.31.255.255。

(3) C 类地址中的 192.168.0.0~192.168.255.255。

相对应的,其余的 A、B、C 类地址可以在互联网上使用(即可被互联网的路由器所转发),称为公网地址或者合法地址。

2. 特殊 IP 地址

除了以上介绍的各类 IP 地址之外,还有一些特殊的 IP 地址。它们中有的不能为设备分配 IP 地址,有的 IP 地址不能用在公网,有的 IP 地址只能在本机使用,诸如此类的特殊 IP 地址众多,下面来介绍一些比较常见的特殊 IP 地址。

1) 环回地址

127 网段的所有地址都称为环回地址,主要用来测试网络协议是否正常工作。比如使用"ping 127.1.1.1"命令就可以测试本地 TCP/1P 协议是否已正确安装。另外一个用途是当客户进程用环回地址发送报文给位于同一台机器上的服务器进程,比如在浏览器里输入"127.1.2.3",这样可以在排除网络路由的情况下用来测试 Web 服务是否正常启动。

在 Windows 系统下,环回地址还称为"localhost",无论是哪个程序,一旦使用该地址发送数据,协议软件会立即返回,不进行任何网络传输,除非出错,包含该网络号的分组是不能出现在任何网络上的。

2) 0.0.0.0

严格来说,0.0.0.0 已经不是真正意义上的 IP 地址,它表示的是所有不清楚的主机和目的网络。这里的不清楚是指在本机的路由表里没有特定条目指明如何到达。如果在网络中设置了默认网关,那么 Windows 系统就会自动产生一个目的地址为 0.0.0.0 的默认路由。

此外,0.0.0.0 还可以在 IP 数据包中用作源 IP 地址,如设备启动时不知道自身 IP 地址的情况下。在使用 DHCP 分配 IP 地址的网络环境中,这样的地址是很常见的。用户主机为了获得一个可用的 IP 地址,就向 DHCP 服务器发送 IP 分组,并用这样的地址作为源地址,目的地址为 255.255.255.255(因为主机这时不知道 DHCP 服务器的 IP 地址)。

3) 255.255.255.255

255.255.255.255 是受限制的广播地址,对本机来说,这个地址指本网段内(同一个广播域)的所有主机,该地址用于主机配置过程中 IP 数据包的目的地址,这时主机可能还不知道它所在网络的网络掩码,甚至连它的 IP 地址也还不知道。在任何情况下,路由器都会禁止转发目的地址为受限的广播地址的数据包,这样的数据包只出现在本地网络中。

4) 直接广播地址

通常网络中的最后一个地址为直接广播地址,也就是主机位全为 1 的地址。主机使用这种地址将一个 IP 数据包发送到本地网段的所有设备上,路由器会转发这种数据包到特定网络上的所有主机。

注意:这个地址在 IP 数据包中只能作为目的地址。直接广播地址会使一个网段中可分配给设备的地址数减少 1 个。

5) 网络号全为 0 的地址

当某个主机向同一网段上的其他主机发送报文时就可以使用这样的地址,分组也不会被路由器转发。比如 12.12.12.0/24 这个网络中的一台主机 12.12.12.2/24,在与同一网络中的另一台主机 12.12.12.8/24 通信时,目的地址可以是 0.0.0.8。

6) 主机号全为 0 的地址

这个地址同样不能用于主机,它指向本网,表示的是"本网络",路由表中经常出现主机号全为 0 的地址。

7) 169.254.*.*

如果网络中的主机配置为使用DHCP功能自动获得一个 IP 地址,那么当 DHCP 服务器发生故障或响应时间太长而超出系统规定的时间,Windows 系统会自动为主机分配这样一个地址。如果发现网络中的主机 IP 地址是个诸如此类的地址,那么网络很有可能是出现了故障。

3. 子网划分

在早些时候,许多 A 类地址都被分配给大型服务提供商和组织,B 类地址被分配给大型公司或其他组织,在 20 世纪 90 年代,还在分配许多 C 类地址。这样的分配导致大量的 IP 地址被浪费掉,如果一个网络内的主机数量没有地址类中规定的多,那么多余的部分将不能再被使用。

另外,如果一个网络内包含的主机数量过多(例如一个 B 类网络中的最大主机数是

$2^{16}-2$ 个,即 65534 个),而又采取以太网的组网形式,则网络内会有大量的广播信息存在,从而导致网络内的拥塞。

如果将一个网络划分成若干个子网,就可以使 IP 地址应用更加有效。将原来同处于一个网段上的主机分成不同的网段或子网,并将原来的一个广播域划分成若干个较小的广播域,提高网络传输的效率。

4. 子网掩码

在 IP 协议中,子网掩码用来区分网络上的主机是否在同一网段内。它的形式和 IP 地址一样,长度是 32 位,从左端开始的连续二进制数字"1"表示 IP 地址的 32 位二进制数字中有多少位属于网络号;剩余的二进制数字"0"则表示主机号是哪些位。

子网掩码同样可以采用点分十进制的数字来表示,例如,子网掩码 1111111111111111 0000000000000000 可以写成 255.255.0.0。子网掩码的另一种表示方法就是在 IP 地址后加上"/"符号以及 1~32 的数字,其中 1~32 的数字表示子网掩码中网络标识位的长度(也就是有多少个"1"),例如 IP 地址 172.16.1.1 和子网掩码 255.255.0.0,也可以写成 172.16.1.1/16。

由于 A、B、C 类地址中网络号和主机号所占的位数是固定的,所以 A 类地址的子网掩码为 255.0.0.0,B 类地址的子网掩码为 255.255.0.0,C 类地址的子网掩码为 255.255.255.0。

在 IP 路由寻址的过程中,主机依靠子网掩码来判断所发送的数据包目的地址是本地的还是需要路由转发的,从而选择不同的发送路径。假如某台主机的 IP 地址为 202.119.115.78(可以看出这是一个 C 类地址),它的子网掩码为 255.255.255.0。将这两个数据进行逻辑与(AND)运算后,得出的值中非 0 的部分即为网络号。下面来看一个实例。

202.119.115.78 的二进制值为

11001010.01110111.01110011.01001110

255.255.255.0 的二进制值为

11111111.11111111.11111111.00000000

与运算后的结果为

11001010.01110111.01110011.00000000

转为二进制后即为

202.119.115.0

202.119.115.0 就是这个 IP 地址中的网络号,在 IP 地址中剩下的即为主机号,也就是 78。如果有另一台主机的 IP 地址为 202.119.115.83,它的子网掩码也是 255.255.255.0,则其网络号为 202.119.115.0,主机号为 83,可以看出这两台主机的网络号都是 202.119.115.0,因此,这两台主机在同一网段内,它们之间的通信不需要进行路由转发。

注意:逻辑与运算规则是,只当参与运算的逻辑变量都同时取值为"1"时,运算结果才等于"1",只要其中一个数为"0",则运算结果为"0"。

5. 域名地址

Internet 上的计算机都有唯一的 IP 地址,计算机之间的通信是以 IP 地址来进行寻址的。在访问其他计算机时,用户需要输入访问的远程计算机的 IP 地址来建立访问连接,但是随着 Internet 主机数量的迅速增长,用户要记住所有主机的 IP 地址是不可能的。为此,Internet 提供了域名。域名实质就是代表了 IP 地址,它的目的就是更易于理解和记住。如国内著名搜索引擎百度的 IP 地址为 61.135.169.105,用域名表示为 www.baidu.com。

鉴于上述原因,我们需要建立一个域名与 IP 地址的对应表。由于 Internet 上主机太多,其 IP 地址数以百万计,在一台机器内难于处理,在技术和应用中也不便操作,因此只能采用分布式处理技术。我们把能够提供 IP 地址与域名转换的主机叫作域名服务器(Domain Name Server,DNS)。DNS 服务器通常由网络服务提供商 ISP 负责管理和维护。

主机的域名和 IP 地址一样也采用分段表示的方法。成员由“.”(半角居下的圆点)分隔,其一般结构如下。

(1) 计算机名.组织结构名.网络名.最高层域名

(2) 四级域名.三级域名.二级域名.一级(顶级)域名

其中,最高层域名为一级域名,也称顶级域名,代表该网络所在的国家或地区等,例如 CN(中国)、HK(中国香港)、TW(中国台湾)、US(美国)、UK(英国)、JP(日本)、RS(俄罗斯联邦)等。

网络名为二级域名,代表建立该网络的部门或机构,例如 COM(商业组织)、EDU(教育机构)、NET(网络管理部门)、GOV(政府机构)、INI(国际性组织或机构)、MIL(军事机构)、ARTS(文化娱乐)、FILM(公司企业)等。

域名对大小写不敏感,所以 COM 和 com 是一样的。成员名最多长达 63 个字符,路径全名不能超过 255 个字符。

例如,www.baidu.com.cn 中顶级域名为 cn(代表中国),二级域名为 com(代表商业组织),三级域名为 baidu(代表百度)。

通过 IP 地址、域名(DN)和域名服务器(DNS),就把 Internet 上面的每一台主机给予了唯一的定位。三者之间的具体联系过程如下:当输入想要访问主机的域名后,DNS 服务器收到域名请求时,会判断这个域名是否属于本域,对不属于本域的域名将转发给上级域名服务器或者其他域名服务器代替解释;对属于本域的域名将在对照表查找相应的主机名,查到后将其转换成对应的 IP 地址,查不到则返回错误信息“无法显示此页”。

6. URL 地址

在 WWW 上每一个信息资源都有统一的且在网上唯一的地址,该地址就叫 URL(UniformResource Locator),它是 WWW 的统一资源定位标志。URL 就像域名一样,也是 Internet 上的地址,但 URL 是计算机上网页文件的地址,而域名对应的是计算机的 IP 地址。URL 由三部分组成:资源类型、存放资源的主机域名及网页文件名。

当用浏览器(如 IE)浏览网页时,每一个网页都有唯一的 URL 地址,例如 http://www.tsinghua.edu.cn/top.html,其中 http 是 Hyper Text Transfer Protocol(超文本传输协议)的缩写,表示该资源类型是超文本信息;www.tsinghua.edu.cn 是清华大学的主机域名;top.html 为网页文件名。在 IE 浏览器的地址栏中输入上述 URL 地址,就可以打开该网页。当 URL 省略网页文件名时,表示定位于 Web 站点的主页。

项目 3.3　了解 Internet 应用

▶ 任务 3.3.1　搜索歌曲"时间都去哪了"并下载

┃任务介绍┃

让学生通过一台能够连接到 Internet 的电脑打开百度网站搜索一首歌曲"时间都去哪了"并下载到 E 盘上。本任务的目的是让学生掌握浏览器的基本功能,掌握如何搜索和下载资源,了解 Internet 的基本应用。

┃任务分析┃

本任务是搜索歌曲"时间都去哪了"并下载,所以首先要启动浏览器,然后进入搜索引擎网站,通过搜索找到这首歌的下载地址,最后下载到本地磁盘上。

┃任务知识┃

1. 浏览器

浏览器是指可以显示网页服务器或者文件系统的 HTML 文件(标准通用标记语言的一个应用)内容,并让用户与这些文件交互的一种软件。

它用来显示在万维网或局域网内的文字、图像及其他信息,这些文字或图像,可以是连接其他网址的超链接,用户可迅速及轻易地浏览各种信息。大部分网页为 HTML 格式。

一个网页中可以包括多个文档,每个文档都是分别从服务器获取的。大部分的浏览器本身支持除了 HTML 之外的广泛的格式,如 JPEG、PNG、GIF 等图像格式,并且能够扩展支持众多的插件。另外,许多浏览器还支持其他的 URL 类型及其相应的协议,如 FTP、Gopher、HTTPS(HTTP 协议的加密版本)。HTTP 内容类型和 URL 协议规范允许网页设计者在网页中嵌入图像、动画、视频、声音、流媒体等。

常用的网页浏览器有 Internet Explorer、360 浏览器、Firefox、Google Chrome、Safari、Opera、百度浏览器、猎豹浏览器、UC 浏览器、QQ 浏览器、傲游浏览器、世界之窗浏览器等,如图 3-33 所示常用浏览器图标。

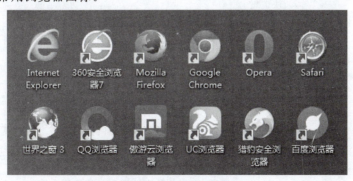

图 3-33　常用浏览器图标

2. IE 浏览器

IE 浏览器(Internet Explorer)是 Windows 7 系统内置的一个组件,安装操作系统时默认安装,是专门为 Windows 系统设计访问 Internet 的 WWW 浏览工具,通过 Internet 连接和 IE 的使用,可以在 Internet 上方便地浏览超文本与多媒体信息。默认情况下,IE 浏览器支持 Web 访问,同时也支持 FTP、NEWS、GOPHER 等站点的访问。

1) IE 界面

单击 IE 浏览器的快捷方式,打开 IE 11 浏览器,在地址栏中输入 www.sohu.com 后回车,打开搜狐的主页,如图 3-34 所示。

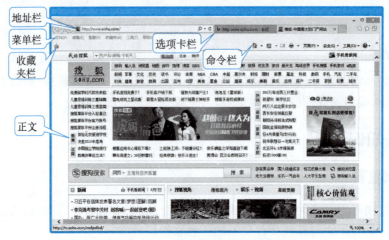

图 3-34　IE 浏览器的界面

(1) 地址栏:用来输入并显示网页的地址,它是一个下拉框,里面保存着访问过的地址。

(2) 选项卡栏:可以打开多个网页,每一个网页显示在一个选项卡。

(3) 菜单栏:从左到右依次是"文件"、"编辑"、"查看"、"收藏夹"、"工具"、"帮助"菜单。

(4) 收藏夹栏:浏览网页时,保存常用网页。

(5) 命令栏:一些常用的命令和命令组,例如页面组、安全组、工具组。

2) IE 常用的命令

上网时经常会用到 IE 的一些命令,如表 3-3 所示。

表 3-3　IE 的常用命令和功能

命　令	快捷键	功　　能
返回	Alt＋左箭头键	显示当前网页的前一个网页
前进	Alt＋右箭头键	显示已经访问过的当前网页的后一个网页
停止	Esc	停止下载当前网页
刷新	F5 或 Ctrl＋R	重新载入当前网页
主页	Alt＋Home	载入打开 IE 时最先显示的页面
搜索	Ctrl＋E	使用预置的搜索提供商进行搜索
收藏	Ctrl＋I	添加或整理收藏的网页列表
历史记录	Ctrl＋H	打开曾经访问的网页列表
打印	Ctrl＋P	把当前网页发送到打印机
全屏	F11	把当前的浏览器窗口切换到全屏

续表

命令	快捷键	功　　能
放大	Ctrl++	放大当前页面
缩小	Ctrl+−	缩小当前页面
新建选项卡	Ctrl+T	在当前选项卡右边添加一个空白选项卡
关闭选项卡	Ctrl+W	关闭当前选项卡
关闭浏览器	Alt+F4	关闭 IE 浏览器

3）IE 选项设置

设置 IE 选项的目的是为了使浏览器启动和浏览更快，安全性更高。

单击菜单栏中的"工具"选择其中的"Internet 选项"，打开"Internet 选项"窗口，如图 3-35 所示。

（1）"常规"选项卡：在"主页"设置区，可以设置 IE 浏览器启动时自动链接的地址；在"选项卡"设置区，可以设置弹出窗口和链接网页的显示方式。另外，还可以进行删除浏览历史记录、设置网页字体、颜色、语言等操作。

（2）"安全"选项卡：可以对 Internet、本地 Intranet、受信任的站点和受限制的站点 4 个不同区域设置不同的安全级别。

（3）"隐私"选项卡：可以为 Internet 区域设置不同的隐私策略，选择 cookie 处理方式，弹出窗口阻止程序等。

（4）"内容"选项卡：通过"内容审查程序"功能，可以控制可访问的 Internet 内容，使用"监督人密码"对那些可能对未成年人产生不良影响的信息进行分级管理。另外，还提供了"证书"和"自动完成"设置等功能。

（5）"连接"选项卡：浏览网页的过程中，经常会遇到某些站点无法被直接访问或者访问速度较慢，通过代理服务器可以达到快速访问的目的。单击"局域网设置"按钮，在弹出的窗口中即可对局域网设置代理服务器。

（6）"程序"选项卡：可以指定 Windows 系统自动用于每个 Internet 服务的程序，设置是否检查 Internet Explorer 为默认的浏览器等。

（7）"高级"选项卡：通常图像、声音和动画等多媒体文件的数据量要比 HTML 文件大很多，如果只需浏览页面的文字信息，可以通过该选项卡取消下载页面中的多媒体文件，加快显示页面的速度，设置方法如图 3-36 所示。另外，还可以对"安全""浏览"等项进行设置。

4）查看历史记录

IE 浏览器能够对用户访问过的页面进行保存，借助于历史记录用户可以快速打开历史页面。单击菜单栏中的"查看"，选择下拉菜单中的"浏览器栏"，然后选择"历史记录"，将在浏览器左侧打开"历史记录"栏，如图 3-37 所示。在"历史记录"栏内有若干文件夹，其中记录了已经访问过的页面链接。

5）收藏夹

收藏夹是在上网的时候记录自己喜欢、常用的网站。把要记录的网站放到一个文件夹里，想用的时候可以方便打开。

（1）添加收藏夹。利用收藏夹，可以保存经常访问的网址。单击"收藏夹"在弹出的菜单中选择"添加收藏夹"，在弹出的"添加收藏夹"窗口中可以将当前浏览的页面网址加入到收藏夹列表中，如图 3-37 所示。

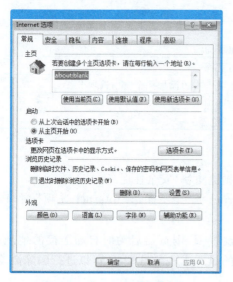

图 3-35 "Internet 选项"窗口

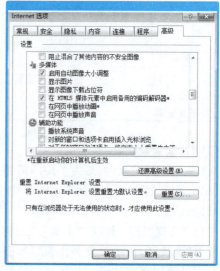

图 3-36 取消下载页面中的多媒体文件

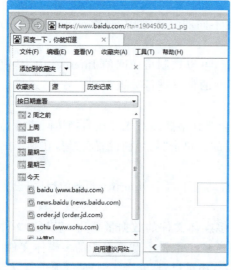

图 3-37 查看历史记录

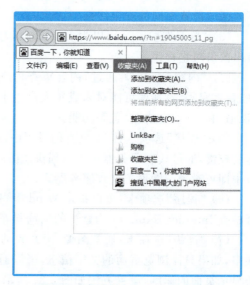

图 3-38 将当前网页加入到收藏夹

　　(2) 整理收藏夹。收藏夹列表中的网址采用树型结构的组织方式。过多的内容会使收藏夹变得混乱而不利于快速访问,应该定期整理收藏夹,保持一个较好的树型结构。单击"收藏夹"在弹出的菜单中选择"整理收藏夹",在弹出的"整理收藏夹"窗口中可以方便地对列表中的内容进行移动、重命名、删除等操作。

　　(3) 导入和导出收藏夹。人们常使用多台计算机浏览网页,如宿舍的个人计算机、计算机教室的公共计算机等,这时通过 IE 的导入和导出收藏夹功能,在多台计算机之间共享收藏夹的内容。如果需要将 A 计算机的收藏夹内容导入到 B 计算机中,方法如下:打开 A 计算机的 IE 浏览器,单击"文件"在弹出的下拉菜单中选择"导入和导出",弹出"导入和导出"窗口,根据向导将收藏夹中的内容导出为一个 HTML 文件;将该 HTML 文件复制到 B 计算机上,同样根据"导入和导出"窗口的提示,将文件中的内容导入到 B 计算机的收藏夹中。

3. 搜索引擎

要快速地找到所需的资源,需要借助于搜索引擎。在网络上,提供搜索功能的网站非常多,如百度、谷歌、搜狗等,另外有一些门户网站也提供了搜索功能,如新浪、网易、搜狐、腾讯等。在这些网站上都可以搜索到我们需要的信息。

1) 搜索引擎的定义

搜索引擎是为用户提供检索服务的系统,它根据一定的策略,运用特定的计算机程序搜集互联网上的信息,并对信息进行组织和处理,将处理后的结果显示给用户。

通俗地理解,搜索引擎就是一个网站,但它专门为网民们提供信息检索服务。与一般网站的区别是,它自动搜寻 Web 服务器的信息,然后将信息进行分类、建立索引,再把索引的内容放到数据库中,供用户进行检索。

2) 确定关键字的原则

搜索网络信息时,关键字的选择非常重要,它直接影响到我们的搜索结果。关键字的选择要准确、有代表性、符合搜索的主题,确定关键字时可以参照以下原则。

(1) 提炼要准确。提炼查询关键字的时候一定要准确,如果查询的关键字不准确,就会搜索出大量的无关信息,与自己要查询的内容毫不相关。

(2) 切忌使用错别字。在搜索引擎中输入关键字时,最好不要出现错别字,特别是使用拼音输入法时,要确保输入关键字的正确性。如果关键字中使用了错别字,会大大降低搜索的效率,致使返回的信息量变少,甚至搜索到错误信息。

(3) 不要使用口语化语言。我们的日常交流主要使用口语,但是在网络上搜索信息时,要尽可能地避免使用口语作为关键字,以免影响搜索结果。

(4) 使用多个关键字。搜索信息时要学会运用搜索法则,运用多个关键字来缩小搜索范围,这样更容易得到结果。

4. 下载网络资源

按照"先搜索,后下载"的原则,先使用搜索引擎或直接在网站中查找需要的信息,然后再利用以下方法将资源下载并保存到硬盘中。

(1) 整个网页:单击"文件"在弹出的下拉菜单中选择"另存为",可以将网页的内容保存到硬盘中。

(2) 网页中的文字:直接将文字选中,然后按 Ctrl+C 组合键复制内容,切换到 Word 文档中,按下 Ctrl+V 组合键,将内容粘贴过来,保存 Word 文档即可。

(3) 网页中的文件:右击网页中的文件链接,在弹出的快捷菜单中选择"目标另存为"命令,然后根据提示操作。

(4) 网页中的图片:右击网页中的图片,快捷菜单中选择"图片另存为"命令,可以将网页中的图片保存到硬盘中。

(5) 网页中容量较大的软件或者多媒体资源:使用专门的下载工具下载,如迅雷、网际快车、音影传送带、BT 软件、超级旋风等。

任务实施

(1) 启动 IE 浏览器,在地址栏中输入百度网址"http://www.baidu.com",然后回车,打开百度网站。

（2）在搜索引擎文本框中输入歌名"时间都去哪了"并单击"音乐"链接，再单击"百度一下"按钮，如图 3-39 所示。

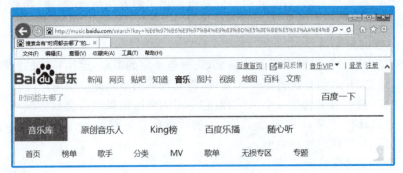

图 3-39　关键字搜索

（3）在查找出的结果列表中单击其中一首歌曲，进入下一界面，然后单击"下载"按钮，如图 3-40 所示。

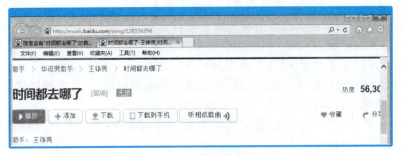

图 3-40　下载链接页面

（4）在弹出的如图 3-41 所示的页面中选择音乐品质后，单击"下载"按钮，会在浏览器的下方出现下载选项框，单击"保存"按钮右侧的下拉按钮，在弹出的下拉列表中选择"另存为"命令，如图 3-42 所示。

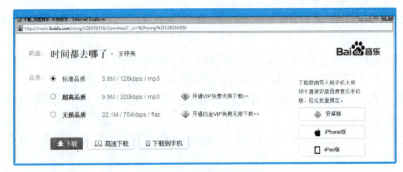

图 3-41　下载链接窗口

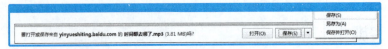

图 3-42　下载选项框

（5）在弹出的如图 3-43 所示的"另存为"对话框中，设置存储路径，文件名默认为"时间都去哪了.mp3"，单击"保存"按钮，即可开始下载，下载完成选项框如图 3-44 所示。

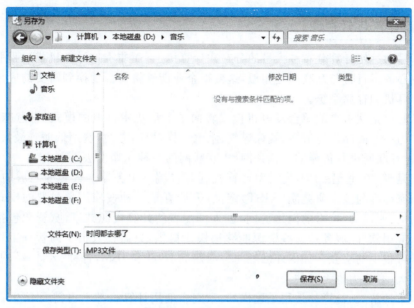

图 3-43　"另存为"对话框

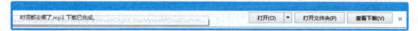

图 3-44　下载完成选项框

拓展提高

使用浏览器在网上搜索和下载资源是 Internet 最基本的应用，除此以外还有以下几种常见应用。

1. 电子地图

电子地图，即数字地图，是利用计算机技术，以数字方式存储和查阅的地图。电子地图储存资讯的方法一般使用向量式图像储存，地图比例可放大、缩小或旋转而不影响显示效果，早期使用位图式储存，地图比例不能放大或缩小，现代电子地图软件一般利用地理信息系统来储存和传送地图数据，也有其他的信息系统。

电子地图有哪些用处？第一，用来查找各种场所和位置。第二，通过地图查找一些出行的路线，例如坐公交怎么坐，开车怎么走，选择什么路线等。第三，了解其他信息，例如可以通过地图了解一家公司的地理位置、电话、联系人、提供的产品和服务等信息。第四，在地图上发布信息。对企业来说，电子地图也是一个可以发布广告的宣传平台。

通常用户可以在地址栏输入电子地图的网址打开电子地图，也可以通过搜索引擎搜索访问电子地图网址。手机版本的电子地图可以下载安装后直接使用。

常见的电子地图有：百度地图 http://map.baidu.com、谷歌地图 http://www.google.cn/maps、搜狗地图 http://map.sogou.com、腾讯地图 http://map.qq.com 等。此

外大部分电子地图都提供了手机版本,用户可以在手机上下载使用,方便快捷。常见的手机版电子地图有百度地图、高德地图和谷歌地图等。

2. 云计算与云存储

云计算是通过使计算分布在大量的分布式计算机上,而非本地计算机或远程服务器中,企业数据中心的运行将与互联网更相似,这使得企业能够将资源切换到需要的应用上,根据需求访问计算机和存储系统。

云计算好比是从古老的单台发电机模式转向了电厂集中供电的模式,它意味着计算能力也可以作为一个商品进行流通,就像煤气、水电一样,取用方便,费用低廉。最大的不同在于,它是通过互联网进行传输的。云是网络、互联网的一种比喻说法。

云计算是继 20 世纪 80 年代大型计算机到客户端—服务器的大转变之后的又一种巨变。美国国家标准与技术研究院(NIST)定义:云计算是一种按使用量付费的模式,这种模式提供可用的、便捷的、按需的网络访问,进入可配置的计算资源共享池(资源包括网络、服务器、存储、应用软件、服务),这些资源能够被快速提供,只需投入很少的管理工作,或与服务供应商进行很少的交互。如国外已经非常成熟的 Intel 和 IBM,各种"云计算"的应服务范围正日渐扩大,影响力也无可估量。

简单地来理解,云计算的使用是这样的:家庭中使用计算机都不再需要 CPU、内存等主机部件,而是只需要输入/输出设备及网络设备。用户在需要对数据进行计算时,只要付费给提供计算能力的供应商,供应商就使用自己的大型服务器把用户需要的数据计算好后通过网络传输到用户家里。这样,用户在使用计算机时就像是把灯泡拧在插座上用电一样,只不过用户花钱不是在买电,而是在买计算机的计算能力。相反地,当用户的计算机空闲时,也可以把自己的计算能力通过网络卖给需要计算能力的其他用户。这样的话,网络中所有计算机的计算能力都可以被分配到最需要的地方,从而达到计算能力的最优化分配。

云存储是在云计算概念上延伸和发展出来的一个新的概念,是指通过集群应用、网格技术或分布式文件系统等功能,将网络中大量各种不同类型的存储设备通过应用软件集合起来协同工作,共同对外提供数据存储和业务访问功能的一个系统。当云计算系统运算和处理的核心是大量数据的存储和管理时,云计算系统中就需要配置大量的存储设备,那么云计算系统就转变成为一个云存储系统,所以云存储是一个以数据存储和管理为核心的云计算系统。

简单来说,云存储就是将储存资源放到云上供人存取的一种新兴方案。使用者可以在任何时间、任何地方,通过任何可连网的装置连接到云(互联网)上方便地存取数据。在能连接到互联网的计算机上使用云存储技术对于办公特别方便,甚至有取代 U 盘的趋势。云存储还便于用户对自己的重要资料进行备份。大部分的云存储提供商都提供了手机版的应用软件,这样,云存储技术就可以方便的在计算机和手机上同时使用。随着网络的不断发展,云存储技术必定会在个人计算机中占据越来越重要的位置。

目前,国内的云存储服务主要有 360 云盘、金山快盘、115 云盘、百度云盘、华为云盘等。

3. 电子邮件

电子邮件的应用将在任务 3.3.2"通过网页收发电子邮件"中进行详细的介绍。

4. 博客

"博客"一词是从英文单词 Blog 音译而来,是一种通常由个人管理、不定期张贴新的文章的网站。博客上的文章通常根据张贴时间,以倒序方式由新到旧排列。许多博客专注在特定的课题上提供评论或新闻,也有的博客被作为比较个人的日记。一个典型的博客结合了文字、图像、其他博客或网站的链接及其他与主题相关的媒体,能够让读者以互动的方式留下意见。大部分的博客内容以文字为主,仍有一些博客专注在艺术、摄影、视频、音乐、播客等各种主题。博客是社会媒体网络的一部分,比较著名的有新浪、网易、搜狐等博客。

博客,之所以公开在网络上,就是因为它不等同于私人日记,博客的概念肯定要比日记大很多,它不仅仅要记录关于自己的点点滴滴,还注重它提供的内容能帮助到别人,也能让更多人知道和了解。博客是共享与分享精神的体现。

博客可以根据功能分为基本博客和微型博客,其中微型博客通常被称为微博。微博提供了这样一个平台,你既可以作为观众,在微博上浏览你感兴趣的信息;也可以作为发布者,在微博上发布内容供别人浏览。微博上发布的内容较短,一般都有 140 字的限制。当然了也可以发布图片,分享视频等。微博最大的特点就是:发布信息快速,信息传播的速度快。例如你有 100 万名听众(粉丝),你发布的信息会在瞬间传播给 100 万人。

5. SNS 社交网络

SNS(Social Networking Service)为社交网络服务。

1967 年,哈佛大学的心理学教授米尔格兰姆(1933—1984 年)创立了"六度分割理论",简单地说就是:"你和任何一个陌生人之间所间隔的人不会超过六个,也就是说,最多通过六个人你就能够认识任何一个陌生人。"社交网络的发展正验证了"六度分割理论",使个体的社交圈通过"朋友的朋友是朋友"的方式不断放大,最后成为一个大型网络。

社交网络服务,亦称社交网站,主要作用是为一群拥有相同兴趣与活动的人创建在线社区。这类服务往往是基于互联网,为用户提供各种联系、交流的交互通路,如电子邮件、实时消息服务等。此类网站通常通过朋友,一传十、十传百地把网络展延开去,极其类似树叶的脉络,中文地区一般称为"社交网站"。多数社交网络会提供多种让使用者互动起来的方式,如聊天、寄信、影音、文件分享、讨论群组等。

社交网络为信息的交流与分享提供了新的途径。作为社交网络的网站一般会拥有数以百万的登记用户,使用该服务已成为了用户们每天的生活。社交网络服务网站当前在世界上有许多,知名的包括 Facebook、Google+、MySpace、Twitter 等。在中国大陆地区,社交网络服务为主的流行网站有百度贴吧、QQ 空间、人人网、新浪微博等。

6. 网上购物

网上购物,就是通过互联网检索商品信息,并通过电子订购单发出购物请求,然后填上私人支票账号或信用卡的号码,厂商通过邮购的方式发货,或是通过快递公司送货上门。国内的网上购物,一般付款方式是款到发货(直接银行转账,在线汇款)、担保交易(支付宝、腾讯财付通等提供的担保交易)和货到付款等。

对于个人用户而言,所谓的网上购物主要是电子商务中的个人对消费者(Consumer-to-Consumer,C2C)和企业对消费者(Business-to-Consumer,B2C)两种类型。

目前,在国内,"淘宝网"是最常用的 C2C 网上购物平台,在淘宝网,任何个人都可以设立个人的网络店铺,销售物品,其经营模式类似于现实经济活动中的"个体经营者"或俗称的"个体户"。

"淘宝商城"(即"天猫")是同属于淘宝的 B2C 网上购物平台,其中的业主都为企业或公司。其他比较著名的 B2C 平台包括京东商城、卓越亚马逊、国美商城、苏宁商城、当当网等。

▶ 任务 3.3.2　通过网页收发电子邮件

┃ 任务介绍 ┃

通过 IE 浏览器在网易网站上为自己申请一个免费电子邮箱,然后登录免费的电子邮箱,发送一封邮件给自己的同学或朋友,告诉对方你的邮箱地址,并附上一幅图片。

┃ 任务分析 ┃

要完成本任务首先要知道申请免费邮箱的网址,还有如何申请电子邮箱;其次要知道如何发送邮件;最后要知道如何添加附件。

┃ 任务知识 ┃

1. 电子邮件

电子邮件(E-mail)是一种用电子手段提供信息交换的通信方式,是互联网应用最广的服务。通过网络的电子邮件系统,用户可以以非常低廉的价格、非常快速的方式(几秒钟之内可以发送到世界上任何指定的目的地),与世界上任何一个角落的网络用户联系。

电子邮件的内容包含文字、图像、声音等多种形式。同时,用户可以得到大量免费的新闻、专题邮件,并实现轻松的信息搜索。

电子邮件在 Internet 上发送和接收的原理可以形象地用我们日常生活中邮寄包裹来形容:当我们要寄一个包裹时,首先要找到任何一个有这项业务的邮局,在填写完收件人姓名、地址等之后包裹就寄出到达收件人所在地的邮局,对方取包裹的时候就必须去这个邮局才能取出。同样地,当我们发送电子邮件时,这封邮件是由邮件发送服务器(任何一个都可以)发出,并根据收信人的地址判断对方的邮件接收服务器而将这封信发送到该服务器上,收信人要收取邮件也只能访问这个服务器才能完成。

目前,在我们的生活当中,特别是办公领域里,使用电子邮件传输办公用电子文档已经成为一种不可缺少的办公手段。

2. 电子邮件地址

用户发送和接收电子邮件时,必须在一台邮件服务器中申请一个合法的账号,包括用户名和密码,以便在该服务器中拥有自己的电子邮箱,即一块磁盘空间,用来保存自己的邮件。每个用户的邮箱都具有一个全球唯一的电子邮件地址。

电子邮件地址由用户名和电子邮件服务器域名两部分组成,中间由"@"分隔,其格式是

"用户名@电子邮件服务器域名"。例如,在电子邮件地址"user@163.com"中,"user"是用户自己申请的账号,"163.com"是用户选择的邮件服务器的名字。

3. 申请免费邮箱

免费邮箱是大型门户网站常见的免费互联网服务之一,新浪、网易、QQ、TOM、搜狐、雅虎等均提供免费邮箱申请。自从 2004 年 4 月 1 日,Google 在全球率先推出 1 GB 容量的免费邮箱 Gmail 之后,免费电子邮箱服务商竞相扩大邮箱空间,从 1 GB~10 GB 不等。

申请免费邮箱的方法在后面的任务实施中进行介绍。

任务实施

1. 申请免费电子邮箱

(1) 运行 IE 浏览器,在地址栏中输入网站地址"http://mail.163.com",按回车键,进入"163 网易免费邮"主页,如图 3-45 所示。

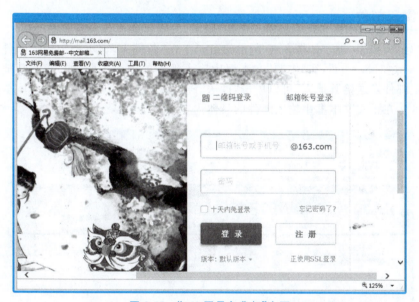

图 3-45 "163 网易免费邮"主页

(2) 单击"注册"按钮,开始进行电子邮箱的申请注册操作,根据操作步骤的提示,输入用户名和密码等,完成注册。

2. 免费邮箱的登录

(1) 如图 3-45 所示,在用户名和密码文本框中输入申请好的邮箱用户名和密码,单击"登录"按钮,进入免费邮箱,邮箱管理界面如图 3-46 所示。

(2) 在邮箱管理界面中,单击"写信"按钮可以撰写新邮件,单击"收信"或者"收件箱"按钮可以阅读接收到的邮件。

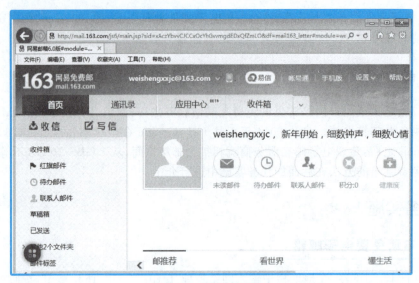

图 3-46　邮箱管理界面

3. 撰写邮件

单击"写信"按钮,进入如图 3-47 所示的窗口。在"收件人"文本框中输入收件人的邮箱地址,如"user@163.com",在"主题"文本框中输入邮件的内容主题,如"我的新邮箱地址"。如果还想把邮件发送给其他人,可以单击"抄送"链接,在显示出来的"抄送"文本框中输入多个邮箱地址。在正文文本框中输入邮件的具体内容。

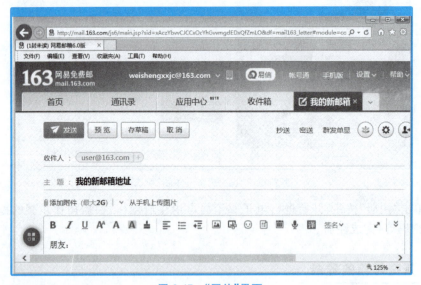

图 3-47　"写信"界面

4. 添加电子邮件附件

在图 3-47 中,单击"主题"文本框下方的"添加附件"链接,在弹出的对话框中选择本机磁盘中的文件。如果要在附件中添加多个文件,可以反复单击"添加附件"按钮并选择文件。

添加完附件以后单击"发送"按钮,发送电子邮件。

拓展提高

1. 电子邮件软件

除了通过网页收发电子邮件以外,还可以使用 Outlook、Foxmail 等专门的电子邮件软件收发电子邮件。使用这些软件收发电子邮件,首先要设置好电子邮件地址(在电子邮件软件里也称为"账户"),然后,电子邮件软件通过网络连接到电子邮件服务器,替用户接收和发送存放在服务器上的电子邮件。这些软件除了可以收发电子邮件,一般还可以管理联系人信息、记日记、安排日程、分配任务等。

2. 即时通信

即时通信是一种使人们能在网上识别在线用户并实时交换消息的技术,被很多人称为电子邮件发明以来最酷的在线通信方式。即时通信工作方式是当好友列表中的某人上线并试图通过计算机联系另一人时,即时通信系统会发一个消息提醒另一人,然后与其建立一个聊天会话以进行交流。目前有多种即时通信服务,但是没有统一的标准,所以即时通信用户之间进行对话时,必须使用相同的通信系统。目前,比较常见的网络即时通信软件有 QQ、MSN、BBS、网络电话、视频会议等。

归纳总结

通过本模块的学习,应了解计算机网络的主要功能是资源共享和数据通信。计算机网络根据覆盖范围可以分为局域网、城域网和广域网;按拓扑结构可以分为星型、环型、总线型、网状等。开放系统互联参考模型 OSI 的七层结构和每层的功能。在多种网络协议中,Internet 使用的是 TCP/IP 协议,凡是加入 Internet 的计算机,都必须遵守 TCP/IP 协议。

Internet 的突出特点就是,可以进行非常便捷的通信和获取应有尽有的信息,重点掌握 IP 地址和域名的知识。

在 Internet 的基本应用中,浏览器的使用是最基本的。要掌握如何使用浏览器在网上搜索和下载资源,了解百度、Google 等搜索网站。电子邮件是网上交换信息的一种手段,学会如何申请免费邮箱和收发电子邮件。还要了解网络中的其他应用,如电子地图、云计算与云存储、博客、SNS 社交网络、网上购物、网上银行、网上支付、即时通信等。这些 Internet 应用使我们的生活更加方便、更加美好,使我们更加了解世界,同时也让世界了解我们。

练习与实训

一、选择题

1. 计算机网络的应用是为了达到(　　)。

A. 节约能源 　　　B. 资源共享 　　　C. 保护计算机 　　　D. 控制计算机用户

2. 局域网的英文缩写是(　　)。

A. LAN 　　　B. MAN 　　　C. WAN 　　　D. Internet

3. 下列 IP 地址中正确的是(　　)。

A. 10.100.1000.1 　　　　　B. 152.6.2

C. 192.168.16.128 　　　　　D. 202.97.264.66

4. 下列 Internet 域名中正确的是(　　)。

A. www.milc.org.cn 　　　　　B. www@hljhlgz.edu

C. ftp.milc 　　　　　D. mail//edu.cn

5. 浏览网页需要使用浏览器,目前常用的浏览器是(　　)。

A. Outlook Express 　　　　　B. Microsoft Exchange

C. 腾讯 QQ 　　　　　D. Internet Explorer

6. E-mail 的中文名称是(　　)。

A. 电子公告板 　　　B. 电子商务 　　　C. 电子邮件 　　　D. 电子政务

7. 学校内的一个计算机网络系统,属于(　　)。

A. PAN 　　　B. LAN 　　　C. MAN 　　　D. WAN

8. 下列电子邮件中正确的是(　　)。

A. wwwmilc@.org.cn 　　　　　B. www2344@hljhlgz.edu

C. ftp.@milc 　　　　　D. mail//edu.cn

二、简答题

1. 简述计算机网络的功能。

2. 简述局域网的特点。

3. 简述 OSI 参考模型各层的主要功能。

4. Internet 具有哪些特性?

5. 简述 TCP/IP 协议各层的主要功能。

6. 如何将自己喜欢的网页设置为主页?

7. 如何将自己喜欢的网页添加到收藏夹?

8. 如何将同一封电子邮件发送给多个人?

三、操作题

1. 使用网线钳制作一条 568B 标准直通线,并使用测线仪进行测试。

2. 使用远程桌面登录对方电脑设置共享文件夹,并使用本机进行访问。

3. 使用 IE 浏览器搜索 QQ 软件并下载。

4. 在百度上下载一首喜欢的歌,然后为自己申请一个免费的邮箱,给朋友发送一封邮件,并通过添加附件的方法将下载的歌发送给朋友。

模 块 4

【学习目的】

熟悉Word 2010的窗口组成。

掌握文档的基本操作、编辑、排版技术。

熟练掌握创建、编辑表格的基本方法。

了解Word 2010的用途和特点。

【学习重点和难点】

表格制作的多种方法。

图文混排的技巧。

Word 2010文字处理软件

Word 2010 是美国微软公司 Microsoft Office 2010 办公套装软件的重要组成部分，它是一款文字处理软件，可用来进行文字输入、修改、排版和输出等一系列工作。Word 2010 是非常经典的一个版本，它集成了之前 Word 中的基本功能并且将其具体化，使用户操作起来更顺手、更方便，其工具设计更人性化。通过本模块的学习可了解 Word 的基本功能，从而熟练掌握 Word 2010 文字处理软件。

项目 4.1　Word 2010 概述

▶ 任务　初识 Word 2010

▌任务介绍▐

掌握正确启动、退出 Word 2010 的多种方法是学习文档编辑的基础，了解 Word 2010 的窗口组成。

▌任务分析▐

通过本任务的学习，首先要正确掌握 Word 程序的启动和退出，启动后认识 Word 2010 的窗口组成。

▌任务知识▐

Word 是一款文字处理软件，可用来进行文字输入、修改、排版和输出等一系列工作，简单地说，就是把文字组合后变成单位公函、学术论文，甚至书籍、报刊等。功能强大是 Word 文字处理软件的突出特点。

1. Word 2010 的启动和退出

1）启动 Word 2010 的常用方法

启动 Word 2010 的常用方法有如下几种。

（1）单击“开始”按钮，选择“开始”菜单中“所有程序”选项，在“Microsoft Office”菜单项内单击“Microsoft Office Word 2010”命令。

（2）双击桌面上已有的 Word 2010 快捷方式。

（3）双击任意一个已保存的 Word 2010 文档。

2）退出 Word 2010 的常用方法

退出 Word 2010 的常用方法有如下几种。

（1）单击窗口标题栏右侧的“关闭”按钮。

（2）单击“文件”菜单中的“退出”命令。

（3）按 Alt＋F4 组合键。

（4）单击标题栏左边的 Word 图标，在弹出的列表中选择“关闭”选项。

2. Word 2010 窗口的组成

Word 文档的工作界面就是程序启动后的窗口，是用户使用 Word 文档程序以及编辑文本的主要界面，一定要认识界面的组成元素及其作用。

Word 2010 的窗口界面相对于以前版本的 Word 而言，更具美观性与实用性。在 Word 2010 中，选项卡与选项组代替了菜单与工具栏。Word 2010 的窗口组成如图 4-1 所示。

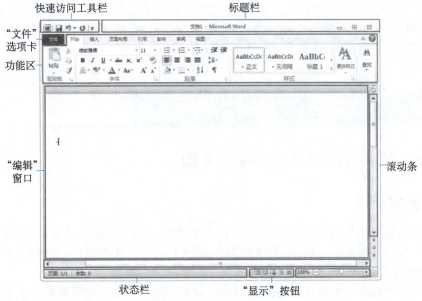

图 4-1　Word 2010 窗口组成

1）标题栏

标题栏显示正在编辑的文档的文件名以及所使用的软件名。

2）"文件"选项卡

"文件"选项卡中包含基本命令（如"新建"、"打开"、"关闭"、"另存为…"和"打印"等）。

3）快速访问工具栏

常用命令位于此处，例如"保存"和"撤销"等，也可以添加个人常用命令。

4）功能区

工作时需要用到的命令位于此处，它与其他软件中的"菜单"或"工具栏"相同。

5）"编辑"窗口

"编辑"窗口中显示正在编辑的文档。

6）"显示"按钮

可用于更改正在编辑的文档的视图模式以符合用户要求。

7）滚动条

滚动条可用于更改正在编辑的文档的显示位置。

8）缩放滑块

缩放滑块可用于更改正在编辑的文档的显示比例设置。

9）状态栏

状态栏显示正在编辑的文档的相关信息。

任务实施

（1）打开"开始"菜单，选择"所有程序"→Microsoft Office→Microsoft Office Word 菜单命令。

（2）熟悉 Word 2010 的工作界面及各组成部分的功能。

（3）单击窗口标题栏右侧的"关闭"按钮或单击"文件"菜单中的"退出"命令，退出 Word 2010 程序。

注意：执行"文件"菜单→"关闭"命令，或单击右上角的"关闭窗口"按钮，可以只关闭当前编辑的 Word 文档窗口，不退出 Word 应用程序。

项目 4.2　Word 2010 的基本操作

▶ 任务　使用 Word 2010 编辑文档

任务介绍

张兰是一名刚入学的护理专业大一新生，学校为更好地促使学生热爱职业、激发学习兴趣、明确学习目的、确定职业目标，要求撰写一篇护士职业生涯规划书，要求用 Word 编写，不少于 2000 字，保存到 E 盘中。

通过本任务的学习掌握文档的新建、打开、保存等操作，熟练掌握文本的基本编辑包括选择、复制、粘贴等操作。

任务分析

首先新建一篇 Word 文档，并能正确保存是最基本的操作知识，其次重点是要熟练掌握对文本内容的输入、选择、复制等操作。

任务知识

1. Word 文档的新建

Word 文档的建立也可以看作是 Word 文档的启动，常用的方法有以下几种。

（1）启动 Word 2010 并自动创建一个名为"文档 1"的新文档，用户可以在这个文档中开始工作。

（2）在桌面空白处右击，在弹出的快捷菜单中选择"新建"→"Microsoft Word 文档"命令，便会在桌面空白位置新建一个 Word 文档。

2. Word 文档的保存

保存文档的常用方法如下。

（1）选择"文件"→"保存"命令或单击"另存为"按钮。

（2）在"快速访问工具栏"中，单击"保存"按钮。

（3）按 Ctrl＋S 组合键。

当首次保存文档或另存文档时，会弹出"另存为"对话框，如图 4-2 所示，选择保存位置，输入文件名，然后单击"保存"按钮。

3. Word 文档的打开

打开文档的常用方法如下。

（1）选择"文件"→"打开"命令。

（2）在"快速访问工具栏"中，单击"打开"按钮，如图 4-3 所示，选中所要打开的文档，单击"打开"按钮即可。

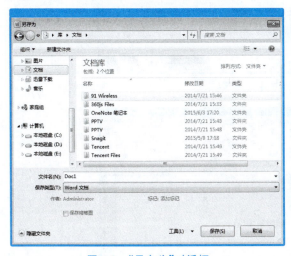

图 4-2 "另存为"对话框

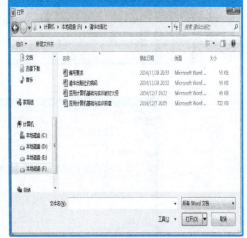

图 4-3 "打开"对话框

4. 文本的输入、选择、编辑

1）输入文档内容

文档内容可包括英文字母、数字、符号、汉字、表格和图形等。

（1）输入汉字。可选择一种汉字输入法，如五笔字型输入法、微软拼音输入法等来输入汉字。

（2）输入符号。有些符号，如数学符号、单位符号、特殊符号等，是键盘上没有列出的，可通过"插入"选项卡输入。输入符号的操作方法：选择"插入"→"符号"，弹出"符号"下拉菜单，在打开的下拉列表中选择所需的符号，选择下拉列表中的"其他符号"选项，弹出"符号"对话框，如图 4-4 所示。在"字体"下拉列表框中选择不同的字体，选择所需符号，单击"插入"按钮。

（3）输入常用数学公式。在制作论文等文档时，有时需要输入数学公式加以说明与论证。Word 2010 为用户提供了二次公式、二项式定理等 9 种公式，输入公式的操作方法如下。

① 选择"插入"→"公式"下拉按钮，在打开的下拉列表中选择公式类别即可，如图 4-5 所示。

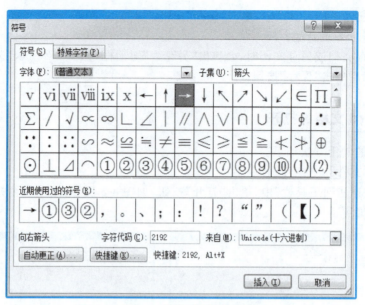

图 4-4 "符号"对话框

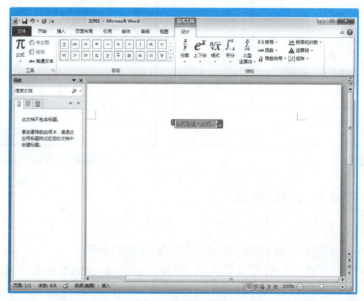

图 4-5 常用数学公式

② 在下拉列表中选择"Office.com 中的其他公式",可以插入一些其他的数学公式。

③ 在下拉列表中选择"插入新公式",文档中会出现公式编辑框,并出现"公式工具设计"选项卡,其中有很多创建公式的按钮,方便用户创建数学公式。

④ 公式输入完毕,在编辑框外单击鼠标。

另外,还可以用"Microsoft 公式 3.0"输入公式,方法如下。

① 将光标移到要插入数学公式的位置。

② 选择"插入"→"文本"→"对象"下拉按钮,在打开的下拉列表中选择"对象"选项,在弹出的"对象"对话框中选择"Microsoft 公式 3.0"。

③ 单击"确定"按钮,弹出"公式"工具栏,并出现公式编辑框,进入公式编辑环境,如

图 4-6 所示。

④ 在公式编辑框中利用"公式"工具栏提供的工具输入公式。

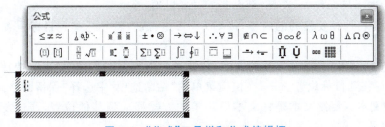

图 4-6　"公式"工具栏和公式编辑框

2）选择文本

（1）用鼠标选择文本。使用鼠标选择文本的操作方法如表 4-1 所示。

表 4-1　使用鼠标选择文本的操作方法

选择文本	操作方法
字词	双击该字词
一个句子	按住 Ctrl 键，单击该句子任何位置
一行	单击该行左侧的选项区
连续多行	在选取区按垂直方向拖动鼠标
一段	双击该段左侧选取区，或在该段任何位置三击
整个文档	按 Ctrl＋A 组合键，或按 Ctrl 键同时单击选取区
矩形区域	按 Alt 键同时拖动鼠标

（2）用键盘选择文本。在键盘上按住 Shift 键不放，再按键盘上的方向控制键选择文本，效果如表 4-2 所示。

表 4-2　使用键盘选择文本

按键	按键效果
←或→	向左或向右选择一个字符
↑或↓	向上或向下选择一行
Home	选择到行首
End	选择到行尾
Ctrl＋Home	选择到文档的开头
Ctrl＋End	选择到文档的结尾
Ctrl＋↑或↓	向上或向下移动一个段落

3）编辑文本

（1）插入文本。将光标移到要插入文本的位置，输入或粘贴文本。

（2）删除文本。删除文本常用以下几种方法。

① 将光标定位在要删除的内容后，用 Backspace 键向前删除内容；或将光标定位在要删除的内容前，用 Delete 键向后删除内容。

② 选择要删除的内容，按 Delete 键。

（3）移动文本。移动文本是将文本从一个位置转移到另一个位置，常用方法如下。

① 使用"开始"选项卡：在文档中选择需要移动的文本，选择"开始"→"剪贴板"→"剪切"命令，然后选择目标位置，选择"剪贴板"→"粘贴"命令。

② 使用键盘：选择要移动的内容，按 Ctrl＋X 组合键，将光标移到目标位置，按 Ctrl＋V 组合键。

③ 使用快捷菜单：选择要移动的文本，在选择的内容上右击，在弹出的快捷菜单中选择"剪切"，将光标移到目标位置右击，在快捷菜单的"粘贴选项"中选择"保留源格式"。

（4）复制文本。复制文本是将文本以副本的方式移动到其他位置，通过复制文本可以在文档中多次显示该文本，常用方法如下。

① 使用"开始"选项卡：在文档中选择需要复制的文本，选择"开始"→"剪贴板"→"复制"命令，然后选择目标位置，选择"剪贴板"→"粘贴"命令。

② 使用键盘：选择要复制的内容，按 Ctrl＋C 组合键，将光标移到目标位置，按 Ctrl＋V 组合键。

③ 使用快捷菜单：选择要复制的文本，在选择的内容上右击，在弹出的快捷菜单中选择"复制"，将光标移到目标位置右击，在快捷菜单的"粘贴选项"中选择"保留源格式"。

4）文档字数统计

在 Word 文档中可进行字数统计，选择"审阅"→"校对"→"字数统计"命令，即可完成字数统计。

如果在文档中选择了一段文本，统计的是选择文本的字数；如果没有选择文本，统计的是整个文档的字数。

任务实施

（1）打开"开始"菜单，选择"所有程序"→Microsoft Office→Microsoft Word 2010 菜单命令。

（2）打开一种输入法，在工作区输入标题文本"护士职业生涯规划书"，按回车键进行分段，输入正文内容（对正文内容中频繁出现的"职业生涯规划"内容进行复制操作，可有效提高编辑效率）。

（3）将光标定位到"职业生涯规划"内容之前，按住 Shift 键，再按"→"，向右选择字符内容"职业生涯规划"。

（4）按 Ctrl＋C 组合键，将光标移到目标位置，按 Ctrl＋V 组合键，完成对"职业生涯规划"内容的复制。

（5）文档内容编辑完成后，检查通篇文档，如果发现有语法错误或用语不当之处，使用 Backspace 键或 Delete 键删除内容并修改。

（6）将光标定位到文档中，选择"审阅"→"校对"→"字数统计"命令，查看文档的字数是否符合要求。

（7）选择"文件"→"保存"命令，弹出"另存为"对话框，设置保存位置为"计算机"中的"本地磁盘（E：）"，在"文件名"中输入文件名"护士职业生涯规划书"，单击"保存"按钮。

拓展提高

在编辑一篇较长的文本时，利用查找功能可以快速定位到要查找字符的位置。使用替换功能,可以高效地完成文字内容的替换。

1. 查找文本

查找文本可用以下操作方法。

(1) 选择"开始"→"编辑"→"查找"命令,选择"查找"选项,在左边的导航栏的搜索框中输入要查找的内容,找到的内容会突出显示。

(2) 选择"开始"→"编辑"→"查找"命令,选择"高级查找"选项,弹出"查找和替换"对话框,如图 4-7 所示。在对话框中选择"查找"选项卡,在"查找内容"文本框中输入要查找的内容,单击"查找下一处"按钮进行查找。

当在文档中找到第一个要查找的内容时,Word 将突出显示查找到的内容。对找到的内容,可在文档窗口中直接进行修改。若要继续查找下一处内容,可继续单击"查找下一处"按钮,直至查找完成。

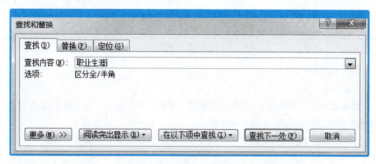

图 4-7 "查找和替换"对话框的"查找"选项卡

2. 替换文本

替换文本可用以下操作方法。

(1) 选择"开始"→"编辑"→"替换"命令。

(2) 在"查找内容"与"替换为"文本框中分别输入查找内容与替换内容。

选择以下操作之一可进行替换。

(1) 单击"替换"按钮,替换找到内容并查找下一处目标。

(2) 单击"全部替换"按钮,替换所有找到的内容。

(3) 单击"查找下一处"按钮,对当前内容不替换,继续查找下一处目标。

3. 撤销与恢复

在编辑文档的过程中,常会发生输入错误的字符或删除不应删除的文本等误操作。这时可以利用"撤销"与"恢复"功能。"撤销"操作与当前完成的操作有着密切联系,它不断地改变以反映上一次的操作。例如,刚删除文档中的一些内容,若发现不应删除,最简单的方法是单击"快速访问工具栏"上的"撤销"按钮。进行"撤销"操作的常用方法如下。

(1) 单击"快速访问工具栏"上的"撤销"按钮。另外,单击"撤销"按钮旁边的下拉按钮,选择需要撤销的操作,可以一次撤销多个操作。

(2) 按 Ctrl＋Z 组合键。

“恢复”操作也与当前完成的操作有着密切联系。例如，要输入 10 个相同的词，只需输入一次，然后单击“快速访问工具栏”上的“恢复”按钮 9 次就可以了。

项目 4.3 格式化文档

任务 4.3.1 自荐书的编辑及格式设置

任务介绍

护理专业李丹同学即将毕业，为做好求职准备工作，现需编辑一份《自荐书》，要求：标题设置为“楷体”、字号为“小二”、“加粗”、“居中”。对输入的正文文字进行分段，设置正文字体为“小四”、“宋体”，设置字符间距为“加宽”、“0.5 磅”，设置正文段落为“首行缩进”、“2 个字符”，设置行距为“1.5 倍行距”。效果如图 4-8 所示。

自 荐 书

尊敬的领导：

您好！

感谢您百忙之中垂阅此信，为一名满腔热情的大学生开启一扇希望之门，希望我的到来能给您带来惊喜，给我带来希望！

我叫李丹，是河南护理职业学院护理专业的一名即将毕业的学生。我很平凡，但不甘于平庸，我乐观、自信、上进心强，为人和善，能很好的处理人际关系，并有很强的责任心和使命感。三年的学习深造使我树立了正确的人生观、价值观。在校期间，我也特别注重在认真学习好专业课的同时，努力培养素质和提高能力，充分利用课余时间，拓展知识视野，完善知识结构。在竞争日益激烈的今天，我坚信只有多层次，全方位发展，并熟练掌握专业知识的人才，才符合社会发展的需要和用人单位的需求。

我在安阳市地区医院实习期间，跟随各个科室老师的带领，认真学习，将课本知识与理论实践相结合，现在我对临床护理工作有了一定经验，并从中学到了不少知识。

尽管在众多应聘者中，我不一定是最优秀的，但我拥有不懈奋斗的意念，愈战愈强的精神和踏实肯干的作风。如果把您信任和希望给我，让我施展潜能，我一定会尽心尽责，尽我所能，让贵单位满意！

最后，祝贵单位宏图事业蒸蒸日上！

此致

敬礼

自荐人：李丹

2014 年 6 月

图 4-8　自荐书排版效果图

通过本任务的学习，熟悉 Word 2010 中的字体设置，并掌握 Word 2010 中的段落设置。

任务分析

本任务主要涉及的知识点是字体和段落格式的设置，操作时需要首先选中文本对象，然后通过在“字体”或“段落”中设置完成指定的要求。

任务知识

1. 字符格式设置

字符格式包括字体、字符大小、形状、颜色、特殊的阴影、动态效果等。如果在没有设置格式的情况下输入文本，则 Word 按照默认格式设置。

1）字体格式设置

使用"字体"组可以快速地设置文字格式，如字体、字号、字形等，从而提高工作效率。

2）"字体"对话框

按钮和列表框只能提供一些简单的功能，如要对字符进行更复杂、更精致的排版，就需要打开"字体"对话框。

"字体"对话框的"字体"选项卡如图 4-9 所示，在这里同样可以设置字体、字号、字形。"字体颜色"下拉列表框可以用来设置文字的颜色；"效果"选项组则可以用来设置文字的多种效果，如隐藏文字、上标、下标等。

"高级"选项卡如图 4-10 所示，在"缩放"下拉列表框中可以调整文字的缩放大小；"间距"下拉列表框可调整文字之间的间距。选定文本，在"开始"选项卡的"样式"组中可以对不同形式的文本进行样式设置，同时可以定义新样式。

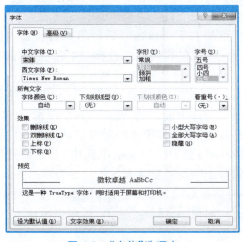
图 4-9 "字体"选项卡

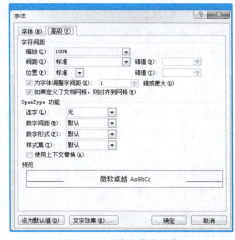
图 4-10 "高级"选项卡

2. 段落格式设置

段落格式是以段落为单位的格式设置。设置段落格式之前不需要选定段落，只需要将光标定位在某个段落即可。如果要同时设置多个段落的格式，则需要选定多个段落。

可以通过用鼠标拖动或在编辑窗口左侧双击来选定段落。

1）段落缩进

段落缩进决定段落到左页边距或有页边距的距离。在 Word 中，可以利用水平标尺设置段落的首行缩进、左缩进、右缩进和悬挂缩进。

(1) 首行缩进：拖动该滑块可调整首行文字的开始位置。

(2) 悬挂缩进：拖动该滑块可调整段落中首行以外其余各行的起始位置。

（3）左缩进：拖动该滑块可以同时调整段落首行和其余各行的开始位置。

（4）右缩进：拖动该滑块可以调整段落右边界。

2）段落对齐

对齐方式决定段落边缘的外观和方向。在 Word 2010 中有 5 种对齐方式，分别是左对齐、右对齐、居中对齐、两端对齐和分散对齐。

3）段落间距和行距

段落间距决定段落前后空白距离的大小。行距决定段落中各行文本间的垂直距离，其默认值是单倍行距。

4）段落的其他设置

在"段落"对话框的"换行和分页"选项卡中，用户可以控制换行和分页的方法，如是否段前分页、是否确定段中不分页等，如图 4-11 所示。

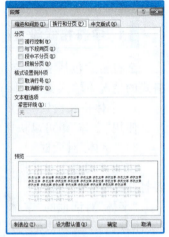

图 4-11 "换行和分页"选项卡

任务实施

（1）打开 Word 2010，在编辑窗口输入标题"自荐书"及正文内容。选择"文件"→"保存"菜单命令，或单击快速访问工具栏上的"保存"按钮，弹出"另存为"对话框。设置保存位置为"计算机"中的"本地磁盘(E:)"，在"文件名"组合框中输入文件名"自荐书"，单击"保存"按钮。

（2）把光标移到所需分段处，按 Enter 键进行分段。

（3）选择"页面布局"选项卡，在"页面设置"组的右下角单击对话框启动器按钮，打开"页面设置"对话框，在"纸张"选项卡中的"纸张大小"下拉列表框中选择 A4 选项，单击"确定"按钮。

（4）选中"自荐书"标题，选择"开始"选项卡，在"样式"组中选择"标题 1"选项，在"字体"组中更改字体为"楷体"、大小为"小二"、加粗并居中。选中正文，设置文字为小四号、宋体。

（5）选中正文文本，在"开始"选项卡中的"段落"组中单击段落对话框启动器按钮，打开"段落"对话框。在"缩进和间距"选项卡中的"特殊格式"下拉列表框中选中"首行缩进"选项，设置"磅值"为"2 字符"，设置"行距"为"1.5 倍行距"，设置自荐人与年月日为右对齐。

（6）选中正文，在"开始"选项卡中单击字体对话框启动器按钮，在弹出的"字体"对话框中选择"高级"选项卡，在"间距"下拉列表框中选择"加宽"选项，在"磅值"微调框中输入"0.5 磅"，单击"确定"按钮。

（7）按要求设置好后，单击快速访问工具栏中的"保存"按钮。

拓展提高

在文档中，系统默认以页为单位对文档进行分页，只有当内容填满一整页时，Word 2010 才会进行自动分页。当然，用户也可以使用 Word 2010 中的分页与分节功能在文档中强制分页与分节。

1. 设置分页

分页属于人工强制分页，即在需要分页的位置插入一个分页符，将一页中的内容分在两页中。如果想在文档中插入手动分页符来实现分页效果，可以单击"插入"选项卡的"页"选项组中的“分页”按钮，或者按 Ctrl＋Enter 组合键快速插入分页符。也可以单击“页面布局”选项卡的“页面设置”组中的“分隔符”按钮，在弹出的下拉列表中选择“分页符”选项。

2. 设置分节

在文档中，节与节之间的分界线是一条双虚线，该双虚线被称为分节符。用户可以利用 Word 2010 中的分节功能为同一文档设置不同的页面格式。例如，将各个段落按照不同的栏数进行设置或者将各个页面按照不同的纸张方向进行设置等。单击“页面布局”选项卡的“页面设置”组中的“分隔符”按钮，从弹出的下拉列表中选择“分节符”组中的某一命令即可。

任务 4.3.2 《标准七步洗手法》文档的排版

任务介绍

护理专业某班同学现分配到一个小任务，用 Word 编辑《标准七步洗手法》文档，以向学校周围的居民宣传正确标准的洗手方法。文档要求：设置标题字体为“华文彩云”，设置字号为“小初”，设置对齐方式为“居中对齐”；设置第二行文字的对齐方式为“居中”、设置其边框为“阴影”、样式为“直线”、颜色为“红色”、宽度为“1.5 磅”、底纹为“浅黄色”；为“注意事项”文字设置下划线；将部分正文（七步洗手法的内容）分为两栏；设置注意事项文字部分为“宋体”、大小为“五号”。排版效果如图 4-12 所示。

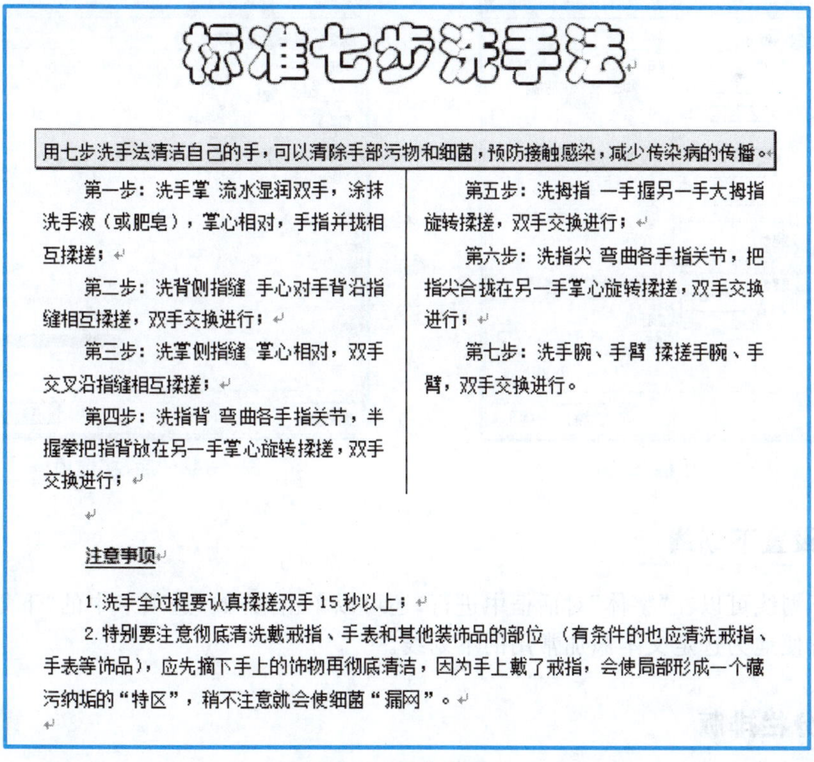
标准七步洗手法

用七步洗手法清洁自己的手，可以清除手部污物和细菌，预防接触感染，减少传染病的传播。

第一步：洗手掌 流水湿润双手，涂抹洗手液（或肥皂），掌心相对，手指并拢相互揉搓；

第二步：洗背侧指缝 手心对手背沿指缝相互揉搓，双手交换进行；

第三步：洗掌侧指缝 掌心相对，双手交叉沿指缝相互揉搓；

第四步：洗指背 弯曲各手指关节，半握拳把指背放在另一手掌心旋转揉搓，双手交换进行；

第五步：洗拇指 一手握另一手大拇指旋转揉搓，双手交换进行；

第六步：洗指尖 弯曲各手指关节，把指尖合拢在另一手掌心旋转揉搓，双手交换进行；

第七步：洗手腕、手臂 揉搓手腕、手臂，双手交换进行。

注意事项

1. 洗手全过程要认真揉搓双手 15 秒以上；

2. 特别要注意彻底清洗戴戒指、手表和其他装饰品的部位（有条件的也应清洗戒指、手表等饰品），应先摘下手上的饰物再彻底清洁，因为手上戴了戒指，会使局部形成一个藏污纳垢的“特区”，稍不注意就会使细菌“漏网”。

图 4-12 排版效果图

通过本任务的学习，掌握边框和底纹的设置，并熟练应用分栏排版。

任务分析

本任务用到的新知识点主要涉及文档排版的基础操作。一篇文档内容编辑完成后,为了美化文档,通常会为其添加边框和底纹,同时为增强其可读性,有时会为文章设置分栏格式及首字下沉效果。本任务的操作依然遵循"先选中后操作"的原则。

任务知识

1. 添加边框和底纹

为文档添加边框和底纹可以美化文档,突出文档的重点,使文档更加条理、清楚。"边框和底纹"对话框中包含 3 个选项卡:"边框"、"页面边框"和"底纹"。下面主要介绍"边框"选项卡和"底纹"选项卡。

1)"边框"选项卡

"边框"选项卡主要用来添加边框。选项卡中主要有"设置"选项组、"样式"列表框、"颜色"下拉列表框、"宽度"下拉列表、"预览"区域和"应用于"下拉列表框,如图 4-13 所示。

2)"底纹"选项卡

"底纹"选项卡主要用来为文字添加底纹颜色,主要有"填充"选项组、"图案"选项组、"预览"区域和"应用于"下拉列表框,如图 4-14 所示。

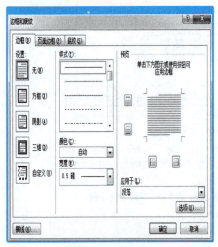

图 4-13 "边框"选项卡

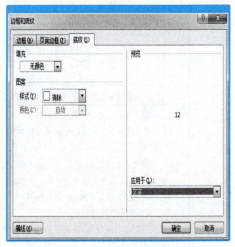

图 4-14 "底纹"选项卡

2. 设置下划线

设置下划线可以在"字体"对话框中进行,还可以单击"开始"选项卡中的"下划线"按钮,从而可以方便地为选定文本添加常用的下划线。

3. 分栏排版

有时候,用户会觉得文档的某一行文字太长,不便于阅读。此时可以使用分栏排版将版面分成多栏,这样就会使文本更便于阅读,使版面显得更生动。在"分栏"对话框中,可以使用预设的分栏样式,也可以由用户自定义分栏样式,在"列数"微调框中可输入想要的分栏列数,还可以设置每栏的宽度和间距等,"分栏"对话框如图 4-15 所示。

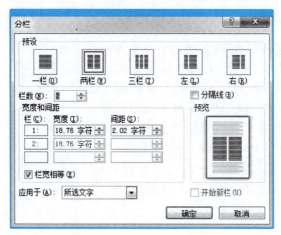

图 4-15　"分栏"对话框

任务实施

(1) 打开 Word 2010,在编辑窗口中输入文字。

(2) 选择"文件"→"保存"菜单命令,在弹出的"另存为"对话框中,设置保存位置为"计算机"中的"本地磁盘(E:)",在"文件名"组合框中输入"标准七部洗手法",单击"保存"按钮。

(3) 选中第一行文字,单击"开始"选项卡,在"字体"组中设置字体为"华文彩云"、字号为"小初",在"段落"组中设置对齐方式为"居中对齐"。

(4) 选中第二行文字,单击"开始"选项卡的"段落"组中的"居中"按钮,然后单击"段落"组中"下框线"的下拉按钮,在打开的下拉菜单中选择"边框和底纹"命令,打开"边框和底纹"对话框,选择"边框"选项卡,在"应用于"下拉列表框中选择"文字"选项,在"设置"选项组中单击"阴影"图标,在"样式"列表框中选择直线,在"颜色"下拉框中选择红色,在"宽度"下拉列表框中选择 1.5 磅,单击"底纹"选项卡,在"填充"下拉列表框中选择淡黄色,在"应用于"下拉列表框中选择"文字"选项,单击"确定"按钮。

(5) 选中文字"注意事项",单击"开始"选项卡的"字体"组中"下划线"按钮右边的下拉按钮,从打开的列表中选择需要的下划线线型。

(6) 选中部分正文(标准七步洗手法的内容),单击"页面布局"选项卡的"页面设置"组中的"分栏"按钮,在弹出的下拉列表框中选择"更多分栏"命令,弹出"分栏"对话框,单击"两栏"图标并选择"分隔线"复选框,单击"确定"按钮。

(7) 选中最后一部分"注意事项"的相关内容,选择"开始"选项卡,在"字体"组中设置字体为"宋体"、字号为"五号"。

拓展提高

1. 首字下沉

首字下沉排版方式是一种特殊的排版方式,就是把一篇文档开头第一句话的第一个字放大数倍,从而达到醒目的作用。如图 4-16 所示,可以在对话框中设置首字下沉的位置、字体、下沉行数及距正文的距离。对首字下沉的文字进行编辑时,可以像操作文本框一样,对其进行缩放、移动等操作。

2. 文档视图方式

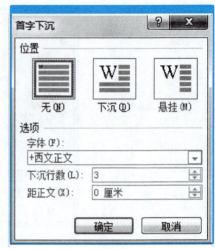

所谓视图方式,指的是浏览文档的模式。Word 2010 提供了多种在屏幕上显示文档的视图方式,目的是让用户能更好、更方便地浏览文档的某些部分,从而更好地完成不同的操作。要切换到不同的视图,可选择"视图"→"文档视图"组,单击要切换的视图方式,也可以在 Word 2010 文档窗口的右下方单击视图按钮选择视图方式。常用的视图方式有以下几种:页面视图、阅读版式视图、Web 版式视图、大纲视图和草稿。

图 4-16 "首字下沉"对话框

1)页面视图

"页面视图"可以显示 Word 2010 文档的打印结果外观,主要包括页眉、页脚、图形对象、分栏设置、页面边距等元素,是最接近打印结果的页面视图。

2)阅读版式视图

"阅读版式视图"以图书的分栏样式显示文档,"文件"按钮、功能区等窗口元素被隐藏起来。在阅读版式视图中,用户还可以单击"工具"按钮选择各种阅读工具。

3)Web 版式视图

"Web 版式视图"以网页的形式显示 Word 2010 文档,Web 版式视图适用于发送电子邮件和创建网页。

4)大纲视图

"大纲视图"可以显示标题的层级结构,并可以方便地折叠和展开各种层级的文档。大纲视图广泛用于 Word 2010 长文档的快速浏览和设置中。

5)草稿视图

"草稿视图"取消了页面边距、分栏、页眉页脚和图片等元素,仅显示标题和正文,是最节省计算机系统硬件资源的视图方式。

3. 添加项目符号和编号

使用 Word 可以快速地为列表添加项目符号,使文档易于阅读和理解。在输入时可自动产生带项目的列表,也可以在输入文本之后再编号。

1)添加项目符号

下面介绍几种为段落添加项目符号的方法。

(1)选中需要添加项目符号的段落,在"插入"选项卡中单击"符号"组中的"符号"按钮,可以快速添加项目符号。

(2)也可以右击需要添加项目符号的文本,在弹出的快捷菜单中选择"项目符号"→"定义新项目符号"命令,打开"定义新项目符号"对话框,对话框中包括"字体"、"符号"、"图片"、"对齐方式"及"预览"选项,可从中设置项目符号样式,如图 4-17 所示。

2）为段落添加编号

为段落添加编号的方法如下。

（1）如果要对段落进行编号，可以选中要编号的文本，单击"插入"选项卡下"符号"组中的"编号"按钮。

（2）也可以右击需要添加编号的文字，在弹出的快捷菜单中选择"编号"→"定义新编号格式"命令，打开"定义新编号格式"对话框，从中可以设置自定义编号样式，如图4-18所示。

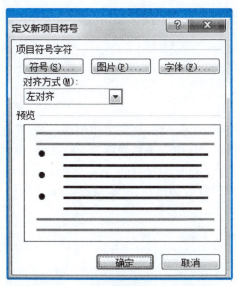
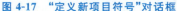
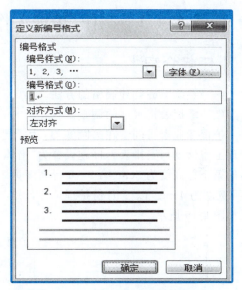

图4-17　"定义新项目符号"对话框　　　　图4-18　"定义新编号格式"对话框

4.创建页眉和页脚

页眉和页脚通常用于显示文档的附加信息，如页码、日期、作者名称、单位名称、徽标或章节名称等。

1）插入页眉

在 Word 2010 中，系统提供了多种内置的页眉样式，用户可以根据需要在其中进行调用，插入页眉的操作方法如下。

① 选择"插入"→"页眉和页脚"→"页眉"命令，在打开的下拉列表中选择所需的页眉样式。

② 此时，可在文档中插入页眉，在其文本框中输入页眉的内容。

③ 单击"关闭页眉与页脚"按钮。

注意：如果需要创建奇偶页不同的页眉，在插入页眉状态选择"设计"→"选项"→"奇偶页不同"复选框。

选择"导航"选项组中的"上一节"、"下一节"按钮，可在奇偶页眉间切换。

2）插入页脚

在 Word 2010 中，系统也提供了多种内置的页脚样式，用户可以根据需要在其中进行调用，插入页脚的操作方法如下。

① 选择"插入"→"页眉和页脚"→"页脚"命令，在打开的下拉列表中选择所需的页脚样式。

② 此时,可在文档底部显示页脚编辑区,在其文本框中输入页脚的内容。

③ 单击"关闭页眉与页脚"按钮。

项目 4.4 表格的制作

▶ 任务 4.4.1 制作《护理工作计划与安排表》

┃ 任务介绍 ┃

(一)熟练掌握创建表格的方法。

(二)掌握表格尺寸的调整。

护理专业李丹同学在医院实习,为了更好地完成实习工作,医院要求制作一份《9月份护理工作计划与安排表》,标题设置为"楷体"、"三号"、"居中",表格规格为 6 行 3 列,设置表格的第 1 行高度为 2cm、第 2~6 行高度为 2.5cm,第 1 列宽度为 3cm、第 2 列宽度为 6cm、第 3 列宽度为 4cm。以"9月份护理工作计划与安排表"命名并保存在"本地磁盘(E:)"中。效果如图 4-19 所示。

9月份护理工作计划与安排表

	计划与安排	完成情况
本月		
第一周		
第二周		
第三周		
第四周		

图 4-19 表格效果图

通过本任务的学习,熟练掌握创建表格的方法,掌握表格尺寸的调整方法。

┃ 任务分析 ┃

本任务涉及表格的制作,首先要正确认识表格的组成元素,清楚所要制作表格的规格(即行数和列数),其次需重点掌握制作表格的多种方法,并选择最适合本任务的一种方法来制作。表格制作完成后可对行高和列宽进行适当的调整。

┃ 任务知识 ┃

用表格表述内容效果直观,往往一张表格就可以代替大篇的文字叙述,所以,在文字处理中经常会使用表格。

1. 表格的组成元素

表格是由数据和数据周围的边框线组成的特殊文档。表格中容纳数据的基本单元称作单元格。表格中,横向的所有单元格组成一行,竖向的所有单元格组成一列。

2. 创建表格

创建表格的方法主要有以下 3 种。

1）用按钮创建表格

这种方法可以方便地在 Word 2010 中插入表格。它的方法很简单，只需先将光标定位到要插入表格的位置，然后单击"插入"选项卡中的"表格"按钮，弹出下拉框，在"插入表格"选项中按住鼠标左键并拖动到所需的表格行数和列数，如图 4-20 所示，松开鼠标便会出现一个满页宽的表格。

2）用"插入表格"命令创建表格

用"插入表格"命令创建表格的方法其实跟第一种方法是类似的，只不过是单击"插入"选项卡中的"表格"按钮后，在下拉框中选择"插入表格"命令，在弹出的"插入表格"对话框中输入要插入表格的行数和列数即可，相比第一种方法可以绘制更多行和列的表格，"插入表格"对话框如图 4-21 所示。

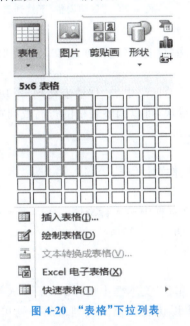

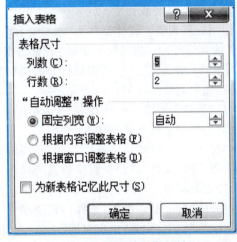

图 4-20　"表格"下拉列表　　　　图 4-21　"插入表格"对话框

3）用"绘制表格"命令创建表格

使用"绘制表格"命令可以创建不同规则和复杂的表格，可用鼠标灵活地绘制不同高度或每行包含不同列数的表格。当使用"绘制表格"命令创建表格时，鼠标指针会变成铅笔状，将指针移到文本区中，按住鼠标左键并拖动至其对角，可以确定表格的外围边框。在创建的外框或已有表格中，可以利用铅笔形指针绘制横线、竖线、斜线等，若要去掉某一条表格线，或者合并某些单元格，可以使用选项卡中的相应按钮完成，这样就可以很方便地制作出各种效果的表格，以满足不同的需要。

3. 编辑表格

1）调整表格大小

为了使表格更加美观，也为了使表格与文档更加协调，用户可以调整表格的大小。调整表格大小的方法主要有以下 3 种。

（1）使用鼠标调整。移动光标到表格的右下角，当光标变成双向箭头时，拖动鼠标即可调整表格大小。

（2）使用对话框调整，操作方法如下。

① 将光标定位到表格中。

② 选择"布局"→"表"→"属性"命令，弹出"表格属性"对话框。

③ 在对话框中的"表格"选项卡中，通过设置"尺寸"栏的"指定宽度"的值来调整表格大小。

（3）自动调整，操作方法如下。

① 将光标定位到表格中。

② 选择"布局"→"单元格大小"→"自动调整"命令，在打开的下拉列表中，选择所需的选项即可，如图 4-22 所示。

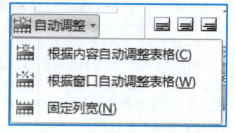

图 4-22 "自动调整"下拉列表

2）调整行高、列宽

调整行高、列宽的方法主要有以下 3 种。

（1）使用鼠标调整。移动光标到行高或列宽的边框线上，当光标变成双向箭头形状时，拖动鼠标即可调整行高或列宽。

（2）使用标尺调整。将光标移到"水平标尺"上，拖动标尺中的"移动表格列"滑块，或将光标移到"垂直标尺"上，拖动标尺中的"调整表格行"滑块，可以调整表格的行高或列宽。

（3）使用"表格属性"对话框调整行高的操作方法如下。

① 选择需要调整高度的行。

② 选择"布局"→"表"→"属性"命令，弹出"表格属性"对话框。

③ 在对话框中选择"行"选项卡。

④ 在"尺寸"栏，选择"指定高度"，在"行高值是"文本框中输入行高值。

（4）使用"表格属性"对话框调整列宽的操作方法如下。

① 选择需要调整宽度的列。

② 在"表格属性"对话框中，选择"列"选项卡。

③ 在"字号"栏中，输入"指定宽度"的值，在"度量单位"文本框中选择单位。

④ 在对话框中单击"前一列"与"后一列"按钮，可以快速选择前一列或后一列单元格，避免重复打开该对话框。

任务实施

（1）在 Word 2010 中创建空白文档。

（2）输入标题"9 月份护理工作计划与安排表"，设置字体为"楷体"、字号为"三号"、对齐方式为"居中"。

（3）按下回车键，另起一段。单击"插入"选项卡中的"表格"按钮，在弹出的下拉框中选择"插入表格"命令，打开"插入表格"对话框，输入"列数"为"3"、"行数"为"6"，单击"确定"按钮。

（4）选中第 1 行，选择"布局"→"表"→"属性"命令，弹出表格属性对话框，选中"指定高度"复选框，输入行高值"2 厘米"。用同样的方法设置第 2～6 行高度为"2.5 厘米"。

（5）选中第 1 列，选择"布局"→"表"→"属性"命令，弹出"表格属性"对话框，选择"列"选项卡，在"字号"栏中，输入"指定宽度"的值为 3 厘米。单击"后一列"按钮，设置第 2 列宽度为 6 厘米,再单击"后一列"按钮,设置第 3 列宽度为 4 厘米。

（6）把表格中的相关内容填充完整。

（7）单击快速访问工具栏中的"保存"按钮,将文件命名为"9 月份护理工作计划与安排表",保存位置为"本地磁盘（E:）"。

▌拓展提高▌

对已经创建好的表格,用户可以对其进行插入或删除行、列、单元格等操作。要插入或删除行、列、单元格,首先要选择行、列、单元格,然后单击"表格工具"→"布局"选项卡中"行和列"组中的"表格插入单元格"启动器按钮,弹出的"插入单元格"对话框如图 4-23 所示。除此之外,也可以选中行或列,然后右击,在弹出的快捷菜单中选择"插入"命令。

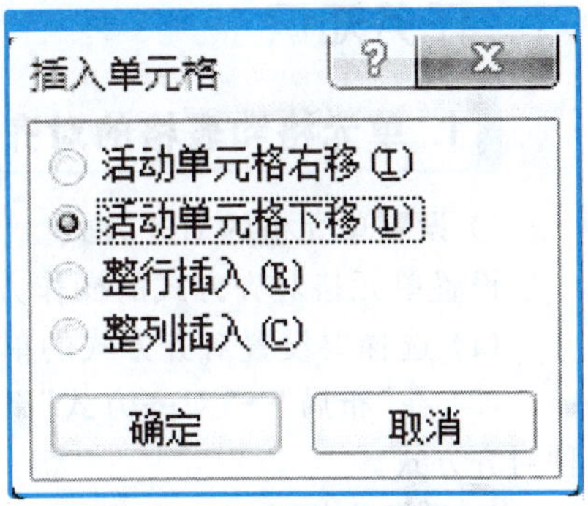

图 4-23 "插入单元格"对话框

▶任务 4.4.2　制作《个人简历》

▌任务介绍▌

护理专业张静同学即将毕业,学校就业指导办公室要求毕业生制作一份个人简历。具体要求为:设置标题为"三号"、"楷体"、"居中"对齐;创建个人简历表格,设置单元格中文字的对齐方式为"水平居中";设置表格对齐方式为"居中";输入如图 4-24 所示的文字,并把信息填写完整。设置表格中的字体"加粗";设置表格边框为"自定义"选项、宽度为"1.5 磅"、线型为"双线型"。

个 人 简 历

姓名	张静	性别	女	出生年月	1993.7	照片
籍贯	山东	民族	汉	身高	166cm	
专业	护理学	健康情况	良好	政治面貌	党员	
毕业学校	河南护理职业学院			学历学位	大专	
通信地址	××××××××××			邮政编码	455000	
教育情况	2008.7—2011.7 安阳市第二中学 2011.9—2014.7 河南护理职业学院护理学专业					
主修课程	基础护理学、护理心理学、护理管理学、生理学、医学化学、病理学、药理学、病原微生物学、急危重症护理学、解剖学、外科护理					
实践经历	2012 年在安阳市第六人民医院见习 2013 年 7 月至 2014 年 4 月在安阳地区医院实习 2014 年 4 月开始在校培训					
个人特点	个人性格开朗、待人友善、态度谦和、责任心强、处事谨慎、擅长沟通,能较好把握处理护患关系。适应性强、勤奋好学、踏实肯干、勇于迎接挑战。					

图 4-24 "个人简历"效果图

通过本任务的学习,掌握表格属性的设置,单元格的合并、拆分和文本的选取,以及表格边框和底纹效果的设置。

任务分析

本任务涉及单元格和表格对齐方式的设置、表格的美化等多个知识点，首先要按照效果图把个人简历表格框架制作出来，其次需要设置部分文本的格式和对齐方式，完成单元格的合并，最后应进一步设置表格样式，添加边框和底纹效果。

任务知识

1. 单元格和表格的对齐方式

1）设置单元格的对齐方式

设置单元格对齐方式的操作方法如下。

（1）选择要设置对齐方式的单元格。

（2）在"布局"→"对齐方式"组单击所需的对齐方式按钮即可。该选项组中一共包含 9 种对齐方式。

2）设置表格的对齐方式

设置表格对齐方式的操作方法如下。

（1）选择要设置对齐方式的表格。

（2）选择"布局"→"表"→"属性"命令，弹出"表格属性"对话框，如图 4-25 所示。

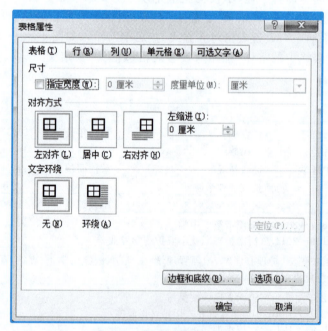

图 4-25　"表格属性"对话框

（3）对话框的"表格"选项卡中，在"对齐方式"栏中选择对齐方式。

在"对齐方式"选项组中主要包括"左对齐"、"居中"、"右对齐"。如果将表格托放在段落的文字当中，就会有文字环绕设置，在表格周围设置环绕文字有以下 4 种方法。

（1）在表格两边插入文本框，要环绕的文字放在文本框中。

（2）将原表格两边各增加一列，将要环绕的文字放在两边的列中，然后隐藏两边的框线。

（3）将表格放在文本框中，将文本框设为"四周型"的环绕方式，这样图文框周围就能环绕文字了。

（4）利用"表格"选项卡中的"文字环绕"选项组可对表格进行文字环绕，此时还可以在文档中任意移动表格。

2. 选取文本

在表格中选取文本，多数情况下与在文档的其他地方选取文本的方法相同。此外，由于表格的特殊性，Word 2010还提供了多重选定表格的方法，具体操作方法如下。

1）拖动选取

与选取文本一样，利用鼠标拖动选取是最普遍的选取方法，用户只需在要选取的起始单元格上单击并拖动，拖过的单元格就会被选中，待选定所有内容之后释放鼠标即可完成。

2）选取单元格

将鼠标指针移到表格单元格左侧，当变成斜向右倾斜的白箭头形状时，单击鼠标就可以选取当前单元格，拖动鼠标就可以选取多个连续的单元格。

3）选取一行

将鼠标指针移到表格左侧的行首位置，当变成向右倾斜的白箭头时，单击鼠标就可以选取当前行，拖动鼠标可以选取多行。

4）选取一列

将鼠标指针移到表格的列上方，当变成黑色向下箭头时，单击鼠标可以选取当前列，拖动鼠标就可以选取多列。

5）选取整个表格

将鼠标指针移到表格左上角的控制柄上，当变成十字箭头形状时，单击鼠标就可以选取整个表格。

3. 合并和拆分单元格

如果要合并单元格，应首先选择需要合并的单元格，然后右击，在弹出的快捷菜单中选择"合并单元格"命令。

如果要拆分单元格，应首先选择要拆分的单元格，然后右击，在弹出的快捷菜单中选择"拆分单元格"命令，打开"拆分单元格"对话框，输入要拆分的列数和行数，单击"确定"按钮即可。"拆分单元格"对话框如图 4-26 所示。

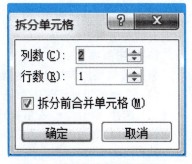

图 4-26　"拆分单元格"对话框

4. 设置表格的边框

用户可以通过设置表格边框的线条类型与颜色，来增加表格的美观性与可视性，设置表格边框有两种方法。

1）按钮添加

通过按钮添加表格边框的操作方法如下。

（1）选择要添加边框的单元格区域。

（2）选择"设计"→"表格样式"→"边框"命令，在下拉列表中选择所需的边框线样式即可。

2）对话框添加

通过对话框添加表格边框的操作方法如下。

（1）选择要添加边框的单元格区域。

（2）选择"设计"→"表格样式"→"边框"命令，在打开的下拉列表中选择"边框和底纹"选项，弹出"边框和底纹"对话框。

（3）在对话框中选择"边框"选项卡，设置边框的样式、颜色、宽度等参数，如图 4-27 所示。

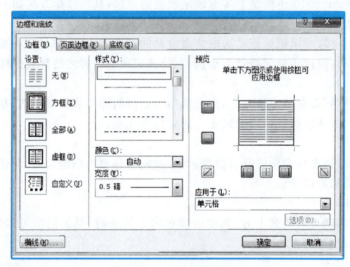

图 4-27 "边框"选项卡

5. 添加底纹

用户还可以通过设置表格的底纹颜色的方法，来进一步增加表格的美观性。添加底纹主要有两种方法。

1）按钮添加

通过按钮添加表格底纹的操作方法如下。

（1）选择要添加底纹的单元格区域。

（2）选择"设计"→"表格样式"→"边框"命令，在其下拉列表中选择一种底纹颜色即可。

（3）选择"底纹"下拉列表中的"无颜色"按钮，可以取消底纹颜色。

（4）选择"其他颜色"按钮，可以在弹出的"颜色"对话框中设置底纹颜色。

2）对话框添加

通过对话框添加表格底纹的操作方法如下。

（1）选择要添加底纹的单元格区域。

（2）选择"设计"→"表格样式"→"边框"命令，在打开的下拉列表中选择"边框和底纹"选项，弹出"边框和底纹"对话框。

（3）在对话框的"底纹"选项卡中，可以设置底纹的填充颜色与图案样式，如图 4-28 所示。

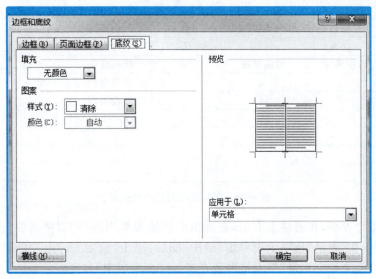

图 4-28 "底纹"选项卡

任务实施

（1）打开 Word 2010，在第 1 行输入文字"个人简历"，并且设置为标题，设置其格式为"三号"、"楷体"、"居中"对齐。选择"文件"→"保存"菜单命令，在弹出的"另存为"对话框中输入文件名为"个人简历"，设置保存位置为"本地磁盘（E：）"，单击"保存"按钮。

（2）将光标定位在第 2 行，单击"插入"选项卡中的"表格"按钮，在弹出的下拉框中选择"插入表格"命令，在弹出的对话框中设置"行数"为 9、"列数"为 7，单击"确定"按钮。

（3）按照如图 4-29 所示的表格中的样式输入文字，单击"表格工具"→"设计"选项卡中的"擦除"按钮，鼠标指针变成橡皮擦图标，按照效果图的样式把该擦的边框擦除，如图 4-30 所示，然后再次单击"擦除"按钮，使鼠标指针还原为箭头图标。用户也可以使用合并单元格的方式对多余单元格进行合并。

个 人 简 历

姓名	张静	性别	女	出生年月	1993.7	照片
籍贯	山东	民族	汉	身高	166cm	
专业	护理学	健康情况	良好	政治面貌	党员	
毕业学校				学历学位	大专	
通信地址				邮政编码	455000	
教育情况						
主修课程						
实践经历						
个人特点						

图 4-29　在表格中输入文字

个 人 简 历

姓名	张静	性别	女	出生年月	1993.7	照片
籍贯	山东	民族	汉	身高	166cm	
专业	护理学	健康情况	良好	政治面貌	党员	
毕业学校				学历学位	大专	
通信地址				邮政编码	455000	
教育情况						
主修课程						
实践经历						
个人特点						

图 4-30　擦除边框后的表格样式

（4）选中整个表格，在表格上右击，在弹出的快捷菜单中选择"表格属性"命令，打开"表格属性"对话框，在"表格"选项卡中单击"居中"图标，单击"确定"按钮。在选中的表格上右击，在弹出的快捷菜单中选择"单元格对齐方式"→"水平居中"命令。

（5）设置如图 4-24 所示表格中的部分字体加粗，并设置加粗文字为"宋体"、"五号"。

（6）选中整个表格，在表格上右击，在弹出的快捷菜单中选择"边框和底纹"命令，打开"边框和底纹"对话框，在"边框"选项卡中选择"自定义"，然后选择"样式"为双线型，"宽度"为 1.5 磅，单击预览窗口中"上"、"下"、"左"、"右"四个按钮添加边框效果，如图 4-31 所示。

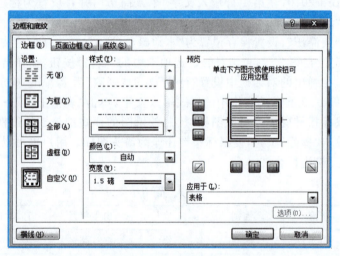

图 4-31　添加边框效果

（7）单击快速访问工具栏中的"保存"按钮。

拓展提高

1. 在表格中进行文本排版

表格制作完成后，要在相应的单元格中输入文字，这就涉及文字在单元格中的排列问题，可以将表格中的每一个单元格看作独立的文档来输入文字。表格中的文本格式与普通文档的文本排版格式基本相同，包括字符、段落、制表位的格式等。但也有不同的地方，如在进行制表位的对齐操作时，在普通文档中对制表位操作是按 Tab 键，而在表格中进行对齐制表位的操作是按 Ctrl＋Tab 组合键。

　　有时,编辑完一个表格后,可能会发现表格比较乱,利用 Word 提供的自动调整功能可以很方便地调整表格。

　　首先选中要调整的表格或表格的若干行、列、单元格,右击,在弹出的快捷菜单中选择"自动调整"命令,其级联菜单中包括"根据内容调整表格"、"根据窗口调整表格"、"固定列宽"3 个命令,表格快捷菜单中还有"平均分布各列"和"平均分布各行"两个供调整的命令。

2. 在表格中进行公式计算

　　在表格中可使用公式进行简单的求和、求平均值及计数等函数运算。在表格内进行计算的操作方法如下。

　　(1) 将光标定位在表格中需要存放计算结果的单元格。

　　(2) 选择"布局"→"数据"→"公式"命令,弹出"公式"对话框。

　　(3) 在对话框的"公式"框输入函数,也可以从"粘贴函数"框选择所需的函数。

项目 4.5　图文混排及打印设置

▶ 任务 4.5.1　图文混排

任务介绍

　　新建 Word 2010 空白文档,输入指定文字,在 Word 中插入图片、剪贴画,设置文字的效果与图片的排版,保存排版好的 Word 文档。效果如图 4-32 所示。

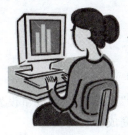

图 4-32　图文混排效果

　　通过本任务的学习,掌握在文档中插入图片和设置图片版式的方法,并掌握设置文档背景的方法。

任务分析

本任务主要涉及在文档中插入图片、剪贴画及图片格式的设置。文本内容编辑完成后，首先确定要插入图片的位置，然后通过"插入"选项卡插入合适的图片，并对图片进行格式设置，最后设置文本与图片的排版效果。

任务知识

1. 插入图片

Word 2010 中的剪贴画属于矢量图，而在文档中插入的其他各种类型的图片文件属于位图。Word 为用户提供了一个剪贴画库，用于管理计算机中的所有图形、图片。剪贴画库中有大量矢量图片，用户可以随时使用剪贴画库中的图片。插入剪贴画可以通过单击"插入"选项卡中"插图"组中的"剪贴画"按钮来完成，也可在"剪贴画"任务窗格中选择剪贴画。除了插入剪贴画之外，可以在 Word 中插入图片，单击"插入"选项卡中"插图"组中的"图片"按钮，在弹出的"插入图片"对话框中选择要插入的图片，单击"插入"按钮即可。

2. 设置图片版式

在 Word 文档中插入图片或剪贴画后，一般不会符合排版的需要，因此，还需要对图片的版式进行必要的设置。设置图片格式的方法有如下两种。

（1）单击选中的图片，会出现一个"图片工具"→"格式"选项卡，用户可以利用它对图片的格式进行具体设置。

（2）右击图片，在弹出的快捷菜单中选择"设置图片格式"命令，用户可以在弹出的"设置图片格式"对话框中设置图片的填充、线条颜色、线型、阴影、三维等。当既有图片又有文字时就需要进行图文混排，这时，单击"图片工具"→"格式"选项卡中"排列"组中的"自动换行"按钮可设置文字环绕，从下拉框中选择一种环绕方式即可。

文字环绕方式共 7 中，分别是四周型环绕、嵌入型、紧密型环绕、穿越型环绕、上下型环绕、衬于文字下方和浮于文字上方。

任务实施

（1）打开 Word 2010，输入文字。

（2）选中文章标题，单击"开始"选项卡中"段落"组的"居中"按钮设置标题居中，并在"字体"组中设置字体为"华文行楷"、字号为"小一"，完成标题的设置。

（3）选中文章内容，在"开始"选项卡中单击"段落"启动器按钮，打开"段落"对话框，选择"缩进和间距"选项卡，设置段落的格式为首行缩进 2 字符。

（4）选中文章内容，在"开始"选项卡中单击"字体"启动器按钮，打开"字体"对话框，设置字体为"楷体"、字号为"小四"，并将字体"加粗"。

（5）在"插入"选项卡的"页眉和页脚"组中单击"页眉"按钮，在下拉框中选择一种页眉样式，在页眉处输入文章标题并选中，在"开始"选项卡的"段落"组中单击启动器按钮，打开"段落"对话框，设置对齐方式为"左对齐"，将光标定位在文字前方，单击"页眉和页脚工具"→"设计"选项卡中"插入"组中的"剪贴画"按钮,在弹出的"剪贴画"任务窗格中选择一副剪贴画,调整好大小后插入页眉位置,在"页眉和页脚工具"→"设计"选项卡中单击"关闭页眉和页脚"按钮,可结束页眉和页脚操作。

(6)将光标定位在第1段文字的最前方,单击"插入"选项卡中"插图"组中的"剪贴画"按钮,在弹出的"剪贴画"任务窗格中的"搜索文字"文本框中输入关键字"计算机"。选中刚才插入的图片,单击"图片工具"→"格式"选项卡中"排列"组中的"自动换行"按钮,在下拉框中选择"其他布局选项"命令,弹出"布局"对话框,在"文字环绕"选项卡的"环绕方式"选项组中单击"四周型"图标,并在"自动换行"选项组中选择"只在右侧"单选按钮。

(7)选择"文件"→"保存"菜单命令,在打开的对话框中选择保存位置为"本地磁盘(E:)",设置保存文件名为"办公自动化概述.docx",单击"保存"按钮。关闭文档并退出Word。

拓展提高

1. 绘制图形

在 Word 2010 中,用户可以绘制一些图形。并且,Word 2010 为用户提供了大量的自选图形,将这些图形和文本交叉混排在文档中,可以使文档更加生动、有趣。单击"插入"选项卡中"插图"组中的"形状"按钮,在弹出的下拉框中包含了非常多的自选图形,主要有基本形状、线条、箭头汇总、流程图、标注、星和旗帜等。同样的,绘制好的图形可以通过"绘图工具"→"格式"选项卡进行修改及设置。选中画好的图形,右击,在弹出的快捷菜单中选择"设置形状格式"命令,在弹出的对话框中设置图形的颜色与线条、大小、版式等即可。

2. 页面背景

利用背景填充效果中的渐变、纹理、图案、图片等选项,可以为背景增加许多新的元素,使文档更加美观、亮丽。设置页面背景的操作方法如下。

(1)选择"页面布局"→"页面背景"→"页面颜色"命令。

(2)在下拉列表中选择合适的颜色,可设置页面背景颜色,选择"其他颜色",即可在"颜色"对话框中,选择背景颜色。

(3)在下拉列表中选择"填充效果"选项,弹出"填充效果"对话框。

① 在"填充效果"对话框中,选择"渐变"选项卡,如图 4-33 所示,在"颜色"框选择颜色,"底纹样式"选择底纹样式。

② 在"填充效果"对话框中,选择"纹理"选项卡,如图 4-34 所示,选择一种纹理效果。单击"确定"按钮,即可得到纹理背景效果。

③ 在"填充效果"对话框中,选择"图案"选项卡,在"图案"栏选择一种样式,在"前景"框中选择"前景色",在"背景"框中选择背景色,单击"确定"按钮。

④ 在"填充效果"对话框中,选择"图片"选项卡,单击"选择图片"按钮,弹出"选择图片"对话框,在对话框中选择合适的背景图片,单击"插入"按钮。返回"填充效果"对话框,单击"确定"按钮,可得到图片效果的背景。

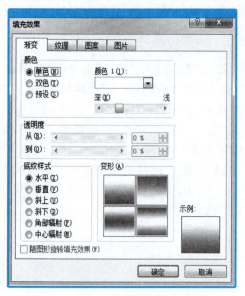

图 4-33 "填充效果"的"渐变"选项卡

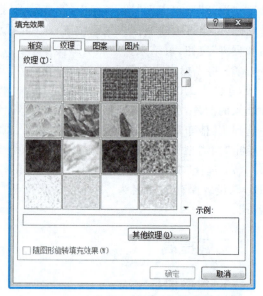

图 4-34 "填充效果"的"纹理"选项卡

▶ 任务 4.5.2 制作明信片

任务介绍

新建 Word 2010 空白文档,将页面方向设置为"横向",纸张大小设置为 A4;插入文本框、形状及艺术字;添加页面边框为艺术型绿色边框。效果如图 4-35 所示。

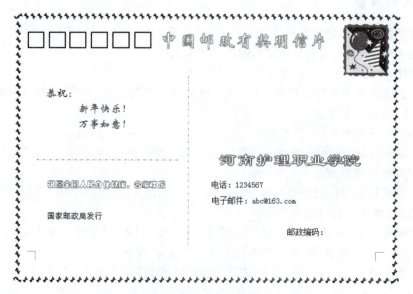

图 4-35 明信片效果

通过本任务的学习,掌握插入文本框、艺术字的方法,熟悉艺术字的设置,掌握 Word 文档页面设置及打印。

任务分析

制作明信片首先应确定页面方向为"横向",打开"页面布局"选项卡进行页面设置的操作;其次逐步添加明信片中各部分元素,包括矩形框、直线线条、艺术字、插图、文本框等。重点是文本框及艺术字的插入、艺术字格式的设置。

任务知识

1. 插入文本框

在文本框中,可以像处理一个新页面一样来处理文字,如设置文字的方向、格式化文字、设置段落格式等。文本框有两种,一种是横排文本框,一种是竖排文本框。它们没有本质上的区别,只是文本方向不同而已。

2. 插入及设置艺术字

在 Office 中可通过艺术字编辑器完成对艺术字的处理。艺术字被当作图形对象,因此,对艺术字设置时可与一般图片对象同样对待。在"插入"选项卡中的"文本"组中有"艺术字"按钮,单击"艺术字"按钮,弹出的艺术字库中包含 Word 为用户提供的艺术字样式,用户可以根据需要选择其中一种艺术字样式。

选择一种艺术字样式后便会出现艺术字编辑区,从中编辑艺术字的文字内容。有时创建的艺术字不是全部都符合用户需求的,因此需要对插入的艺术字进行格式设置。选中插入的艺术字便会出现"绘图工具"→"格式"选项卡,里面包含了对艺术字格式设置的选项。

"绘图工具"→"格式"选项卡中包括"插入形状"组、"形状样式"组、"艺术字样式"组、"文本"组、"排列"组和"大小"组,从中可以对艺术字进行设置。也可以选择艺术字,右击,在弹出的快捷菜单中选择"设置形状格式"命令,在弹出的"设置形状格式"对话框中对艺术字进行设置,如图 4-36 所示。

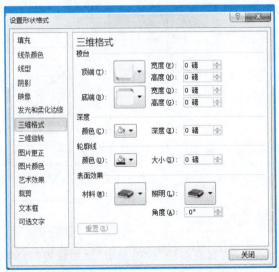

图 4-36　"设置形状格式"对话框

也可以通过单击"绘图工具"→"格式"选项卡中"艺术字样式"组中的对话框启动器按钮,在弹出的"设置文本效果格式"对话框中进行设置。

3. 页面设置

一个文档,无论是作为书籍的一部分还是作为论文或其他,都必须进行页面设置。页面设置包括文档的编排方式、页边距、纸张方向、纸张大小以及其他操作,可以通过"页面设置"对话框进行设置。

"页面设置"对话框有"页边距"、"纸张"、"版式"和"文档网格"4个选项卡。

"页面设置"对话框中的"页边距"选项卡如图4-37所示,"页边距"选项组中的"上"和"下"微调框中的数值分别表示文档内容距离页面顶部和底部的距离。如果要产生一个装订用的边距,可使用"装订线"微调框来设置,一般为0.5～1.0cm。装订线既可位于页面顶端,也可位于页面左侧。页边距太窄会影响文档的装订,太宽又会影响美观且浪费纸张,所以需要调整。在"纸张方向"选项组中可以设置纸张为"横向"或"纵向"。

在"纸张"选项卡中可设置文档的纸张大小,"纸张"选项卡如图4-38所示。在"纸张大小"下拉列表框中可选择相应的纸张型号。一般使用A4纸、16开纸和B5纸。也可以在"宽度"和"高度"微调框中设置需要的纸张大小数值。当选择了预定义的尺寸后,Word将在"宽度"和"高度"微调框中显示尺寸。如果当前使用的纸张为特殊规格,Word将在"纸张大小"下拉列表框中显示"自定义大小"选项。建议用户选择标准的纸张尺寸,这样有利于和打印机匹配。"纸张来源"选项组用于设置打印纸的来源。

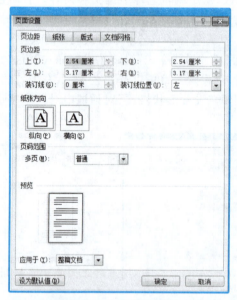

图4-37 "页边距"选项卡

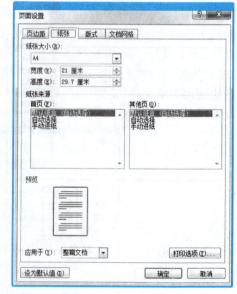

图4-38 "纸张"选项卡

任务实施

(1) 打开Word 2010,单击"页面布局"选项卡中"页面设置"组的对话框启动器按钮,在弹出的"页面设置"对话框中选择纸张方向为"横向",设置纸张大小为A4。添加页面边框为艺术型绿色边框,打开"页面布局"选项卡,选择"页面背景"组中"页面边框"选项,在"艺术型"下拉列表中选择绿色边框。

(2)单击"插入"选项卡下"插图"组中的"形状"按钮,从下拉框中选择"矩形"选项,在页面的左上角画6个矩形,按住 Shift 键不放,单击鼠标左键依次选中这6个矩形,然后右击,在弹出的快捷菜单中选择"组合"命令,或单击"页面布局"选项卡下"排列"组中的"组合"按钮。

(3)单击"插入"选项卡下"文本"组中的"艺术字"按钮,在弹出的"艺术字库"对话框中选择一种艺术字体,在编辑区中输入文字"中国邮政有奖明信片",设置字体为"华文新魏",单击"加粗"按钮。选择"页面布局"选项卡,在"排列"组中单击"自动换行"按钮,设置文字环绕为"四周型环绕",拖动艺术字到指定位置。

(4)单击"插入"选项卡中"插图"组的"剪贴画"按钮,在"剪贴画"任务窗格中输入关键字"聚会",单击"搜索"按钮,选择效果图中的剪贴画,设置文字环绕为"四周型环绕"。

(5)单击"插入"选项卡中"文本"组的"文本框"按钮,在页面中插入一个简单文本框,在文本框中输入文字"恭祝:新年快乐!万事如意!",对文字进行分行,设置字体格式为华文新魏、二号、红色。

(6)单击"插入"选项卡下"插图"组中的"形状"按钮,选择"直线"选项,在文本框下方画一条直线。选中画好的直线,右击,在弹出的快捷菜单中选择"设置形状格式"命令,在弹出的对话框中设置"短划线类型"为"划线一点"类型,设置"宽度"为"0.75"磅,如图4-39所示。

(7)重复步骤(6),纵向再添加一条虚线。

(8)将光标定位在横向虚线下方,输入文字"祝愿全国人民身体健康,合家欢乐",设置字体格式为华文彩云、四号、蓝色,在页面最后一行输入文字"国家邮政局发行",设置字体格式为华文细黑、四号、黑色。

(9)在页面右边插入艺术字,选择一种艺术字样式,文字内容为"河南护理职业学院",设置字体格式为隶书、加粗。

(10)在"河南护理职业学院"艺术字下方输入文本"电话:1234567",按 Enter 键后,输入文本"电子邮件:abc@163.com",在下方插入文本框,输入文字"邮政编码:",选中文本框,右击,在弹出的快捷菜单中选择"设置形状格式"命令,在弹出对话框的"线条颜色"选项卡中选择"无线条"单选按钮,单击"确定"按钮,如图4-40所示。

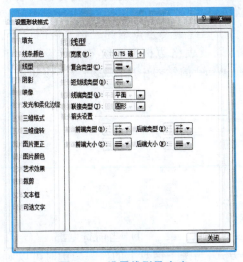

图4-39 设置线型及宽度

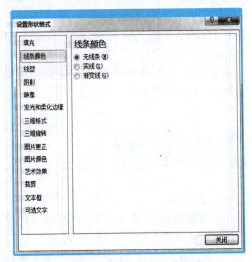

图4-40 设置文本框线条颜色

(11) 选择"文件"→"保存"菜单命令,在弹出的"另存为"对话框中选择保存位置为"本地磁盘(E:)",设置保存文件名为"明信片.docx",单击"保存"按钮。

拓展提高

文档编辑完成后,就可以通过打印机将文档打印在纸张上了,其打印效果与预览时的显示效果是一致的。

(1) 选择"文件"→"打印"菜单命令,Word 2010 的右边部分就是预览效果,通过打印预览可以调整文档的打印选项、页面设置、显示比例,然后即可开始打印。

(2) 在"打印机"下拉列表中可选择一台合适的打印机,在"设置"下拉列表中可以选择打印的指定范围及其他选项。其中,自定义打印页码范围的设置:选择打印范围下的"打印自定义范围"选项,然后在"页数"文本框中输入打印页码。例如,输入"1-12"便会打印第 1~12 页。输入"1,3,6,8",则会分别打印 1、3、6、8 页。

归纳总结

本模块介绍了 Word 2010 中的基本概念和基本操作,如 Word 2010 文档的编辑、排版、表格制作、图形绘制和页面布局等内容。

Word 2010 取消了传统的菜单操作方式,取而代之的是各种功能区,在功能区的选项卡中提供了丰富多彩的格式编辑和排版工具。Word 文档的格式设置是最基础的部分,在操作时要注意遵循"先选中后操作"的原则。对字符和段落格式的设置主要通过"开始"选项卡中的"字体"组或"段落"组来完成,也可通过右击弹出快捷菜单的方式实现。边框和底纹的设置是 Word 文档格式设置中经常会用到的知识点,为文本添加边框时需要注意区分的是,"边框和底纹"对话框中"边框"和"页面边框"两个选项卡所代表的不同效果。

创建表格的方法有多种,创建表格时应根据具体情况选择适用方法,以此来提高工作效率。如创建规格统一、各行列分布均匀的表格时,适宜采用"用按钮创建表格"和"用'插入表格'命令创建表格"的方法,如创建不同规则和复杂的表格时,宜用"绘制表格"的方法。表格在办公文档中的常用操作,特别是任务制作《个人简历》有非常高的实用性,制作过程中既要注意表格内容分配的合理性,又要注意表格的美观性。因此需要重点掌握表格属性的设置、学会单元格内容的选取、掌握单元格的合并和拆分,以及表格边框和底纹效果的设置。图片、剪贴画的插入及格式设置有很大的相似之处,在 Word 的学习中应注意归纳类似知识点的操作共性,做到举一反三。

练习与实训

一、选择题

1. 在编辑区中录入文字,当前录入的文字显示在(   )。

A. 鼠标指针位置   B. 插入点   C. 文件尾部   D. 当前行尾部

2. Word 2010 文字录入时,有插入和改写两种方式,当按下键盘上的(   )键时可以对这两种状态进行切换。

A. Caps Lock   B. Delete   C. Insert   D. Backspace

3. 单击"开始"选项卡下的"剪贴板"组中"粘贴"按钮后,( )。

A. 被选定的内容移到插入点   B. 剪贴板中的某一项内容移动到插入点

C. 被选定的内容移到剪贴板   D. 剪贴板中的某一项内容复制到插入点

4. "开始"选项卡下的"剪贴板"组中的"剪切"和"复制"按钮项呈灰色而不能被单击时,表示的含义是( )。

A. 选定的文档内容太长,剪贴板放不下   B. 剪贴板里已经有了信息

C. 在文档中没有选定任何信息   D. 刚单击了"复制"按钮

5. 在 Word 2010 文档窗口中,若选定的文本块中包含有几种字号的汉字,则"开始"选项卡下的"字体"组中的字号框中显示( )。

A. 空白   B. 文本块中最大的字号

C. 首字符的字号   D. 文本块中最小的字号

6. 删除一个段落标记符后,前、后两段将合并成一段,原段落格式的编排( )。

A. 没有变化   B. 后一段将采用前一段的格式

C. 后一段格式未定   D. 前一段将采用后一段的格式

7. 已经在文档的某段落中选定了部分文字,再进行字体设置和段落设置(如对齐方式),则按新字体设置的是( )。

A. 文档中全部文字   B. 选定的文字

C. 插入点所在行中的文字   D. 该段落中的所有文字

8. 在 Word 2010 中,为了确保文档中段落格式的一致性,可以使用( )。

A. 样式   B. 模板   C. 向导   D. 页面设置

9. 对插入的图片,不能进行的操作是( )。

A. 放大或缩小   B. 从矩形边缘裁剪   C. 移动位置   D. 修改其中的图形

10. 下列操作中,( )不能在 Word 文档中生成 Word 表格。

A. 在"插入"选项卡的"表格"组中,单击"表格"按钮,在展开的下拉列表中再用鼠标拖动

B. 使用绘图工具画出需要的表格

C. 在"插入"选项卡的"表格"组中,单击"表格"按钮,在展开的下拉列表中选择"文本转换成表格"命令

D. 在"插入"选项卡"表格"组中,单击"表格"按钮,在展开的下拉列表中选择"插入表格"命令

二、操作题

1. 新建一个空白文档,输入图 4-41 所示内容,并按操作要求进行操作。

计算机的发展

电子计算机是 20 世纪最伟大的发明之一。它的出现对人类社会的发展带来了极其深刻的影响。随着计算机应用的日益普及,特别是 Internet 的出现,深刻地影响着人们的生活和工作方式,并极大地改变了人类的思维方式和知识获取的途径。

从第一台计算机问世到今天,经过 60 多年的发展,电脑的发展异常迅速。在推动计算机发展的各种因素中,电子元器件制作工艺水平的提高起到了决定性的作用。因此,以计算机元器件的变革作为主要标志,可将计算机的发展分为四个阶段:①电子管数字计算机;②晶体管数字计算机;③集成电路数字计算机;④大规模集成电路数字计算机。

图 4-41 示例文档

【操作要求】

（1）保存文档。以"素材.docx"为文件名保存在 D 盘，然后关闭文档。

（2）字符格式化。打开刚建立的文档，将"计算机的发展"设置为居中、字体设置为华文行楷、字号设置为四号；将"电子计算机"设置为红色，字间距设置为加宽 6 磅、文字提升 6 磅、加着重号；将其他的正文设置为宋体、五号。

（3）查找与替换。将文字中的"电脑"全部替换为"计算机"。

（4）段落格式化。将段落间距的段前设置为 0.3 行，段后 0.2 行，行间距设置为固定值、20 磅。

上述操作完成后，文档效果如图 4-42 所示，保存文档。

计 算 机 的 发 展

电子计算机是 20 世纪最伟大的发明之一。它的出现对人类社会的发展带来了极其深刻的影响。随着计算机应用的日益普及，特别是 Internet 的出现，深刻地影响着人们的生活和工作方式，并极大地改变了人类的思维方式和知识获取的途径。

从第一台计算机问世到今天，经过 60 多年的发展，计算机的发展异常迅速。在推动计算机发展的各种因素中，电子元器件制作工艺水平的提高起到了决定性的作用。因此，以计算机元器件的变革作为主要标志，可将计算机的发展分为四个阶段：①电子管数字计算机；②晶体管数字计算机；③集成电路数字计算机；④大规模集成电路数字计算机。

图 4-42 示例文档排版效果

对示例文档进行以下操作，并查看其显示效果。

（1）将原始输入的第一段内容复制后粘贴到第二段，将第二段设置成首字下沉方式，下沉行数为 2 行。

（2）将第二段分成 3 栏，第一栏宽度为 12 字符，第二栏宽度为 11 字符，第三栏宽度为 13 字符。

2. 按操作要求制作一个表格。

【操作要求】

（1）新建一个空白文档。

（2）输入内容并格式化。在第一行输入"期末成绩统计表"，再将其设置为"华文行楷、四号、加粗、居中"。

（3）绘制表格。

① 在文档中插入一个 8 行 6 列的表格。在表格中输入具体的科目名称、学生姓名和成绩。

② 在表格左上角单元格内，进行如表 4-3 所示设置；设置"字体大小"为"小五"；设置"行标题"为"科目"，"列标题"为"姓名"。

③ 在表格的最后一列的右侧添加一新列，第一行输入"总成绩"，并将表格第一行设定该列的上下边框宽度为 1.5 磅，左右无边框。

（4）用公式计算各行的总成绩。

（5）将单元格对齐方式设置为"水平居中"。

最后，制作完成的期末成绩统计表如表 4-3 所示。

表 4-3　期末成绩统计表

	计算机	英语	体育	护理学基础	外科学	总成绩
陈亚敏	82	90	91	81	85	429
张英	89	79	78	71	76	393
于汪洋	78	87	67	89	65	386
郭亚萍	76	81	56	79	60	352
王胜楠	67	62	68	62	68	327
张楚苑	78	45	65	75	63	326
王亚君	56	70	21	78	68	293

对示例表格进行以下操作,并查看其显示效果。

(1) 在表格的最后一列的右侧添加一新列,该列第一行输入"平均成绩",并设定该列的边框宽度为1.5磅。

(2) 用公式计算各列的平均成绩。

3. 按操作要求将图片和文字混排,效果如图 4-43 所示。

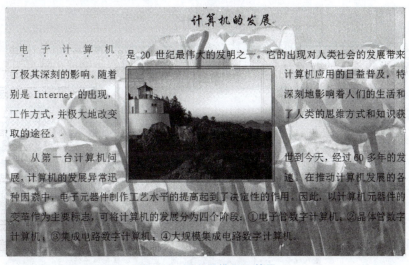

图 4-43　图文混排显示效果

【操作要求】

(1) 打开操作题1中建立的"素材.docx"文件。

(2) 插入图片并修饰。

① 设置图片为"四周型环绕"方式。

② 适当调整图片的大小。

③ 设置图片的边框颜色为"红色"线,线型"双线",宽度设置为"3磅"。

④ 设置水印。重新插入图片,调整大小,设置"颜色"为"浅色",环绕方式设置为"衬于文字下方"。

(3) 将页面设置为:上、下、左、右侧距分别为 0.2cm,纸张为 A4。

对示例文档进行以下操作,并查看其显示效果。

(1) 在第一段前插入艺术字"计算机的发展"。

(2) 在页眉处插入剪贴画并设置水印。

4. 输入图 4-44 所示的文字和表格,并按操作要求编辑排版出图片所示的效果。

【操作要求】

(1) 标题是三号黑体字且居中;文字是小四号宋体字;每段的首行有两个汉字的缩进;文字中有不同的颜色、着重号。

(2) 文档选用的纸型为 B5。

(3) "段前"、"段后"间距均设为"自动";"行距"设为"最小值,0 磅";将第一段落的底纹设置为"灰色−25％"。

(4) 把正文第一段设置为"首字下沉"效果;把正文第二段分为"三栏",并加上"分割线"。

(5) 正文中用"计算机文化基础"设置成"红色(半透明)"水印。

(6) 页眉设定文章的标题、页脚设定为页码,页眉、页脚均为小五号黑体字,且右对齐显示。

(7) 表格的标题"成绩表"是艺术字(可以是"艺术字库"中的任意一种"式样")。

(8) 表格中的文字是小四号楷体字、数字是 Arial 字体。制作斜线表头,"斜线表头"中是五号宋体字。

(9) 用公式计算"个人总成绩"。

(10) 成绩在 60 分以下的单元格设定红色底纹;每一列中最高分的单元格设定为黄色底纹。表格上下边框线的宽度为 1.5 磅,左右没有边框线,其余表格线的宽度为默认。

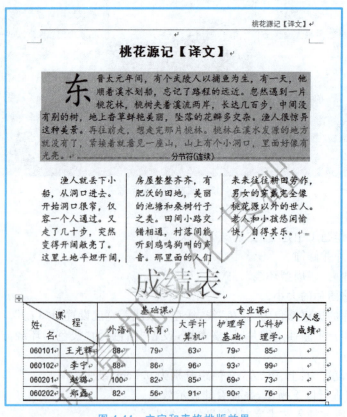

图 4-44　文字和表格排版效果

【学习目的】

了解工作簿、工作表、单元格等基本知识。

掌握如何创建基本电子表格，在表格中输入各类数据。

掌握怎样对数据及表格结构进行格式化，使之更加美观。

了解工作表及工作簿的各类操作。

掌握如何在工作表中使用公式和函数简化计算。

了解如何对数据进行各种汇总、统计分析和处理

会运用图表对数据进行分析。

【学习重点和难点】

工作表、工作簿、单元格的基本操作。

公式和函数的应用。

图表的应用。

数据的分析与处理。

Excel 2010电子表格处理软件

项目 5.1 认识 Excel 2010

▶ 任务 学习 Excel 2010 的启动和推出

▍任务介绍▍

通过学习 Excel 2010 的启动与退出,掌握如何启动和退出 Excel 2010,并熟悉 Excel 2010 窗口的组成。

▍任务分析▍

本任务所涉及的知识点有:利用鼠标打开及退出 Excel 2010,以及 Excel 2010 窗口的组成。

▍任务知识▍

Excel 2010 的工作界面

Excel 2010 的工作界面如图 5-1 所示。

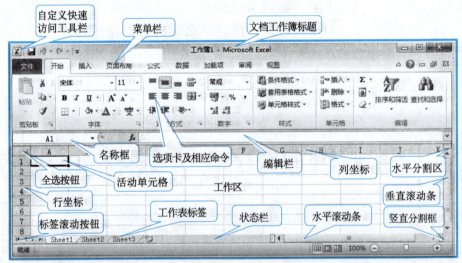

图 5-1 Excel 2010 的工作界面

Excel 2010 窗口主要由标题栏、选项卡、工具栏、编辑栏、状态栏,以及工作表等组成。

1) 标题栏

标题栏位于 Excel 2010 窗口的顶部,它包含了应用程序名称、工作簿名称、最小化按钮、撤销、还原/最大化按钮,以及关闭按钮。

2) 选项卡

Excel 2010 区别于之前版本的重大不同就在"选项卡"。从左至右依次是文件、开始、插入、页面布局、公式、数据、审阅和视图 8 个选项卡;选项卡的最右端也有最小化、还原/最大化和关闭这 3 个按钮,它们是针对当前工作簿文件的。Excel 2010 选项卡的使用规则与 Word 完全相同,具体操作方法如下。

（1）选取选项卡命令。若要执行选项卡中的某条命令，只需要单击相应的选项卡，从中选取该命令即可，如图 5-2 所示。用户也可以使用键盘来选择选项卡命令，方法是：按下 Alt 键或 F10 键激活选项卡，此时，"文件"选项卡被激活，然后使用左右方向键，将其移动到要选择的选项卡上，再按上下方向键选择需要的命令，最后按回车键即可。也可以按下 Alt＋选项卡后的字母，直接打开该选项卡，用上下方向键选择命令即可。

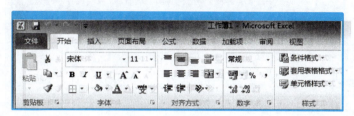

图 5-2　选取选项卡

如果启动选项卡后，不想执行任何命令并且要关闭选项卡，只要在其外面单击或按 Esc 键即可。

（2）使用快捷功能项。快捷功能项会因光标所指的位置不同而弹出不同的命令，使各项操作更方便。方法是：将光标移到适当位置，然后右击或按 Shift＋F10 组合键，快捷菜单即出现在鼠标指针的上方或下方，如图 5-3 所示，单击所需命令即可。不执行任何命令时，按 Esc 键或在快捷菜单外任意处单击，便可关闭该快捷功能。

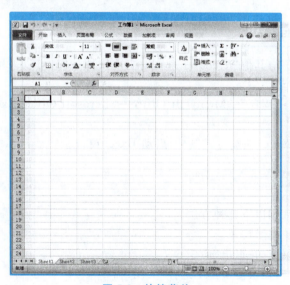

图 5-3　快捷菜单

如果执行了不当的命令或动作，可单击标题栏左侧的撤销按钮。

（3）工具栏。依据每个选项卡功能的不同进行划分，Excel 2010 有 8 个功能区，其中提供了 Excel 2010 所有的使用功能。

Excel 2010 的功能区在不使用的情况下，可以将其最小化，也可以根据使用习惯自定义功能区，方法是：在功能区空白处右击，如图 5-4 所示，选择相关命令即可。

（4）编辑栏。工具栏的下方是编辑栏，它用于对单元格内容进行编辑操作，包括名称框、确认区和公式区，如图 5-5 所示。

名称框：显示活动单元格的地址。

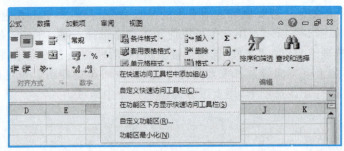

图 5-4　功能区最小化

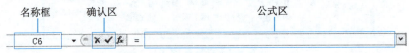

图 5-5　编辑栏

确认区：当用户进行编辑时，确认区中会显示 2 个按钮，取消按钮"×"和确认按钮"√"。
公式区：用来输入或修改数据，可直接输入数据，也可输入公式。
（5）状态栏。窗口的最底部是状态栏。状态栏显示与当前工作状态相关的各种信息，以帮助用户进行正确的操作。

任务实施

1. 启动 Excel 2010

启动 Excel 的方法与其他 Windows 系统的应用软件一样，可以采用下列方法之一启动 Excel 应用程序。

（1）单击"开始"→"程序"→Microsoft Office→Microsoft Office Excel 2010，则启动 Excel 窗口。

（2）双击桌面上 Excel 快捷方式图标，启动 Excel 窗口。

2. 退出 Excel

退出 Excel 可以采用以下几种方法之一。
（1）单击主窗口的关闭按钮。
（2）使用"文件"菜单的"退出"命令。
（3）在标题栏右击，在快捷菜单中选择"关闭"命令。

项目 5.2　工作簿及工作表的基本操作

▶ 任务 5.2.1　学习工作簿的基本操作

任务介绍

通过学习工作簿的相关操作，了解工作簿与工作表的关系，掌握工作簿的新建、打开、保存等基本操作。

任务分析

完成任务所需涉及的主要知识点：利用"文件"选项卡的后台视图来完成相关操作。

任务知识

工作簿

工作簿是在 Excel 2010 中文版环境中用来运算或存储数据的文件,其默认扩展名为". xlsx"。一个工作簿可以包含多张工作表,操作时可直接在同一文件的不同工作表中快速地切换。默认情况下,每个工作簿中有三个工作表,分别以 Sheet1、Sheet2、Sheet3 来命名。工作表的名字显示在工作簿文件窗口的底部标签里,如图 5-6 所示。

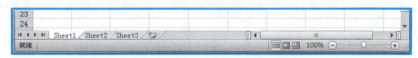

图 5-6　Excel 默认的工作表

任务实施

1. 创建工作簿

启动 Excel,选择"文件"→"新建"命令创建工作簿。

2. 保存工作簿

保存工作簿的操作步骤如下。

(1) 选择快速访问工具栏中的"保存"命令,或者选择"文件"→"保存"→"另存为"命令。

(2) 依次选择保存位置、保存类型,并输入文件名,如图 5-7 所示。

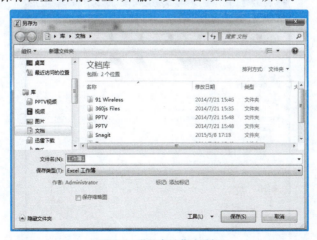

图 5-7　"另存为"对话框

3. 关闭工作簿与退出 Excel

（1）选择"文件"→"关闭"命令，只关闭当前工作簿而不影响其他正在打开的 Excel 文档。

（2）选择"文件"→"退出"命令，退出 Excel 程序，如果有未保存的文档，将会出现提示保存的对话框。

4. 打开工作簿

打开工作簿有以下 3 种操作方法。

（1）直接找到相应的 Excel 文档，用鼠标双击打开。

（2）启动 Excel，选择"文件"→"最近所用文件"命令，在右侧的文件列表中显示最近编辑过的 Excel 工作簿名，单击相应的文件名即可打开，如图 5-8 所示。

（3）启动 Excel，选择"文件"→"打开"命令，在"打开"对话框中选择相应的文件名，如图 5-9所示。

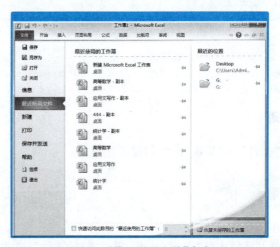

图 5-8 "最近所用文件"命令

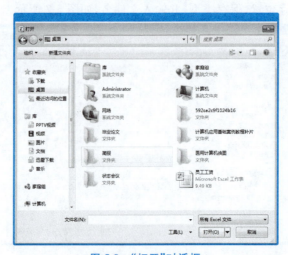

图 5-9 "打开"对话框

▶ 任务 5.2.2　工作簿的隐藏与保护

▌任务介绍▌

掌握如何隐藏和保护工作表。

▌任务分析▌

完成任务所需涉及的主要知识点有："视图"选项卡与"审阅"选项卡。

▌任务知识▌

1. 保护工作簿的结构

对工作簿结构的保护是指禁止对工作表进行插入、删除、重命名，以及移动和显示等操作。

2. 保护工作簿的窗口

对工作簿窗口的保护是指禁止用户对工作簿窗口进行拆分、冻结和新建等操作。

▌任务实施▌

1. 隐藏工作簿

隐藏工作簿的方法：选择"视图"→"窗口"→"隐藏"命令，当前工作簿被隐藏起来，如图 5-10 所示。

2. 取消隐藏

取消隐藏工作簿的方法：选择"视图"→"窗口"→"取消隐藏"命令，如图 5-11 所示，在"取消隐藏"对话框中选择工作簿名称。

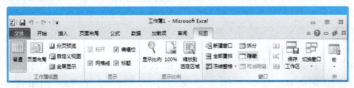

图 5-10　隐藏工作簿

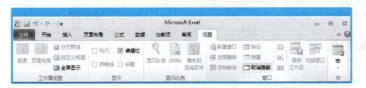

图 5-11　取消隐藏工作簿

3. 保护工作簿

保护工作簿的方法：打开需要保护的工作簿文档，选择"审阅"→"更改"→"保护工作簿"命令，然后根据需要选择是保护工作簿的结构还是窗口，如图 5-12 和图 5-13 所示。

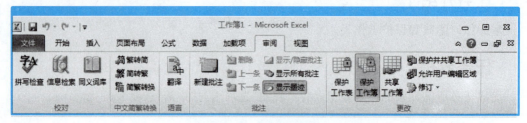

图 5-12 "保护工作簿"命令

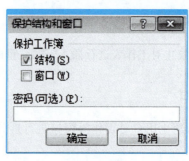

图 5-13 "保护结构和窗口"对话框

任务 5.2.3 学会工作表的基本操作

任务介绍

通过学习工作表的基本操作，掌握工作表插入、删除、移动、复制、隐藏等基本操作方法。

任务分析

完成任务所需涉及的主要知识点有：工作表的插入、删除、移动、复制、隐藏等。

任务知识

工作表又称为电子表格，是工作簿中的一张表，是 Excel 完成一项工作的基本单位，可用于对数据进行组织和分析，每个工作表最多由 1048576 行、16384 列组成。

任务实施

1. 插入工作表

插入工作表有以下 3 种方法。

（1）单击工作表标签右边的"插入工作表"按钮，在最右边插入一张空白工作表，如

图 5-14所示。

（2）鼠标右击工作表标签，选择快捷菜单中的"插入"命令，如图 5-15 所示。打开"插入"对话框，双击选择表格类型，如图 5-16 所示。其中，双击"工作表"可在当前工作表前插入一张空白工作表。

（3）单击"开始"→"单元格"→"插入"按钮下的黑色箭头，选择下拉列表中的"插入工作表"，如图 5-17 所示。

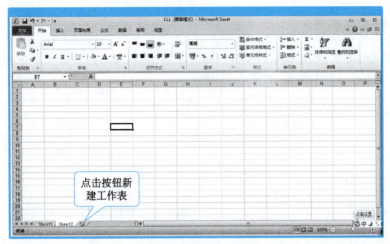

图 5-14　插入工作表

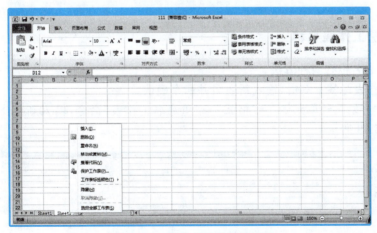

图 5-15　工作表标签的快捷菜单

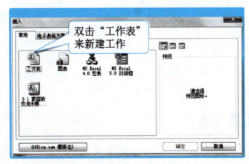

图 5-16　"插入"对话框

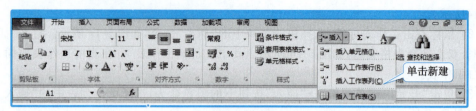

图 5-17　"插入工作表"命令

2. 删除工作表

　　删除工作表的方法：在要删除的工作表标签上右击，从弹出的快捷菜单中选择"删除"命令，即可删除当前选定的工作表，如图 5-18 所示。

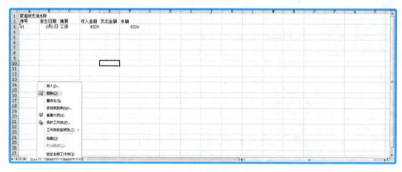

图 5-18　删除工作表

3. 改变工作表名称

　　改变工作表名称有两种方法。

　　(1) 在工作表标签上双击，输入新表名并回车确认。

　　(2) 选择"开始"→"单元格"→"格式"→"重命名工作表"命令，输入新的工作表名并回车确认，如图 5-19 所示。

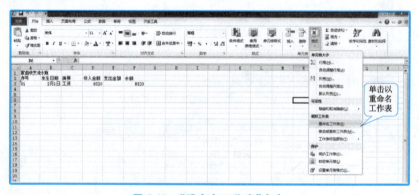

图 5-19　"重命名工作表"命令

4. 设置工作表标签颜色

　　设置工作表标签颜色的方法：在工作表标签上右击，选择快捷菜单中的"工作表标签颜色"命令，选择颜色，如图 5-20 所示。

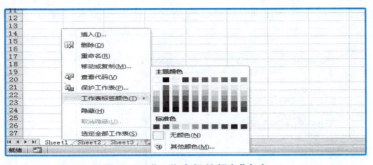

图 5-20　"工作表标签颜色"命令

5. 移动及复制工作表

移动及复制工作表的操作步骤如下。

（1）在工作表标签上右击，从快捷菜单中选择"移动或复制"命令，如图 5-21 所示。或选择"开始"→"单元格"→"格式"→"移动或复制工作表"命令。

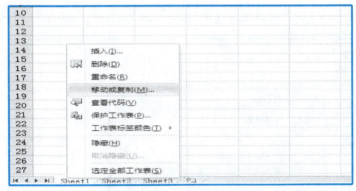

图 5-21　"移动或复制"命令

（2）从"工作簿"下拉列表中选择目标工作簿。

提示：要将工作表移动或复制到另一个工作簿中，必须先将该工作簿打开，否则"工作簿"列表中看不到相应的文件名，如图 5-22 所示。

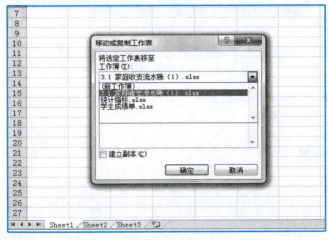

图 5-22　"移动或复制工作表"对话框

（3）在"下列选定的工作表之前"列表框内指定工作表要插入的位置，如图 5-23 所示。

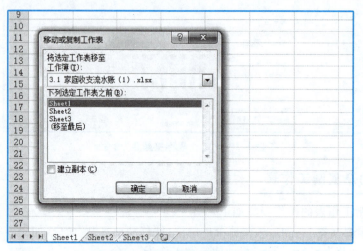

图 5-23　指定工作表要插入的位置

（4）如果要复制工作表，需要单击选中"建立副本"复选框，如图 5-24 所示。

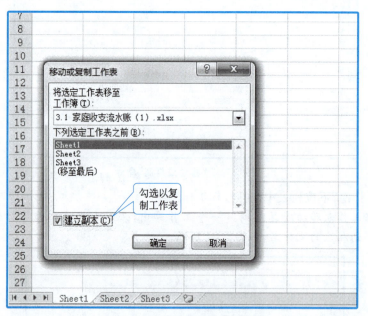

图 5-24　选中"建立副本"复选框

提示：用鼠标直接拖动工作表标签即可在同一工作簿中移动工作表，拖动的同时按下 Ctrl 键即可复制工作表。

6. 隐藏工作表

1）隐藏工作表

在工作表标签上右击，选择快捷菜单中的"隐藏"命令即可隐藏工作表。

2）取消隐藏

在工作表标签上右击，选择快捷菜单中的"取消隐藏"命令即可取消隐藏工作表。

7. 设置工作表背景

为了美化表格,有时需要设置整张工作表的背景,操作步骤如下。

(1) 选中需要添加背景的工作表,然后在功能区打开"页面布局"选项卡,在"页面设置"选项组中单击"背景"按钮,如图 5-25 所示。

(2) 弹出"工作表背景"对话框,在该对话框中选择需要插入的工作表背景图片,单击"插入"按钮,返回到原工作表中。

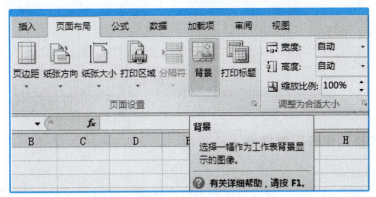

图 5-25　单击"背景"按钮

8. 保护工作表

1) 保护整张工作表

保护整张工作表的操作步骤如下。

(1) 选择要保护的工作表成为当前工作表。

(2) 在功能区打开"审阅"选项卡,在"更改"选项组中单击"保护工作表"按钮,弹出"保护工作表"对话框。

(3) 勾选"保护工作表及锁定的单元格内容"复选框,在"允许此工作表的所有用户进行"提供的选项中勾选允许用户操作的选项,输入密码,可防止他人取消工作表保护,单击"确定"按钮,如图 5-26 所示。

(4) 如需撤销,在"更改"选项卡下单击"撤销工作表保护"选项即可。

2) 保护公式

保护公式就是将公式隐藏,具体的操作步骤如下。

(1) 选择需要隐藏公式的单元格,在功能区"开始"选项卡"单元格"选项组中,单击"设置单元格格式"命令。

(2) 打开"设置单元格格式"对话框,在"保护"选项卡中勾选"隐藏",单击"确定"按钮。

(3) 在功能区"审阅"选项卡"更改"选项组中,单击"保护工作表"命令。

3) 其他保护

在功能区"审阅"选项卡中,使用"更改"选项组的"允许用户编辑的区域"命令可设置哪些区域可以编辑,哪些区域不可以编辑。

在功能区"文件"窗口中,单击"信息"选项卡右侧的"保护工作簿"选项,可以实现将工作簿标记为最终状态、用密码进行加密、保护当前工作表、保护工作表结构、按人员限制权限,以及添加数字签名等操作。

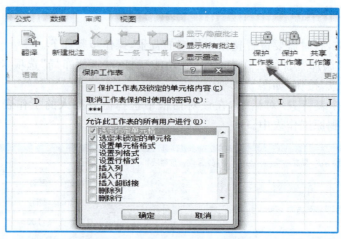

图 5-26 "保护工作表"对话框

9. 对多张工作表同时操作

1) 选择多张工作表

选择全部工作表:在某个工作表的标签上右击,在弹出的快捷菜单中选择"选定全部工作表"命令,就可以选择当前工作簿中所有工作表。

选择连续的多张工作表:单击第一张要选中的工作表标签,按住 Shift 键不放,再单击要选中的最后一张工作表标签,就可以选择连续的多张工作表。

选择不连续的多张工作表:单击要选择的工作表标签,按住 Ctrl 键不放,再依次单击其他要选择的工作表标签,就可以选择不连续的多张工作表。

2) 同时对多张工作表进行操作

选择一组工作表,然后在组内的一张工作表中输入数据和公式,进行格式化操作等。取消工作表组合后,再对每张工作表进行个性化设置。

3) 查看多个工作表

查看多个工作表的操作步骤如下。

(1)选择"视图"→"窗口"→"新建窗口"命令,如图 5-27 所示。

(2)单击"视图"→"窗口"→"全部重排"按钮,弹出"重排窗口"对话框,选择"平铺"单选按钮,然后单击"确定"按钮,如图 5-28 所示。

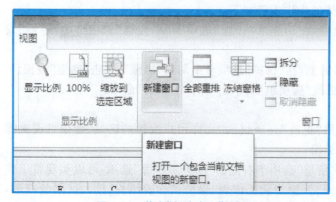

图 5-27 单击"新建窗口"按钮

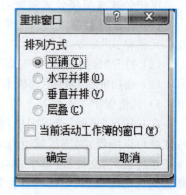

图 5-28 "重排窗口"对话框

项目 5.3　制作简单的工作表

▶任务 5.3.1　在表格中输入和编辑数据

┃任务介绍┃

制作如图 5-29 所示的"住院病人登记表"。

	A	B	C	D	E	F	G	H
1	序号	姓名	住院号	入院	出院	辅查费	西药费	总费用
2	001	罗福	2251	2014年4月21日	2014年5月7日	819	1118	
3	002	刘贵	2482	2014年4月21日	2014年5月9日	632	383	
4	003	杨长迪	2553	2014年4月25日	2014年4月25日	11	0	
5	004	吴雪梅	2283	2014年5月1日	2014年5月7日	859	1643	
6	005	王士珍	2267	2014年6月9日	2014年6月15日	55	1463	
7	006	孟生	2261	2014年7月8日	2014年7月9日	1024	33	
8								

图 5-29　住院病人登记表

通过制作"住院病人登记表"学习并掌握在电子表格中输入数据及编辑数据的方法。

┃任务分析┃

完成任务所需涉及的主要知识点:单元格,数据类型,自动填充和序列自定义。

┃任务知识┃

单元格中常用的数据类型有三种:文本型、数值型和日期时间型。

(1) 文本型数据

文本型数据包括字母、数字、标点符号及其他符号,字符与数字的混合输入也作为文本常量。

在输入文本时,在一个单元格内最多可以存放 32000 个字符。默认对齐方式为单元格内左对齐。当输入的文本长度超过单元格的宽度时,超出的部分将被隐藏或放到下一空单元格内。若要完全放置在本单元格内,可以在"开始"选项卡中,打开"对齐方式"对话框,勾选自动换行。若要在单元格内强制换行,按 ALT+回车键。

输入数字形式的字符串时,如学号、身份证号等。在字符串前加英语字符"'",这是数字变文本的快捷方法。

(2) 数值型数据

数值型数据由 0、1、2、3、4、5、6、7、8、9、+、-、*、/、%、()、$ 、E、e 等组成。

(3) 日期时间型数据

在 Excel 中规定了一些不同形式的日期和时间格式,以满足不同的需要。通过按下 Ctrl+组合键;输入当前日期,通过按下 Ctrl+Shift+组合键;输入当前时间。

┃任务实施┃

1. 输入标题栏

在 A1 单元格中单击鼠标,输入文字"序号",按键盘上的右方向键,光标自动向右跳到 A2 单元格,然后依次输入其余标题栏文字。

2. 输入数据

1)"序号"列数据输入

"序号"列是文本型数据,如若不更改数据类型直接输入数据,则前面的"0"会不见,因此在输入数据前可以把"序号"列选中,更改为文本型数据再输入,操作步骤如下。

(1)把需要输入文本型数据的单元格选中,如图 5-30 所示。

(2)鼠标置于选中区域上右击弹出快捷菜单,选择"设置单元格格式"命令,如图 5-31 所示。

(3)在"设置单元格格式"对话框中更改数据类型为文本型,如图 5-32 所示。然后依次在单元格中输入序号即可。

2)"入院"、"出院"列数据输入

"入院"及"出院"列数据为日期型数据,设置方式与序号列类似,具体操作步骤如下。

(1)把需要输入日期型数据的单元格选中,如图 5-33 所示。

(2)鼠标置于选中区域上右击弹出快捷菜单,选择"设置单元格格式"命令。

(3)在"设置单元格格式"对话框中更改数据类型为日期型,如图 5-34 所示。然后依次在单元格中输入日期即可。

	A	B	C	D	E	F	G	H	I
1	序号	姓名	住院号	入院	出院	辅查费	西药费	总费用	
2		罗福	2251	2014年4月21日	2014年5月7日	819	1118		
3		刘贵	2482	2014年4月21日	2014年5月9日	632	383		
4		杨长迪	2553	2014年4月25日	2014年4月25日	11	0		
5		吴雪梅	2283	2014年5月1日	2014年5月7日	859	1643		
6		王士珍	2267	2014年6月9日	2014年6月15日	55	1463		
7		孟生	2261	2014年7月8日	2014年7月9日	1024	33		

图 5-30 选中"序号"列

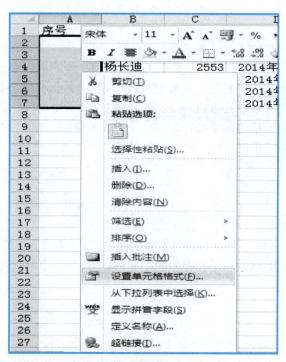

图 5-31 "设置单元格格式"命令

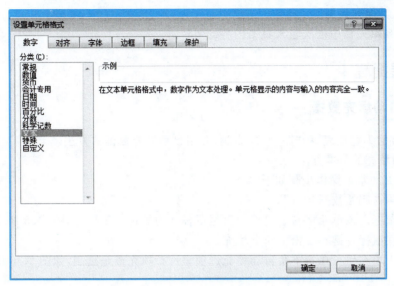

图 5-32　设置文本型数据

序号	姓名	住院号	入院	出院	辅查费	西药费	总费用
	罗福	2251			819	1118	
	刘贵	2482			632	383	
	杨长迪	2553			11	0	
	吴雪梅	2283			859	1643	
	王士珍	2267			55	1463	
	孟生	2261			1024	33	

图 5-33　选中"入院"和"出院"列

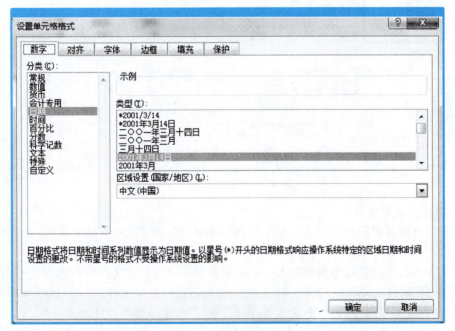

图 5-34　设置日期型数据

3）输入其他列数据

在其他列单元格中依次输入数据内容即可。

拓展提高

1. 自动填充数据

以"住院病人登记表"中"序号"列为例，介绍自动填充数据的方法。

1）序列填充的基本方法

序列填充的基本操作步骤如下。

（1）先输入起始数据"001"。

（2）把鼠标向该单元格右下角移动直至鼠标变为黑色十字架，如图 5-35 所示。

（3）按住鼠标左键不要松手向下填充。

（4）结束填充后可在右下角自动填充选项里选择填充或是复制，如图 5-36 所示。

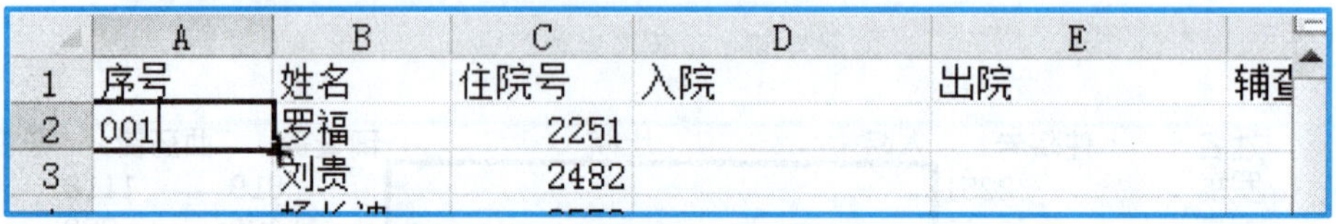

图 5-35 填充手柄示意图

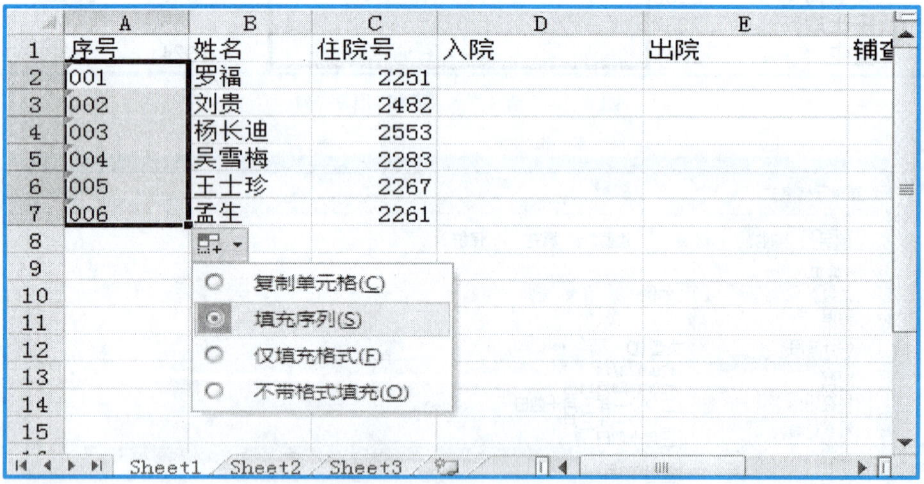

图 5-36 "填充序列"选项

2）自定义常用序列

基于已有项目列表的自定义填充序列，如"第一小组、第二小组、第三小组、第四小组"操作步骤如下。

首先在工作表的单元格依次输入一个序列的每个项目值，"文件"→"选项"→"高级"→"常规"→"编辑自定义列表"按钮，如图 5-37 所示，打开"自定义序列"对话框，如图 5-38 所示。选择"自定义序列"列表框中的选项，单击"添加"按钮即可添加自定义序列。

在"自定义序列"对话框的"输入序列"列表中选择需要删除的序列，单击右侧的"删除"按钮即可完成删除。

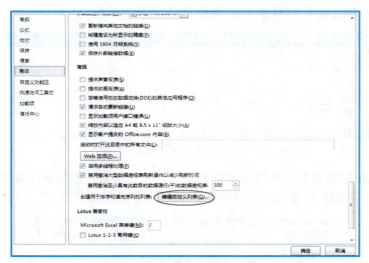

图 5-37 "编辑自定义列表"按钮

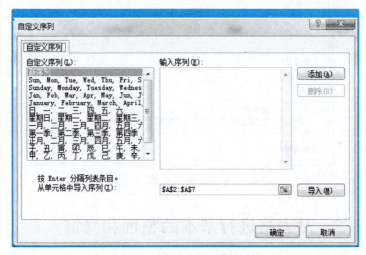

图 5-38 "自定义序列"对话框

2. 控制数据的有效性

数据有效性,用于定义可以在单元格中输入或应该在单元格中输入的数据类型、范围、格式等。可以通过配置数据有效性以防止输入无效数据,或者在录入无效数据时自动发出警告。

【例】 完成如图 5-39 所示中"性别"列的数据输入,只可输入"男"或"女",其他数据无效。

序号	姓名	性别	住院号	入院	出院	辅查费	西药费	总费用
001	罗福		2251	2014年4月21日	2014年5月7日	819	1118	
002	刘贵		2482	2014年4月21日	2014年5月9日	632	383	
003	杨长迪		2553	2014年4月25日	2014年4月25日	11	0	
004	吴雪梅		2283	2014年5月1日	2014年5月7日	859	1643	
005	王士珍		2267	2014年6月9日	2014年6月15日	55	1463	
006	孟生		2261	2014年7月8日	2014年7月9日	1024	33	

图 5-39 输入"性别"列数据

（1）在"数据"选项卡上"数据工具"组中单击"数据有效性"按钮，如图 5-40 所示。

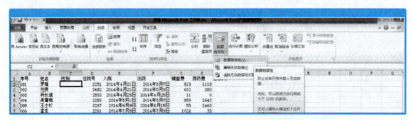

图 5-40　数据选项卡数据工具组

（2）在弹出的"数据有效性"对话框中指定各种数据有效性控制条件即可。在本例中需指定序列，并在下方输入"男,女"并用英文逗号隔开，如图 5-41 所示。

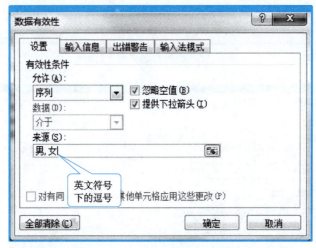

图 5-41　"数据有效性"对话框

▶任务 5.3.2　对表格进行基本的整理和修饰

▍任务介绍▍

完善"住院病人登记表"，使其如图 5-42 所示。

住院病人登记表								
序号	姓名	性别	住院号	入院	出院	辅查费	西药费	总费用
001	罗福	男	2251	2014年4月21日	2014年5月7日	819	1118	
002	刘贵	女	2482	2014年4月21日	2014年5月9日	632	383	
003	杨长迪	男	2553	2014年4月25日	2014年4月25日	11	0	
004	吴雪梅	男	2283	2014年5月1日	2014年5月7日	859	1643	
005	王士珍	女	2267	2014年6月9日	2014年6月15日	55	1463	
006	孟生	女	2261	2014年7月8日	2014年7月9日	1024	33	

图 5-42　完善"住院病人登记表"

▍任务分析▍

完成本任务所需涉及的主要知识点：调整行高列宽、插入及隐藏行列、完成数据的输入、设置字体及对齐方式、设置数字格式,以及设置边框和底线。

任务知识

1. 选择单元格及单元格区域

选择单元格及单元格区域的操作方法如表 5-1 所示。

表 5-1　选择单元格及单元格区域的操作方法

操　作	操　作　方　法
选择单元格	用鼠标单击单元格
选择整行	单击行号选择一行； 用鼠标在行号上拖动选择连续多行； 按下 Ctrl 键单击行号选择不相邻多行
选择整列	单击列标选择一列； 用鼠标在列标上拖动选择连续多列； 按下 Ctrl 键单击列标选择不相邻多列
选择一个区域	在起始单元格中单击鼠标,按下左键不放拖动鼠标选择一个区域； 按住 Shift 键的同时按箭头键以扩展选定区域； 单击该区域中的第一个单元格,然后在按住 Shift 键的同时单击该区域中的最后一个单元格
选择不相邻区域	先选择一个单元格或区域,然后按下 Ctrl 键不放选择其他不相邻区域
选择整个表格	单击表格左上角的"全选"按钮或者在空白区域中按下 Ctrl＋A 组合键
选择有数据的区域	按 Ctrl＋箭头键可移动光标到工作表中当前数据区域的边缘； 按 Shift＋箭头键可将单元格的选定范围向指定方向扩大一个单元格； 在数据区域中按下 Ctrl＋A 或者 Ctrl＋Shift＋＊组合键,选择当前连续的数据区域； 按 Ctrl＋Shift＋箭头键可将单元格的选定范围扩展到活动单元格所在列或行中的最后一个非空单元格,或者如果下一个单元格为空,则将选定范围扩展到下一个非空单元格

2. 行和列操作的方法

行和列操作的方法如表 5-2 所示。

表 5-2　行和列操作的方法

操　作	操　作　方　法
调整行高	用鼠标拖动行号的下边线； 依次选择"开始"→"单元格"→"格式"→"行高"命令,在对话框中输入精确值
调整列宽	用鼠标拖动列标的右边线； 依次选择"开始"→"单元格"→"格式"→"列宽"命令,在对话框中输入精确值
隐藏行	用鼠标拖动行号的下边线与上边线重合； 依次选择"开始"→"单元格"→"格式"→"隐藏和取消隐藏"→"隐藏行"命令

续表

操　作	操 作 方 法
隐藏列	用鼠标拖动列标的右边线与左边线重合； 依次选择"开始"→"单元格"→"格式"→"隐藏和取消隐藏"→"隐藏列"命令
插入行	依次选择"开始"→"单元格"→"插入"→"插入工作表行"命令，将在当前行上方插入一个空行
插入列	依次选择"开始"→"单元格"→"插入"→"插入工作表列"命令，将在当前列左侧插入一个空行
删除行或列	选择要删除的行或列，在"开始"选项卡的"单元格"组中单击"删除"按钮
移动行列	选择要移动的行或列，将鼠标光标指向所选行或列的边线，当光标变为箭头状时，按下左键拖动鼠标即可实现行或列的移动

任务实施

在"住院病人登记表"的基础上完成以下操作。

1. 插入行

选中标题行任一单元格，然后右击在右键快捷菜单中选择"插入"，然后在弹出的"插入"对话框中选择"整行"，如图 5-43 所示。

2. 合并单元格

（1）在插入的行中输入标题"住院病人登记表"。

（2）将 A1:I1 单元格选中，然后在"开始"选项卡中的对齐方式组中选择"合并后居中"，如图 5-44 所示。

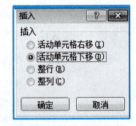

图 5-43　"插入"对话框

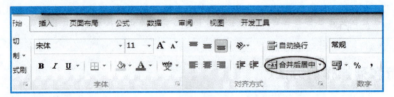

图 5-44　"合并后居中"按钮

3. 设置字体及对齐方式

（1）选择需要进行字体设置及对齐方式设置的单元格区域，右击，选择"设置单元格格式"，在"设置单元格格式"对话框中分别对字体及对齐方式进行设置，如图 5-45 和图 5-46 所示。

（2）将字体设置为宋体 16 号，对齐方式为居中。

4. 设置边框

选择需要设置边框的单元格区域，右击，选择"设置单元格格式"，在"设置单元格格式"对话框中选择"边框"选项卡，然后按图 5-47 和图 5-48 中所标序号分别对内外边框进行设置。

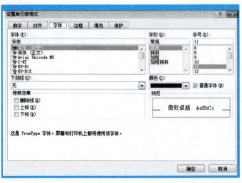

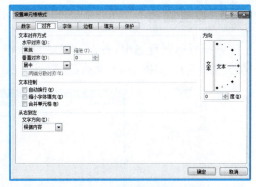

图 5-45　设置字体　　　　　　　　　　　图 5-46　设置对齐方式

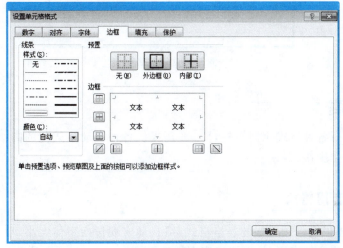

图 5-47　外边框设置

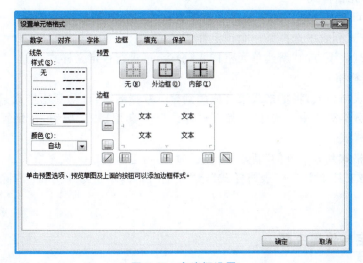

图 5-48　内边框设置

5. 设置底纹

将第一行标题行选中，右击，选择"设置单元格格式"，在"设置单元格格式"对话框中选择"填充"选项卡，如图 5-49 所示，选择蓝色，最后单击"确定"即可。

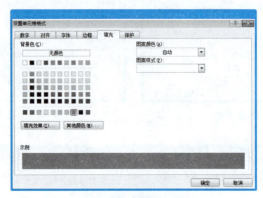

图 5-49　设置底纹

拓展提高

除了手动进行各种格式化操作外，Excel 还提供各种自动格式化的高级功能，以方便大家快速进行格式化操作。

1. 自动套用格式

Excel 本身提供大量预置好的表格格式，可自动实现包括字体大小、填充图案和对齐方式等单元格格式集合的应用，从而快速实现报表格式化。

1）指定单元格样式

Excel 中，可对某个指定的单元格设定预置格式，选择"开始"→"样式"→"单元格样式"按钮，在预置样式列表中选择某一个预定样式。

单击样式列表下方的"新建单元格样式"命令，可进行自定义样式。

2）套用表格格式

自动套用表格格式，将把格式集合应用到整个数据区域，自动套用格式只能应用于不含合并单元格的数据列表中。选择"开始"→"样式"→"套用格式"按钮，在预置格式列表中选择某一个预定样式。

单击预置格式列表下方的"新建表样式"命令，可进行自定义快速格式。

选择"表格工具 设计"→"表格样式"→"其他"箭头，单击最下方的"清除"命令，可取消套用格式。

2. 设定与使用主题

主题是一组格式的集合，其中包括主题颜色、主题字体（包括标题字体和正文字体）和主题效果（包括线条和填充效果）等。通过应用文档主题，可以快速设定文档格式基调，并使其看起来更加美观、专业。

1）使用主题

单击"页面布局"→"主题"→"主题"按钮，选择所需的主题类型。

2）自定义主题

单击"页面布局"→"主题"→"颜色"按钮，自行设定颜色组合。

单击"页面布局"→"主题"→"字体"按钮，自行设定字体组合。

单击"页面布局"→"主题"→"效果"按钮，选择一组主题效果。

3）保存自定义主题

单击"页面布局"→"主题"→"主题"按钮，从主题列表最下方选择"保存当前主题"命令，输入主题名称。

3. 条件格式

条件格式将会基于设定的条件来自动更改单元格区域的外观，可以突出显示所关注的单元格或单元格区域、强调异常值、使用数据条、颜色刻度和图标集来直观地显示数据。

例如，一份成绩表中谁的成绩最好，谁的成绩最差？不论这份成绩单中有多少人，利用条件格式都可以快速找到并以特殊格式标示出这些特定数据所在的单元格。

1）利用预置条件实现快速格式化

【例】　将"住院病人登记表"中西药费大于 1000 元的标示出来。

选择"西药费"这一列数据，选择"开始"→"样式"→"条件格式"按钮，选择规则及预置的条件格式，如图 5-50 和 5-51 所示。

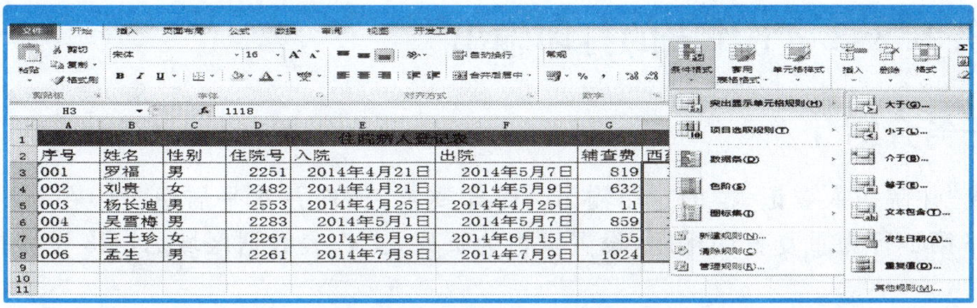

图 5-50　条件格式示意图

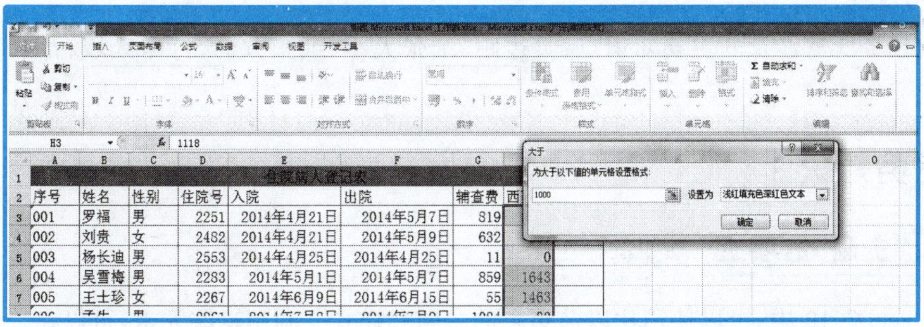

图 5-51　"大于"规则对话框

可以看出，操作完成后，在"西药费"一列中大于 1000 元的单元格全部突出显示了。

2）自定义规则实现高级格式化

选择"开始"→"样式"→"条件格式"按钮，选择"管理规则"命令，单击"新建规则"按钮，在"选择规则类型"列表框中选择规则类型,在"编辑规则说明"区设定条件及格式,即可自定义规则。

选择"开始"→"样式"→"条件格式"按钮,选择"管理规则"命令,在"条件格式规则管理器"对话框的规则列表中选择要修改的规则,单击"修改规则"按钮进行规则修改。

3)各项条件规则的功能说明

(1)突出显示单元格规则:通过比较运算符限定数据范围,例如,在一份工资表中,将所有大于 10000 元的工资数用红色字体突出显示。

(2)项目选取规则:可以设定前若干个最高值或后若干个最低值、高于或低于该区域平均值的单元格特殊格式。例如,在一份学生成绩单中,用绿色字体标示某科目排在后 5 名的分数。

(3)数据条:帮助查看某个单元格相对于其他单元格的值。数据条越长,表示值越高。在观察大量数据(如节假日销售报表中最畅销和最滞销的玩具)中的较高值和较低值时,数据条尤其有用。

(4)色阶:通过使用两种或三种颜色的渐变效果来比较单元格区域中数据,一般情况下,颜色的深浅表示值的高低。例如,在绿色和黄色的双色色阶中,可以指定数值越大的单元格的颜色越绿,而数值越小的单元格的颜色越黄。

(5)图标集:使用图标集对数据进行注释,每个图标代表一个值的范围。例如,在三色交通灯图标集中,绿色的圆圈代表较高值,黄色的圆圈代表中间值,红色的圆圈代表较低值。

▶ 任务 5.3.3　工作表的打印输出

▌任务介绍 ▌

完成"住院病人登记表"的打印输出。打印要求:横向并水平居中打印在 A4 纸上,设置表格第 2 行为重复打印标题,设置页眉为页码,工作表数据区域 A1:I8 设为打印区域。

▌任务分析 ▌

完成任务所需涉及的主要知识点:页边距、纸张大小、纸张方向、打印区域、背景和打印标题。

▌任务知识 ▌

1."主题"选项组

在 Excel 2010 中,可以使用比以前更多的主题和样式。利用这些元素,可以在工作簿和其他 Microsoft Office 文档中统一应用专业设计。主题包括一组主题颜色、一组主题字体和一组主题效果。用户通过应用主题,可以快速而轻松地设置整个工作表的格式。"主题"选项组各选项名称及功能如表 5-3 所示。

表 5-3　"主题"选项组各选项名称及功能

按钮	名称	功　能
主题	主题	可对 Excel 主体界面进行设置,在下拉列表中选择 Excel 内置的主体模板,对工作表整体格式包括文字字体、颜色、效果等进行更改
颜色 ▾	颜色	选择需要设置的主题颜色,对工作表整体颜色进行更改
字体 ▾	字体	对当前工作表标题和正文字体进行整体性更改
效果 ▾	效果	更改当前的主题效果

2."设置页面"选项组

页面设置是打印文件前很重要的操作,通过页面设置可以设置打印的页面、选择输出数据到打印机中的打印格式、文件格式等。"设置页面"选项组各选项名称及功能如表 5-4所示。

表 5-4　"设置页面"选项组各选项名称及功能

按钮	名称	功　能
页边距	页边距	在展开菜单中选择合适的页边距设置,也可以自定义页边距进行设置
纸张方向	纸张方向	设置纸张方向,一般为横向与纵向,默认为纵向
纸张大小	纸张大小	设置纸张大小,根据所建立文档的要求和打印纸张的大小进行设置,一般为 A4、B5、16K 等
打印区域	打印区域	设置当前工作表的打印区域,帮助工作表页面进行设置,同时可以实时观察数据是否超出打印边界,包括"设置打印区域"与"取消打印区域"两个选项
分隔符	分隔符	在所选单元格左上方插入分隔符,并以此为下一页的开始,单击后将会以曲线形式标出上页的结束与下页的开始,有"插入分页符"、"删除分页符"、"重设所有分页符"三个选项
背景	背景	为当前工作表添加背景,添加背景之后此按钮自动变为"删除背景"按钮
打印标题	打印标题	设置工作表需要在每页重复打印的行或列,设置后每页默认以设置行或列为标题进行打印

3. "调整为合适大小"选项组

"调整为合适大小"选项组与之前"页面设置"对话框中的"页面"选项卡中"缩放"栏相同。"调整为合适大小"选项组是对当前工作表进行调整,以适合打印要求。"调整为合适大小"选项组各选项名称及功能。

表 5-5　"调整为合适大小"选项组各选项名称及功能

按钮	名称	功　能
宽度: 自动 ▾	宽度	设置适合打印的宽度,使其适合需要的页数。单击右侧箭头进行缩放页数选择,或单击"其他页"打开"页面设置"对话框,在"缩放"栏中设置
高度: 自动 ▾	高度	设置合适的高度,使其适合更多的页面或要求,单击右侧箭头选择缩放的页数
缩放比例: 100%	缩放比例	调整页面缩放比例,使其适合打印要求

任务实施

选择"页面布局"选项卡→"页面设置"命令,单击右下角的对话框启动器按钮,如图 5-52 所示,在弹出的对话框中对页面进行设置。

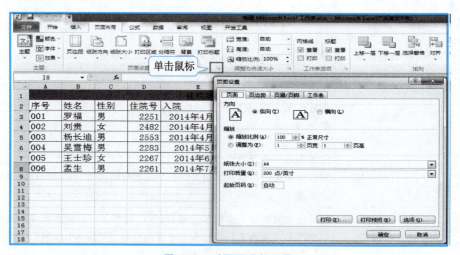

图 5-52　对页面进行设置

1. 设置纸张方向及大小

在"页面"选项卡下设置方向为横向,纸张大小为 A4,如图 5-53 所示。

2. 设置水平居中方式

在"页边距"选项卡下选择居中方式为水平,如图 5-54 所示。

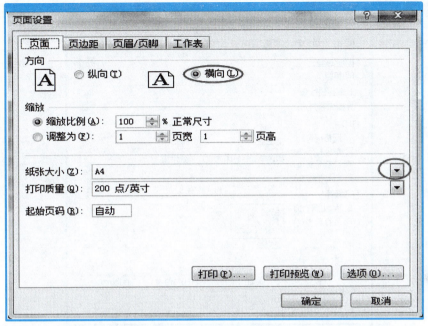

图 5-53　"页面"选项卡

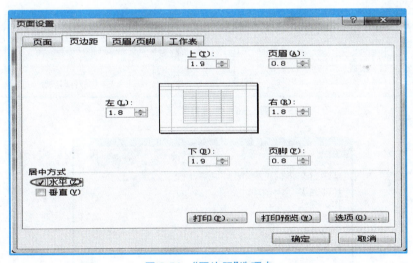

图 5-54　"页边距"选项卡

3. 设置打印区域

选择"工作表"选项卡，单击打印区域选择按钮，选择要打印的区域，单击"确定"按钮即可完成打印区域设置，如图 5-55～图 5-57 所示。

4. 设置重复打印标题

选择"工作表"选项卡，单击顶端标题行选择按钮，选择要重复打印标题的区域，单击"确定"按钮即可完成重复打印标题设置，如图 5-58～图 5-60 所示。

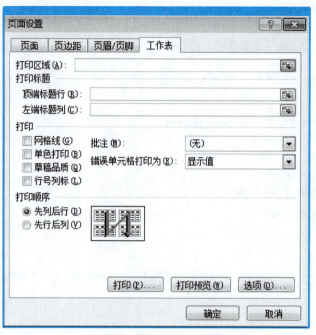

图 5-55　打印区域选择按钮

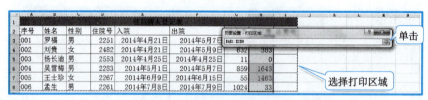

图 5-56　选择打印区域

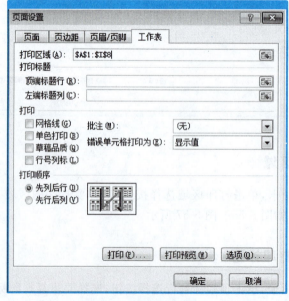

图 5-57　确定打印区域

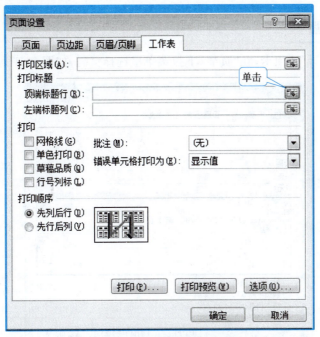

图 5-58 顶端标题行选择按钮

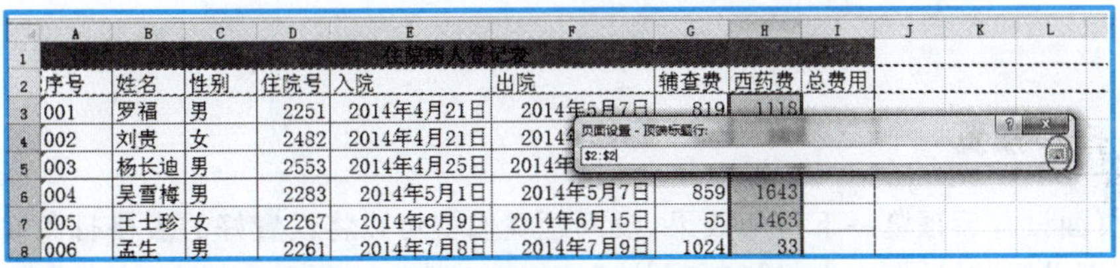

图 5-59 选择需要重复打印的标题区域

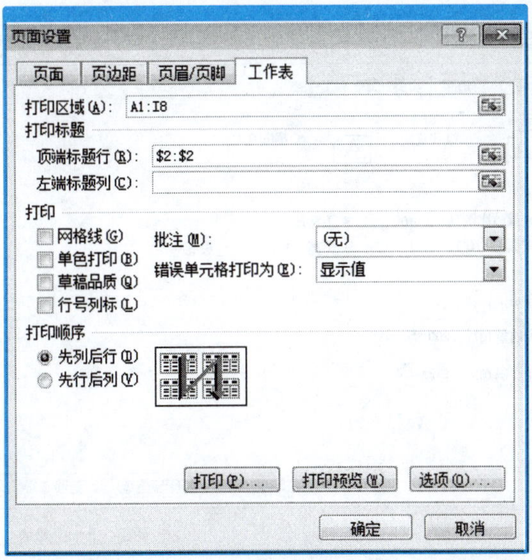

图 5-60 确定需要重复打印的顶端标题行

5. 设置页眉

选择"页眉/页脚"选项卡,在"页眉"下拉菜单里选择页码,如图 5-61 所示。

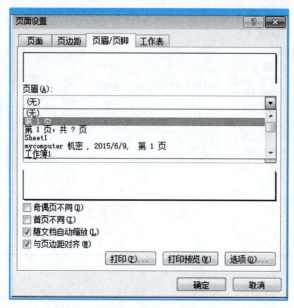

图 5-61 "页眉"下拉菜单

6. 打印预览

完成页面设置后预览一下打印效果,没问题我们就可以将设置好的表格打印输出了。

在"页面设置"对话框中选择"打印预览"按钮,如图 5-62 所示。或在"文件"选项卡中选择打印命令进行打印预览,如图 5-63 所示。

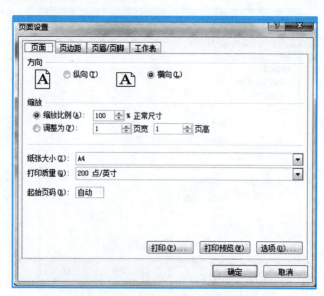

图 5-62 "打印预览"按钮

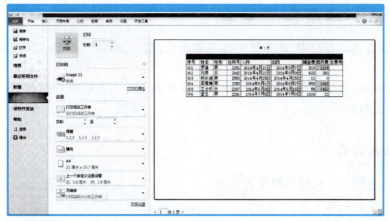

图 5-63 打印预览页面

项目5.4 公式及函数的使用

▶ 任务 5.4.1 公式的使用

任务介绍

完成如图 5-64 所示"明珠医院员工工资表"的工资计算,要求使用公式。

员工编号	姓名	性别	科室	职务	学历	工龄	基本工资	工龄工资	基础工资
DF001	莫一丁	男	内科	医生	博士	10	12,000.00		
DF002	郭晶晶	女	外科	护士	大专	5	3,500.00		
DF003	侯大文	男	外科	医生	硕士	5	12,000.00		
DF004	宋子文	男	医技科	医生	本科	7	5,600.00		
DF005	王清华	男	外科	护士	本科	8	5,600.00		
DF006	张国庆	男	五官科	医生	本科	4	6,000.00		
DF007	曾晓军	男	医技科	医生	硕士	5	10,000.00		
DF008	乔小小	女	外科	护士	硕士	6	15,000.00		
DF009	孙小红	女	外科	护士	本科	4	4,000.00		
DF010	陈家洛	男	内科	医生	本科	3	5,500.00		
DF011	李小飞	男	五官科	医生	本科	2	5,000.00		
DF012	杜兰儿	女	外科	护士	大专	6	3,000.00		
DF013	苏三强	男	医技科	医生	硕士	10	12,000.00		

条件	金额(元)
每满一年	¥ 50.00

图 5-64 明珠医院员工工资表

任务分析

完成任务所需的知识点:公式的基本组成、基本格式、公式的复制与填充,以及单元格的引用。

任务知识

1. 认识公式

公式是一组表达式,由单元格引用、常量、运算符、括号组成,复杂的公式还可以包括函数,用于计算生成新的值。在 Excel 中,公式总是以等号"="开始。

2. 公式的运算顺序

在公式的各类运算符中,运算优先顺序依次为:引用运算符、算术运算符、文字运算符、比较运算符。

若需要改变运算优先级,应把公式中优先计算的部分用圆括号()括起来。圆括号内的运算,仍按优先级次序进行。

3. 输入公式

在 Excel 中输入公式的步骤如下。

(1) 选取放公式的单元格。

(2) 输入等号"＝"。

(3) 在等号"＝"后输入公式表达式。

(4) 单击编辑栏上的输入(√)按钮或回车确定,则该单元格中显示计算结果。

用鼠标双击公式进入编辑状态,在单元格或者编辑栏中均可对公式进行修改,按 Del 键可将公式删除。

需要注意的是:公式中的符号为英文状态下的符号。

4. 公式的复制与填充

选中要复制公式所在单元格,右击即可进行复制、粘贴操作。也可用填充手柄进行复制填充。

5. 单元格的引用

在公式中最常用的是单元格引用。可以在单元格中引用一个单元格、一个单元格区域,以及另一个工作表或工作簿中的单元格或区域。

单元格引用方式分为以下几类。

相对引用:如"＝A1"。

绝对引用:如"＝\$A\$1"。

混合引用:如"＝A\$1"、"＝\$A1"、"＝\$A\$1"。

任务实施

1. 工龄工资的计算

表格中已经说明,工龄每满一年,工龄工资增加50,因此工龄工资＝工龄*50,用绝对引用的方式来做。

选中 I4 单元格开始输入公式:＝G4 * \$B\$19,其中 G4 和 B19 不需要手动输入,用鼠标单击其单元格即可。因为 B19 单元格是绝对引用,因此要在其行号和列标前加符号"\$",如图 5-65 所示。

余下的工龄工资计算用填充手柄向下填充即可,完成后图 5-66 所示。

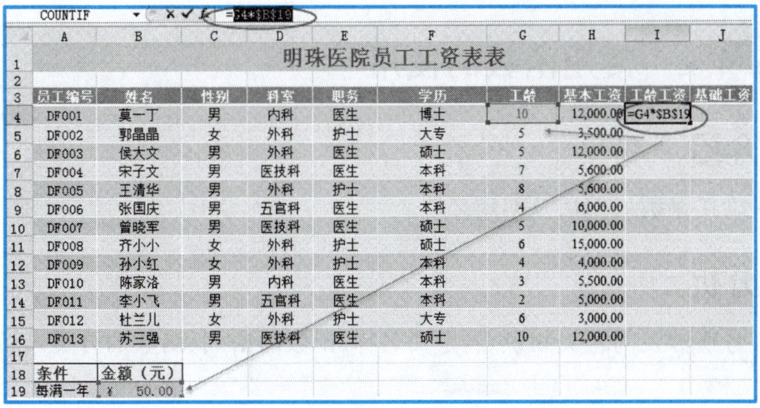
COUNTIF =G4*B19

	A	B	C	D	E	F	G	H	I	J
1	明珠医院员工工资表表									
2										
3	员工编号	姓名	性别	科室	职务	学历	工龄	基本工资	工龄工资	基础工资
4	DF001	莫一丁	男	内科	医生	博士	10	12,000.00	=G4*B19	
5	DF002	郭晶晶	女	外科	护士	大专	5	3,500.00		
6	DF003	侯大文	男	外科	医生	硕士	5	12,000.00		
7	DF004	宋子文	男	医技科	医生	本科	7	5,600.00		
8	DF005	王清华	男	外科	护士	本科	8	5,600.00		
9	DF006	张国庆	男	五官科	医生	本科	4	6,000.00		
10	DF007	曾晓军	男	医技科	医生	硕士	5	10,000.00		
11	DF008	齐小小	女	外科	护士	硕士	6	15,000.00		
12	DF009	孙小红	女	外科	护士	本科	4	4,000.00		
13	DF010	陈家洛	男	内科	医生	本科	3	5,500.00		
14	DF011	李小飞	男	五官科	医生	本科	2	5,000.00		
15	DF012	杜兰儿	女	外科	护士	大专	6	3,000.00		
16	DF013	苏三强	男	医技科	医生	硕士	10	12,000.00		
17										
18	条件	金额（元）								
19	每满一年	￥ 50.00								

图 5-65 工龄工资公式

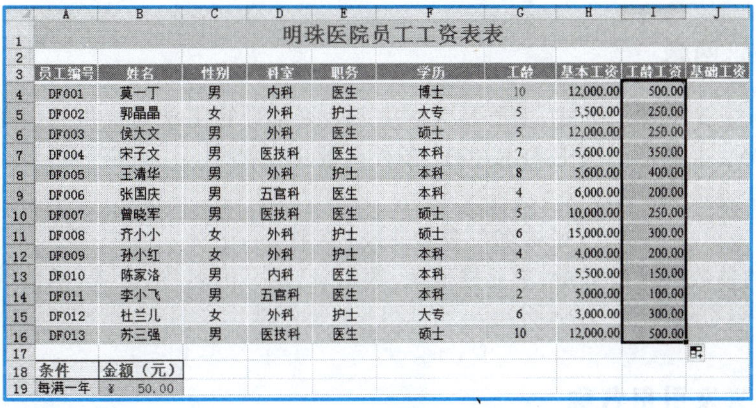

	A	B	C	D	E	F	G	H	I	J
1	明珠医院员工工资表表									
2										
3	员工编号	姓名	性别	科室	职务	学历	工龄	基本工资	工龄工资	基础工资
4	DF001	莫一丁	男	内科	医生	博士	10	12,000.00	500.00	
5	DF002	郭晶晶	女	外科	护士	大专	5	3,500.00	250.00	
6	DF003	侯大文	男	外科	医生	硕士	5	12,000.00	250.00	
7	DF004	宋子文	男	医技科	医生	本科	7	5,600.00	350.00	
8	DF005	王清华	男	外科	护士	本科	8	5,600.00	400.00	
9	DF006	张国庆	男	五官科	医生	本科	4	6,000.00	200.00	
10	DF007	曾晓军	男	医技科	医生	硕士	5	10,000.00	250.00	
11	DF008	齐小小	女	外科	护士	硕士	6	15,000.00	300.00	
12	DF009	孙小红	女	外科	护士	本科	4	4,000.00	200.00	
13	DF010	陈家洛	男	内科	医生	本科	3	5,500.00	150.00	
14	DF011	李小飞	男	五官科	医生	本科	2	5,000.00	100.00	
15	DF012	杜兰儿	女	外科	护士	大专	6	3,000.00	300.00	
16	DF013	苏三强	男	医技科	医生	硕士	10	12,000.00	500.00	
17										
18	条件	金额（元）								
19	每满一年	￥ 50.00								

图 5-66 工龄工资计算完成后示意图

2. 基础工资的计算

基础工资＝基本工资＋工龄工资。

选中 J4 单元格输入公式：＝H4＋I4，然后按回车键确认，余下的基础工资用填充手柄向下填充即可，完成后如图 5-67 所示。

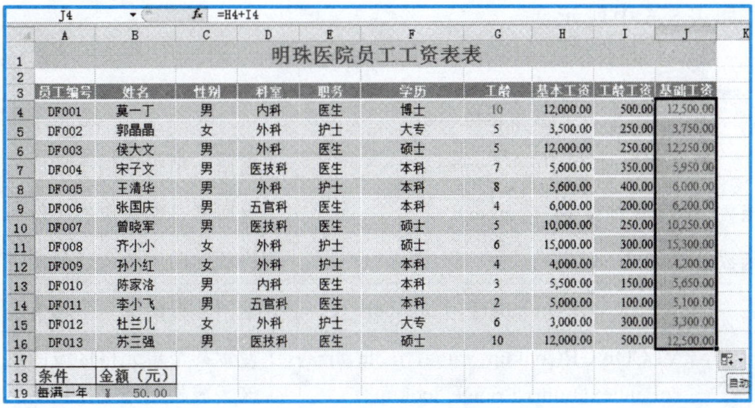
J4 =H4+I4

	A	B	C	D	E	F	G	H	I	J
1	明珠医院员工工资表表									
2										
3	员工编号	姓名	性别	科室	职务	学历	工龄	基本工资	工龄工资	基础工资
4	DF001	莫一丁	男	内科	医生	博士	10	12,000.00	500.00	12,500.00
5	DF002	郭晶晶	女	外科	护士	大专	5	3,500.00	250.00	3,750.00
6	DF003	侯大文	男	外科	医生	硕士	5	12,000.00	250.00	12,250.00
7	DF004	宋子文	男	医技科	医生	本科	7	5,600.00	350.00	5,950.00
8	DF005	王清华	男	外科	护士	本科	8	5,600.00	400.00	6,000.00
9	DF006	张国庆	男	五官科	医生	本科	4	6,000.00	200.00	6,200.00
10	DF007	曾晓军	男	医技科	医生	硕士	5	10,000.00	250.00	10,250.00
11	DF008	齐小小	女	外科	护士	硕士	6	15,000.00	300.00	15,300.00
12	DF009	孙小红	女	外科	护士	本科	4	4,000.00	200.00	4,200.00
13	DF010	陈家洛	男	内科	医生	本科	3	5,500.00	150.00	5,650.00
14	DF011	李小飞	男	五官科	医生	本科	2	5,000.00	100.00	5,100.00
15	DF012	杜兰儿	女	外科	护士	大专	6	3,000.00	300.00	3,300.00
16	DF013	苏三强	男	医技科	医生	硕士	10	12,000.00	500.00	12,500.00
17										
18	条件	金额（元）								
19	每满一年	￥ 50.00								

图 5-67 基础工资计算完成后示意图

▶任务 5.4.2　常用函数的使用

▍任务介绍▍

了解几种常用函数的用法及使用环境。

▍任务分析▍

完成本任务所涉及的相关知识点：定义名称、函数的格式、函数的分类，以及函数的输入与编辑。

▍任务知识▍

1. 认识函数

函数实际上是特殊的公式，主要是为解决那些复杂计算需求而提供的一种预置算法，如求和函数 SUM、平均值函数 EVERAGE、条件函数 IF 等。

函数通常表示为

函数名（[参数 1]，[参数 2]，……）

函数中的参数可以是常量、单元格地址、数组、已定义的名称、公式、函数等，输入函数时必须以等号"＝"开始。

2. 定义及引用名称

在公式中，如果参加运算的数据所在单元格或区域，除了地址之外还有名称，则可直接使用名称。在默认状态下，Excel 对名称使用绝对引用。

3. Excel 函数分类

Excel 提供大量工作表函数，并按其功能进行分类。Excel 2010 目前默认提供的函数类别共 13 大类，如表 5-6 中所示。

表 5-6　函数类别表

函数类别	常用函数示例	说　　明
财务函数	NPV(rate,value1,[value2],…)	返回一项投资的净现值
日期和时间函数	YEAR(serial_number)	返回某日期对应的年份
数学和三角函数	INT(number)	将数字向下舍入到最接近的整数
统计函数	AVERAGE(number1,[number2],…)	返回参数的算术平均值
查找和引用函数	VLOOKUP(lookup_value, table_array, col_index_num, [range_lookup])	搜索某个单元格区域的第一列，然后返回该区域相同行上任何单元格中的值
数据库函数	DCOUNTA(database, field, criteria)	返回满足指定条件的非空单元格的个数

续表

函数类别	常用函数示例	说　明
文本函数	MID(text，start_num，num_chars)	返回文本字符串中从指定位置开始的特定数目的字符
逻辑函数	IF(logical_test，[value_if_true]，[value_if_false])	若指定条件的计算结果为 TRUE,将返回某个值；若该条件的计算结果为 FALSE,则返回另一个值
信息函数	ISBLANK(value)	检验单元格值是否为空,若为空则返回 TRUE
工程函数	CONVERT(number，from_unit，to_unit)	将数字从一个度量系统转换到另一个度量系统中
兼容性函数	RANK(number,ref,[order])	返回一个数字在数字列表中的排位
多维数据集函数	CUBEVALUE(connection,member_expression1,member_expression2…)	从多维数据集中返回汇总值
与加载项一起安装的用户自定义函数	不确定	如果在系统中安装了某一包含函数的应用程序,该程序作为 Excel 的加载项,其所包含的函数作用自定义函数显示在这里以供选用

4. 函数的输入与编辑

输入函数时,可直接在单元格中输入,也可通过插入函数按钮插入,如图 5-68 所示。

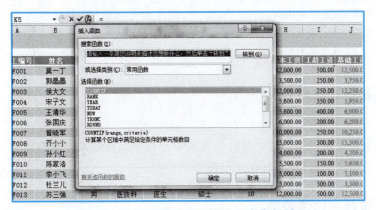

图 5-68　插入函数按钮及"插入函数"对话框

在包含函数的单元格的双击鼠标,进入编辑状态,可对函数参数进行修改,按 Enter 键确认。

任务实施

1. 求和函数

SUM(number1,[number2],…)

功能:将指定的参数 number1、number2……相加求和。

用法:例如,"＝SUM(A1:A5)"表示将单元格 A1～A5 中的所有数值相加,"＝SUM

（A1，A3，A5）"表示将单元格 A1、A3 和 A5 中的数字相加。

2. 条件求和函数

SUMIF(range，criteria，[sum_range])

功能：对指定单元格区域中符合指定条件的值求和。在函数中任何文本条件或任何含有逻辑或数学符号的条件都必须使用双引号"括起来。如果条件为数字，则无须使用双引号。

用法：例如，"＝SUMIF(B1:B20,＞"5")"表示对 B1:B20 区域大于 5 的数值进行相加，"＝SUMIF(B2:B5，"护士"，C2:C5)"表示对单元格区域 C2:C5 中与单元格区域B2:B5 中，等于"护士"的单元格对应的单元格中的值求和。

3. 多条件求和函数

SUMIFS(sum_range，criteria_range1，criteria1，[criteria_range2，criteria2]，…)

功能：对指定单元格区域中满足多个条件的单元格求和。

用法：例如，"＝SUMIFS(A1:A20，B1:B20，"＞0"，C1:C20，"＜10")"表示对区域A1:A20 中符合以下条件的单元格的数值求和：B1:B20 中的相应数值大于零，且 C1:C20 中的相应数值小于 10。

4. 平均值函数

AVERAGE(number1，[number2]，…)

功能：求指定参数 number1、number2……的算术平均值，最多可包含 255 个参数。

用法：例如，"＝AVERAGE(A2:A6)"表示对单元格区域 A2～A6 中的数值求平均值，"＝AVERAGE(A2，C6)"表示对单元格区域 A2 与 C6 中的数值求平均值。

5. 条件平均值函数

AVERAGEIF(range，criteria，[average_range])

功能：对指定区域中满足给定条件的所有单元格中的数值求算术平均值。

用法：与条件求和函数类似，在此不再赘述。

6. 多条件平均值函数

AVERAGEIFS(average_range，criteria_range1，criteria1，[criteria_range2，criteria2]，…)

功能：对指定区域中满足多个条件的所有单元格中的数值求算术平均值。

用法：与多条件求和函数类似，在此不再赘述。

7. 计数函数

COUNT(value1，[value2]，…)

功能：统计指定区域中包含数值的个数，只对包含数字的单元格进行计数。

用法：例如，"＝COUNT(A2:A8)"表示统计单元格区域 A2～A8 中包含数值的单元格的个数。

8. 计数函数

COUNTA(value1，[value2]，…)

功能：统计指定区域中不为空的单元格的个数。可对包含任何类型信息的单元格进行计数。

用法：例如，"＝COUNTA(A2：A8)"表示统计单元格区域 A2～A8 中非空单元格的个数。

9. 条件计数函数

COUNTIF(range，criteria)

功能：统计指定区域中满足单个指定条件的单元格的个数。

用法：与条件求和函数类似，在此不再赘述。

10. 多条件计数函数

COUNTIFS(criteria_range1，criteria1，[criteria_range2，criteria2]…)

功能：统计指定区域内符合多个给定条件的单元格的数量。可以将条件应用于跨多个区域的单元格，并计算符合所有条件的次数。

用法：与多条件求和函数类似，在此不再赘述。

11. 垂直查询函数

VLOOKUP(lookup_value，table_array，col_index_num，[range_lookup])

功能：搜索指定单元格区域的第一列，然后返回该区域相同行上任何指定单元格中的值。

用法：例如，"＝VLOOKUP(1,A2：C10,2)"要查找的区域为 A2：C10，因此 A 列为第 1 列，B 列为第 2 列，C 列则为第 3 列。表示使用近似匹配搜索 A 列(第 1 列)中的值 1，如果在 A 列中没有 1，则近似找到 A 列中与 1 最接近的值，然后返回同一行中 B 列(第 2 列)的值。

12. 逻辑判断函数

IF(logical_test，[value_if_true]，[value_if_false])

功能：如果指定条件的计算结果为 TRUE，IF 函数将返回某个值；如果该条件的计算结果为 FALSE，则返回另一个值。

用法：例如，"＝IF(A2＞＝60,"及格","不及格")"表示如果单元格 A2 中的值大于等于60，则显示"及格"字样，否则显示"不及格"字样。

13. 日期函数

NOW()

功能：返回当前计算机系统的日期和时间。

YEAR(serial_number)

功能:返回指定日期对应的年份。返回值为 1900～9999 之间的整数。

TODAY()

功能:返回今天的日期。通过该函数,可以实现无论何时打开工作簿时工作表上都能显示当前日期;该函数也可以用于计算时间间隔,可以用来计算一个人的年龄。

14. 最大值与最小值函数

最大值函数 MAX (number1, [number2], …)

功能:返回一组值或指定区域中的最大值。

最小值函数 MIN(number1, [number2], …)

功能:返回一组值或指定区域中的最小值 。

15. 排位函数

RANK. EQ(number,ref,[order])

RANK. AVG(number,ref,[order])

功能:返回一个数值在指定数值列表中的排位;如果多个值具有相同的排位,使用函数 RANK. AVG 将返回平均排位;使用函数 RANK. EQ 则返回实际排位。

用法:例如,"=RANK. EQ("3. 5",A2:A6,1)"表示求取数值 3. 5 在单元格区域 A2:A6 中的数值列表中的升序排位。

16. 截取字符串函数

MID(text, start_num, num_chars)

功能:从文本字符串中的指定位置开始返回特定个数的字符。

用法:例如,"=MID(A2,7,4)"表示从单元格 A2 中的文本字符串中的第 7 个字符开始提取 4 个字符。

拓展提高

完成"明珠医院员工工资表"的工资计算,如图 5-69 所示。

明珠医院员工工资表表

员工编号	姓名	性别	科室	职务	学历	工龄	基本工资	工龄工资	基础工资	工资级别
DF001	莫一丁	男	内科	医生	博士		12,000.00			
DF002	郭晶晶	女	外科	护士	大专		3,500.00			
DF003	侯大文	男	外科	医生	硕士		12,000.00			
DF004	宋子文	男	医技科	医生	本科		5,600.00			
DF005	王清华	男	外科	护士	本科		5,600.00			
DF006	张国庆	男	五官科	医生	本科		6,000.00			
DF007	曾晓军	男	医技科	医生	硕士		10,000.00			
DF008	齐小小	女	外科	护士	硕士		15,000.00			
DF009	孙小红	女	外科	护士	本科		4,000.00			
DF010	陈家洛	男	内科	医生	本科		5,500.00			
DF011	李小飞	男	五官科	医生	本科		5,000.00			
DF012	杜兰儿	女	外科	护士	大专		3,000.00			
DF013	苏三强	男	医技科	医生	硕士		12,000.00			

条件	金额(元)
每满一年	¥ 50.00

图 5-69　明珠医院员工工资表

1. 用 vlookup 函数计算工龄

员工编号与工龄对照表在 Sheet2 上,如图 5-70 所示。

(1) 选中员工编号对照表即 B5∶C18 区域,为此区域定义名称"表 1",并单击"确定"按钮如图 5-71 和图 5-72 所示。

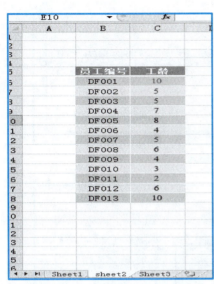

图 5-70 员工编号与工龄对照表

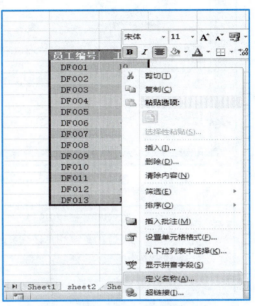

图 5-71 区域选择

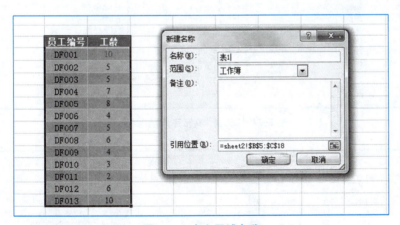

图 5-72 定义区域名称

(2) 在 G4 单元格内输入函数"＝VLOOKUP(A4∶A16,表 1,2,0)",如图 5-73 所示,然后利用填充手柄向下填充即可。完成后如图 5-74 所示。

2. 利用公式计算工龄工资及基础工资

工龄工资与基础工资的填充步骤前文已有详细讲解,在此不再赘述,完成后如图 5-75 所示。

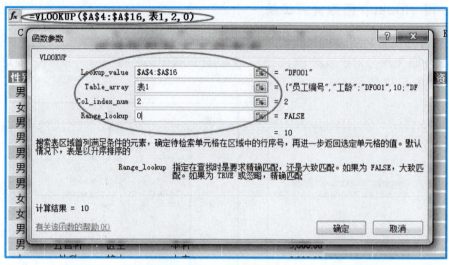

图 5-73　vlookup 函数输入

员工编号	姓名	性别	科室	职务	学历	工龄	基本工资	工龄工资	基础工资	工资级别
DF001	莫一丁	男	内科	医生	博士	10	12,000.00			
DF002	郭晶晶	女	外科	护士	大专	5	3,500.00			
DF003	侯大文	男	外科	医生	硕士	5	12,000.00			
DF004	宋子文	男	医技科	医生	本科	7	5,600.00			
DF005	王清华	男	外科	护士	本科	8	5,600.00			
DF006	张国庆	男	五官科	医生	本科	4	6,000.00			
DF007	曾晓军	男	医技科	医生	硕士	5	10,000.00			
DF008	齐小小	女	外科	护士	硕士	6	15,000.00			
DF009	孙小红	女	外科	护士	本科	4	4,000.00			
DF010	陈家洛	男	内科	医生	本科	3	5,500.00			
DF011	李小飞	男	五官科	医生	本科	2	5,000.00			
DF012	杜兰儿	女	外科	护士	大专	6	3,000.00			
DF013	苏三强	男	医技科	医生	硕士	10	12,000.00			

条件	金额（元）
每满一年	￥　50.00

明珠医院员工工资表表

图 5-74　"工龄"填充完成示意图

明珠医院员工工资表表

员工编号	姓名	性别	科室	职务	学历	工龄	基本工资	工龄工资	基础工资	工资级别
DF001	莫一丁	男	内科	医生	博士	10	12,000.00	500.00	12,500.00	
DF002	郭晶晶	女	外科	护士	大专	5	3,500.00	250.00	3,750.00	
DF003	侯大文	男	外科	医生	硕士	5	12,000.00	250.00	12,250.00	
DF004	宋子文	男	医技科	医生	本科	7	5,600.00	350.00	5,950.00	
DF005	王清华	男	外科	护士	本科	8	5,600.00	400.00	6,000.00	
DF006	张国庆	男	五官科	医生	本科	4	6,000.00	200.00	6,200.00	
DF007	曾晓军	男	医技科	医生	硕士	5	10,000.00	250.00	10,250.00	
DF008	齐小小	女	外科	护士	硕士	6	15,000.00	300.00	15,300.00	
DF009	孙小红	女	外科	护士	本科	4	4,000.00	200.00	4,200.00	
DF010	陈家洛	男	内科	医生	本科	3	5,500.00	150.00	5,650.00	
DF011	李小飞	男	五官科	医生	本科	2	5,000.00	100.00	5,100.00	
DF012	杜兰儿	女	外科	护士	大专	6	3,000.00	300.00	3,300.00	
DF013	苏三强	男	医技科	医生	硕士	10	12,000.00	500.00	12,500.00	

条件	金额（元）
每满一年	￥　50.00

图 5-75　"工龄工资"及"基础工资"填充完成示意图

3. 利用 if 函数计算工资级别

要求：凡是员工基础工资少于 4000，是四级工资，在 4000～6000 之间的是三级工资，6000～10000 之间的是二级工资，大于 10000 的是一级工资。

在 K4 单元内输入函数"＝IF(J4＞10000,"一级",IF(J4＞6000,"二级",IF(J4＞4000,"三级","四级")))"，其余的用填充手柄向下填充即可，完成后如图 5-76 所示。

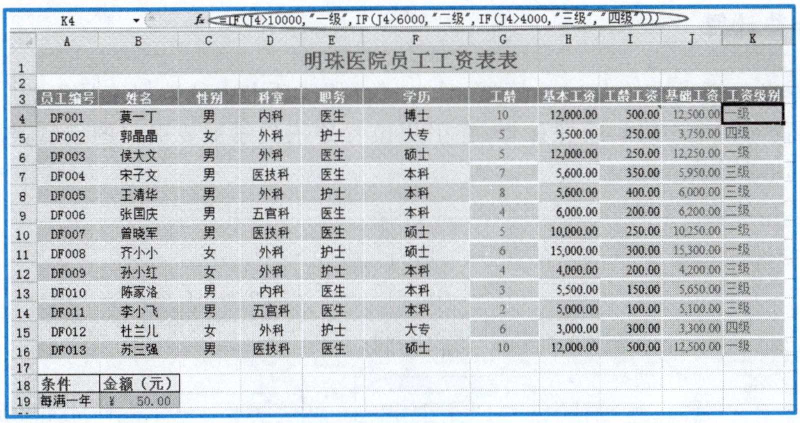

图 5-76 "工资级别"填充完成示意图

项目 5.5　数据的分析与处理

▶ 任务 5.5.1　数据的基本处理

| 任务介绍 |

完成"一季度员工工资表"的数据基本处理，操作如下。

（1）合并计算：将一季度基础工资进行合并计算。

（2）对一季度工资表表格进行排序：首先按职务进行排序，职务相同的按工龄进行排序，工龄相同的按基础工资进行排序。

（3）自动筛选：将外科的男护士筛选出来复制到"外科男护"表中。

（4）高级筛选：将 1 月基础工资大于 10000 的员工复制到"高级筛选"表中。

（5）分类汇总：按职务将护士及医生的基础工资以平均值的方式汇总。

| 任务分析 |

完成任务所需涉及的相关知识点：数据的排序、筛选、合并计算，以及分类汇总。

| 任务知识 |

数据表的构建规则如下。

（1）数据列表一般是一个矩形区域，应与周围的非数据列表内容用空白行列分隔开，也就是说一组数据列表中没有空白的行或列。

（2）数据列表要有一个标题行，作为每列数据的标志，标题应便于理解数据的含义。标题一般不能使用纯数值，不能重复，也不能分置于两行中。

（3）数据列表中不能包括合并单元格，标题行单元格中不能插入斜线表头。

（4）每一列中的数据格式一般应该统一。

任务实施

1. 合并计算

选中一季度工资表中的J3:J15区域，单击"数据"选项卡中的数据工具组的"合并计算"按钮，在弹出的对话框中进行合并计算，在引用位置处依次添加要引用的区域，操作步骤如图5-77～图5-80所示。

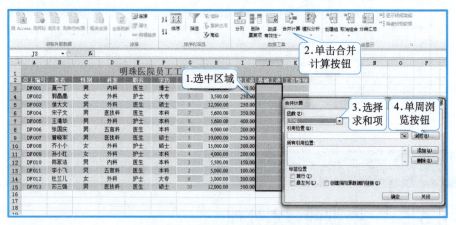

图 5-77　合并计算操作示意图 1

图 5-78　合并计算操作示意图 2

图 5-79　合并计算操作示意图 3

明珠医院员工工资表表

员工编号	姓名	性别	科室	职务	学历	工龄	基本工资	工龄工资	基础工资	工资级别
DF001	莫一丁	男	内科	医生	博士	10	12,000.00	500.00	37,500.00	
DF002	郭晶晶	女	外科	护士	大专	5	3,500.00	250.00	11,250.00	
DF003	侯大文	男	外科	医生	硕士	5	12,000.00	250.00	36,750.00	
DF004	宋子文	男	医技科	医生	本科	7	5,600.00	350.00	17,850.00	
DF005	王清华	男	外科	护士	本科	8	5,600.00	400.00	18,000.00	
DF006	张国庆	男	五官科	医生	本科	4	6,000.00	200.00	18,600.00	
DF007	曾晓军	男	医技科	医生	硕士	5	10,000.00	250.00	30,750.00	
DF008	齐小小	女	外科	护士	硕士	6	15,000.00	300.00	45,900.00	
DF009	孙小红	女	外科	护士	本科	4	4,000.00	200.00	12,600.00	
DF010	陈家洛	男	内科	医生	本科	3	5,500.00	150.00	16,950.00	
DF011	李小飞	男	五官科	医生	本科	2	5,000.00	100.00	15,300.00	
DF012	杜兰儿	女	外科	护士	大专	6	3,000.00	300.00	9,900.00	
DF013	苏三强	男	医技科	医生	硕士	10	12,000.00	500.00	37,500.00	

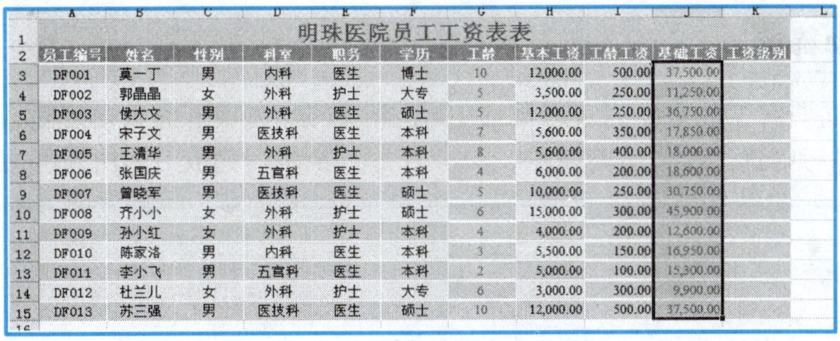

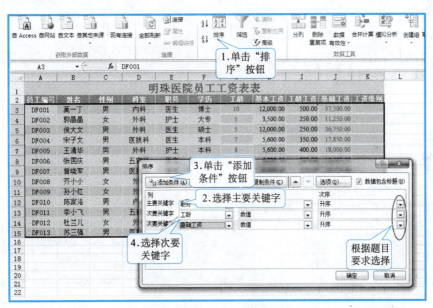

图 5-80　合并计算操作完成示意图

2. 排序

将表中需进行排序的数据列表区域选中，单击“数据”选项卡的数据与筛选组的排序按钮，按照要求选择主要关键字以及次要关键字。操作步骤如图 5-81 所示。排序完成后如图 5-82所示。

图 5-81　排序操作示意图

明珠医院员工工资表表

员工编号	姓名	性别	科室	职务	学历	工龄	基本工资	工龄工资	基础工资	工资级别
DF009	孙小红	女	外科	护士	本科	4	4,000.00	200.00	12,600.00	
DF002	郭晶晶	女	外科	护士	大专	5	3,500.00	250.00	11,250.00	
DF012	杜兰儿	女	外科	护士	大专	6	3,000.00	300.00	9,900.00	
DF008	齐小小	女	外科	护士	硕士	6	15,000.00	300.00	45,900.00	
DF005	王清华	男	外科	护士	本科	8	5,600.00	400.00	18,000.00	
DF011	李小飞	男	五官科	医生	本科	2	5,000.00	100.00	15,300.00	
DF010	陈家洛	男	内科	医生	本科	3	5,500.00	150.00	16,950.00	
DF006	张国庆	男	五官科	医生	本科	4	6,000.00	200.00	18,600.00	
DF007	曾晓军	男	医技科	医生	硕士	5	10,000.00	250.00	30,750.00	
DF003	侯大文	男	外科	医生	硕士	5	12,000.00	250.00	36,750.00	
DF004	宋子文	男	医技科	医生	本科	7	5,600.00	350.00	17,850.00	
DF001	莫一丁	男	内科	医生	博士	10	12,000.00	500.00	37,500.00	
DF013	苏三强	男	医技科	医生	硕士	10	12,000.00	500.00	37,500.00	

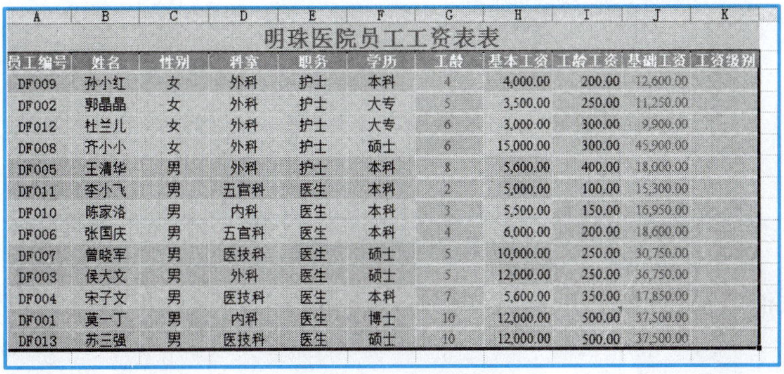

图 5-82　排序完成示意图

3. 自动筛选

将表中需进行筛选的数据列表区域选中，单击"数据"选项卡的数据与筛选组的筛选按钮，按照要求进行筛选。操作步骤如图 5-83～图 5-85 所示。完成后如图 5-86 所示。

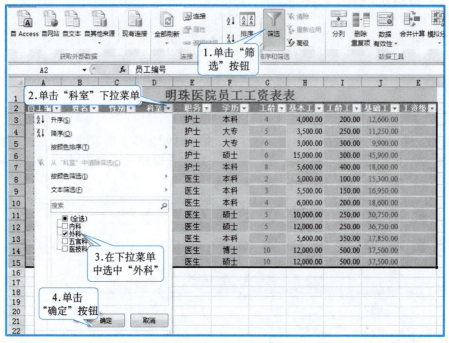

图 5-83　筛选操作示意图 1

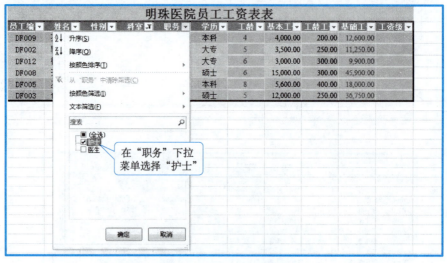

图 5-84　筛选操作示意图 2

如果要取消筛选，再单击一下"数据"选项卡数据与筛选组里的筛选按钮即可恢复原状。

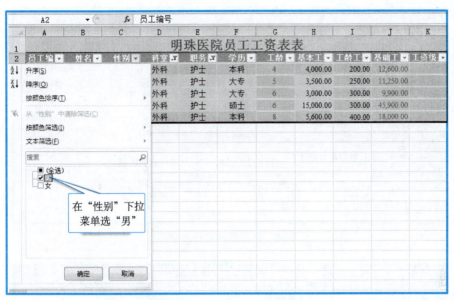

图 5-85　筛选操作示意图 3

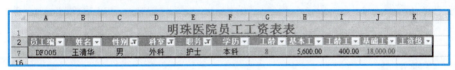

图 5-86　筛选完成示意图

4. 高级筛选

通过构建复杂条件可以实现高级筛选。所构建的复杂条件需要放置在单独的区域中，可以为该条件区域命名以便引用。

用于高级筛选的复杂条件中可以使用下列运算符比较两个值："＝（等号）"、"＞（大于号）"、"＜（小于号）"、"＞＝（大于等于号）"、"＜＝（小于等于号）"和"＜＞（不等号）"。

高级筛选的操作步骤如下。

（1）将条件输入在空白单元格中，如图 5-87 所示。

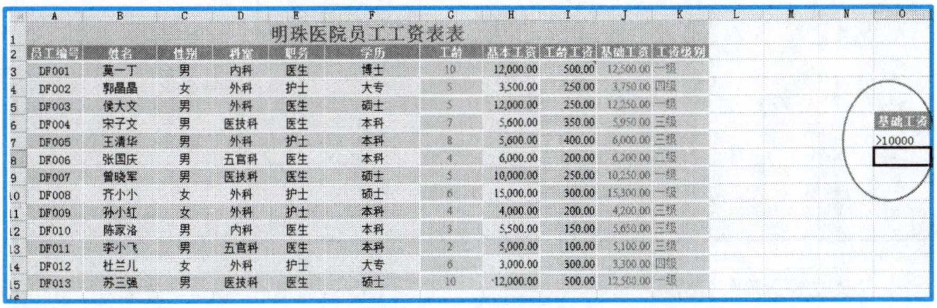

图 5-87　高级筛选条件

（2）单击"数据"选项卡数据与筛选组里的高级按钮，然后在弹出的对话框里操作，如图 5-88所示。完成后如图 5-89 所示。

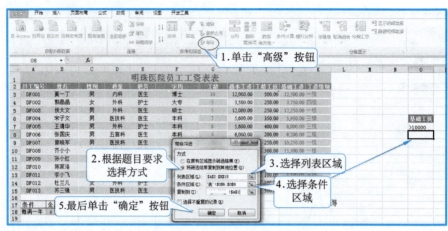

图 5-88　高级筛选操作示意图

员工编号	姓名	性别	科室	职务	学历	工龄	基本工资	工龄工资	基础工资	工资级别
DF001	莫一丁	男	内科	医生	博士	10	12,000.00	500.00	12,500.00	一级
DF003	侯大文	男	外科	医生	硕士	5	12,000.00	250.00	12,250.00	一级
DF007	曾晓军	男	医技科	医生	硕士	5	10,000.00	250.00	10,250.00	一级
DF008	齐小小	女	外科	护士	硕士	6	15,000.00	300.00	15,300.00	一级
DF013	苏三强	男	医技科	医生	硕士	10	12,000.00	500.00	12,500.00	一级

图 5-89　高级筛选完成示意图

5. 分类汇总

分类汇总是 Excel 中最常用的功能之一,它能够快速地以某一个字段为分类项,对数据列表中的数值字段进行各种统计计算,如求和、计数、平均值、最大值、最小值、乘积等。

(1)将表中需进行分类汇总的数据列表区域选中,单击"数据"选项卡的分级显示组的分类汇总按钮,按照要求进行分类汇总。操作步骤如图 5-90 所示。完成后如图 5-91 所示。

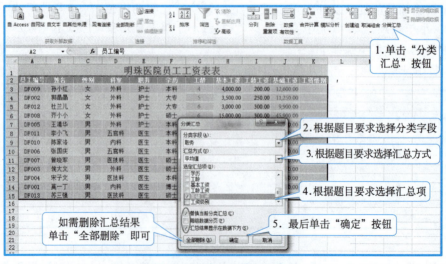

图 5-90　分类汇总操作示意图

(2)在完成后的表格上,单击左侧分级按钮还可以使其分级显示,如图 5-92 所示。

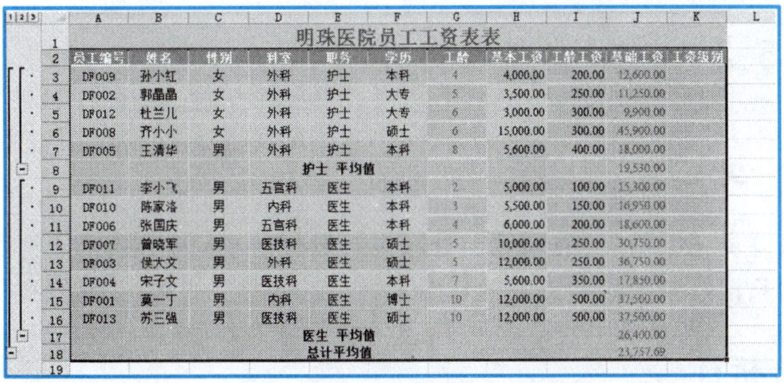

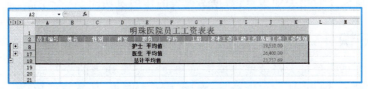

图 5-91　分类汇总完成示意图

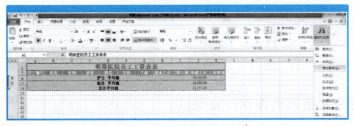

图 5-92　分类汇总分级显示结果

（3）使用分类汇总后，往往希望将汇总结果复制到一个新的数据表中，但当我们直接进行复制后，无法只复制汇总结果，而复制的是所有数据。此时我们就需要使用"开始"选项卡中编辑组里的查找与选择里的定位条件，然后在弹出的对话框中选择"可见单元格"，如图 5-93 和图 5-94 所示，选取当前屏幕中显示的内容，然后再进行复制粘贴。

图 5-93　"查找与选择"下拉菜单

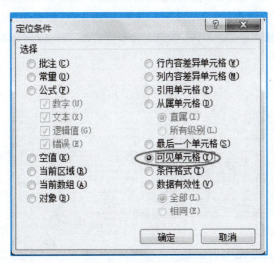

图 5-94　"定位条件"对话框

▶ 任务 5.5.2 数据透视表的应用

| 任务介绍 |

在"明珠医院员工工资表"的基础上继续进行数据分析,利用数据透视表对其进行数据分析,透视表中只汇总各个科室员工的基础工资及工龄工资的和,并放置在新工作表。

| 任务分析 |

完成任务所涉及的相关知识点:数据透视表的作用及功能。

| 任务知识 |

数据透视表是一种对大量数据快速汇总和建立交叉列表的交互式动态表格,能帮助用户分析、组织数据。例如,计算平均数、标准差,建立列联表、计算百分比、建立新的数据子集等。建好数据透视表后,可以对数据透视表重新安排,以便从不同的角度查看数据。数据透视表可以从大量看似无关的数据中寻找背后的联系,从而将纷繁的数据转化为有价值的信息,以供研究和决策所用。

| 任务实施 |

1. 选择数据源区域

选择工资表的 A2:K15 区域。

2. 指定数据透视表保存的位置

选择"插入"选项卡"表"组的"数据透视表"按钮,打开"创建数据透视表"对话框。指定数据来源以及数据透视表保存的位置,如图 5-95 所示。单击"确定"按钮后会出现如图 5-96 所示图表。

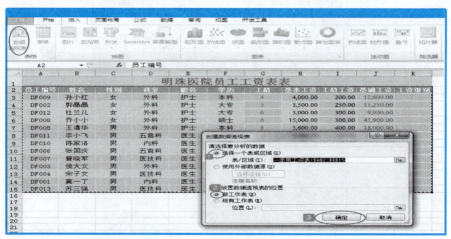

图 5-95 "创建数据透视表"对话框

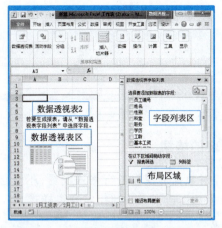

图 5-96 "数据透视表字段列表"窗口

3. 向数据透视表中添加字段

根据题目要求添加科室、姓名、工龄工资及基础工资字段,如图 5-97 所示。

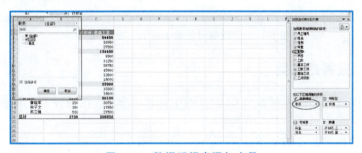

图 5-97 数据透视表添加字段

需要注意的是科室一定要在姓名之前,否则数据透视表会显示混乱。

4. 在数据透视表中筛选字段

如果要求对护士及医生进行筛选,那么需添加职务字段进报表筛选区,如图 5-98 所示。

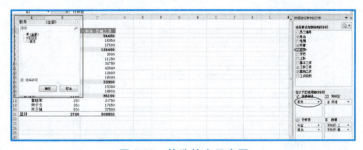

图 5-98 筛选护士示意图

5. 对数据透视表进行更新和维护

在数据透视表中的任意单元格中单击,功能区中将会出现"数据透视表工具"的"选项"和"设计"两个选项卡,在如图 5-99 所示的"选项"选项卡下可以对数据透视表中进行刷新数据透视表和更改数据源等多项操作。

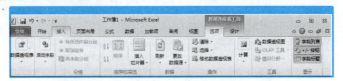

图 5-99 "数据透视表工具"的"选项"选项卡

6. 设置数据透视表的格式

可以像对普通表格那样对数据透视表进行格式设置;还可通过如图 5-100 所示"**数据透视表工具**"的"设计"选项卡为数据透视表快速指定预置样式。

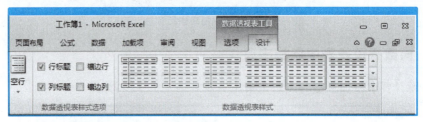

图 5-100 "数据透视表工具"的"设计"选项卡

7. 创建数据透视图

数据透视图以图形形式呈现数据透视表中的汇总数据,在透视表中所做的更改会立即反映在数据透视图中。

创建数据透视图的步骤如下。

(1) 单击"插入"选项卡,选择图表组→柱形图→二维柱形图,如图 5-101 所示。

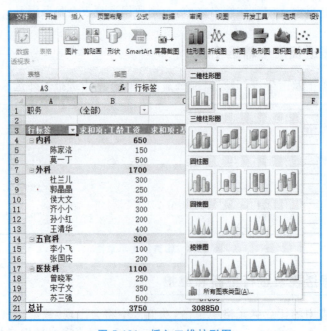

图 5-101 插入二维柱形图

（2）完成后，我们可看到数据透视表的字段都显示在数据透视图上，数据透视表的任何变化也都会显示在数据透视图上，如图 5-102 所示。

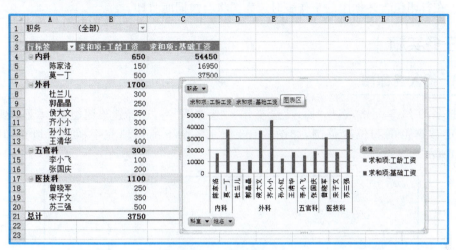

图 5-102　数据透视图

8. 删除数据透视表或数据透视图

（1）删除数据透视表：定位数据透视表，选择"数据透视表工具"的"选项"选项卡→"操作"组→"选择"按钮→"整个数据透视表"命令，按 Delete 键即可删除数据透视表。

（2）删除数据透视图：在要删除的数据透视图中的任意空白位置单击，然后按 Delete 键即可删除数据透视图。删除数据透视图不会删除相关联的数据透视表。

项目 5.6　图表的应用

▶ 任务 5.6.1　认识并使用迷你图

| 任务介绍 |

完成"明珠医院员工工资表"中迷你图的创建。

| 任务分析 |

完成任务所涉及的知识点：迷你图的概念、作用及使用环境。

| 任务知识 |

迷你图是 Excel 2010 的新功能，它是插入单元格中的微型图表，可显示一系列数值的趋势（例如季节性增加或减少、经济周期等），还可以突出显示最大值和最小值。

迷你图的特点与作用如下。

（1）迷你图不是对象，而是嵌入在单元格中的微型图表，可作为背景。

（2）在数据旁边插入迷你图可以通过简明的图形显示数据的趋势，且占空间小。

（3）当数据发生更改时,可以立即在迷你图中看到相应的变化。

（4）通过使用填充柄填充迷你图。

（5）在打印包含迷你图的工作表时迷你图将会被同时打印。

任务实施

1. 插入迷你图

选择表的J3单元格,选择"插入"选项卡→"迷你图"组,选择迷你图类型(本处选择折线型),设定数据范围和位置范围,如图5-103所示。余下的用填充手柄向下填充即可,如图5-104所示。

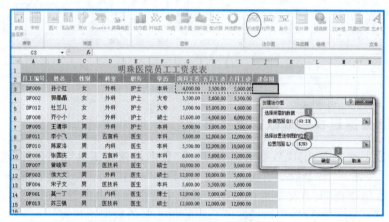

图 5-103　"创建迷你图"对话框

员工编号	姓名	性别	科室	职务	学历	四月工资	五月工资	六月工资	迷你图
DF009	孙小红	女	外科	护士	本科	4,000.00	3,500.00	5,000.00	
DF002	郭晶晶	女	外科	护士	大专	3,500.00	5,600.00	5,500.00	
DF012	杜兰儿	女	外科	护士	大专	3,000.00	15,000.00	4,000.00	
DF008	齐小小	女	外科	护士	硕士	15,000.00	4,000.00	6,000.00	
DF005	王清华	男	外科	护士	本科	5,600.00	3,000.00	3,500.00	
DF011	李小飞	男	五官科	医生	本科	5,000.00	12,000.00	12,000.00	
DF010	陈家洛	男	内科	医生	本科	5,500.00	12,000.00	10,000.00	
DF006	张国庆	男	五官科	医生	本科	6,000.00	5,600.00	15,000.00	
DF007	曾晓军	男	医技科	医生	硕士	10,000.00	6,000.00	3,000.00	
DF003	侯大文	男	外科	医生	硕士	12,000.00	10,000.00	5,600.00	
DF004	宋子文	男	医技科	医生	本科	5,600.00	5,500.00	5,600.00	
DF001	莫一丁	男	内科	医生	博士	12,000.00	5,000.00	12,000.00	
DF013	苏三强	男	医技科	医生	硕士	12,000.00	12,000.00	12,000.00	

图 5-104　迷你图完成示意图

2. 编辑迷你图

当在工作表上选择某个已创建的迷你图时,功能区中将会出现"迷你图工具设计"选项卡。通过该选项卡,可以创建新的迷你图、更改其类型、设置其格式、显示或隐藏折线迷你图上的数据点,或者设置迷你图组中的垂直轴的格式,如图5-105所示。

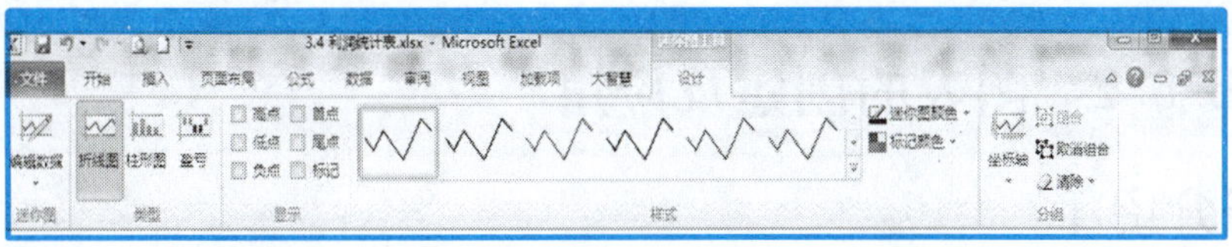

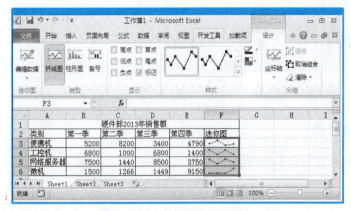

图 5-105 "迷你图工具设计"选项卡上的各类工具

1）为迷你图显示数据点

选中迷你图，勾选"设计"选项卡"显示"组中的"标记"复选框，则迷你图自动显示数据点，如图 5-106 所示。

图 5-106 迷你图显示数据点

2）更改迷你图类型

在"设计"选项卡"类型"组中可以更改迷你图类型，如更改为柱形图或盈亏图。

3）更改迷你图样式

在"设计"选项卡"样式"组中可以更改迷你图样式，单击迷你图样式快翻按钮，在展开的迷你图样式中选择所需的样式。

4）迷你图颜色设置

在"设计"选项卡"类型"组中可以修改迷你图颜色，单击"标记颜色"按钮可以修改标记颜色，如图 5-107 所示。

5）迷你图源数据及位置更改

单击"设计"选项卡"迷你图"组中的"编辑数据"按钮，在弹出的级联菜单中可以更改所有迷你图或单个迷你图的源数据和显示位置，只需重新选取即可。

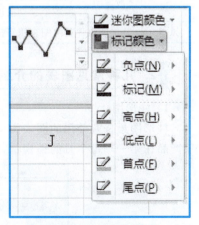

6）迷你图的清除

清除迷你图有以下两种方法。

（1）单击右键，在弹出的快捷菜单中选择"迷你图"级联菜单中的"清除所选的迷你图"或"清除所选的迷你图"可以删除迷你图。

（2）单击"设计"选项卡"分组"组中"清除"按钮，选择"清除所选的迷你图"或"清除所选的迷你图组"也可以删除迷你图。

图 5-107 "标记颜色"菜单

▶ 任务 5.6.2　图表的创建及应用

任务介绍

完成"明珠医院员工工资表"中图表的创建,要求创建簇状柱形图对每个员工的四月份工资进行比较。

任务分析

完成任务所涉及的知识点:图表的功能、类型及使用环境。

任务知识

相对于迷你图,图表作为表格中的嵌入对象,类型更丰富、创建更灵活、功能更全面、作用更强大。

1. 图表的类型

图表的类型和功能如表 5-7 所示。

表 5-7　图表的类型及功能

按钮	名称	功　　能
	柱形图	柱形图用于比较相交于类别轴上的数值大小
	折线图	折线图用于显示随时间变化的趋势
	饼图	饼图用于显示每个值占总值的比例。各个值可以相加,或仅有一个数据系列且所有值均为正值时,可使用饼图
	条形图	条形图用于比较多个值的最佳图表类型
	面积图	面积图突出一段时间内几组数据间的差异
	散点图	散点图也称 XY 图用于比较成对的数值,如果图表上的值不以 X 轴为顺序,或表示多个独立的度量时,可使用 XY 图
	其他图表	其他图表用于插入股价图、曲面图、圆环图、气泡图或雷达图

2. 几种常见图表的介绍

1) 柱形图

柱形图最普遍使用的图表类型,它很适合用来表现一段期间内数量上的变化。例如各项产品在第一季每个月的销售量,如图 5-108 和图 5-109 所示。

	A	B	C	D	E
1	第一季高级房车销售量				
2	厂牌	一月	二月	三月	总计
3	福特	1215	985	753	2953
4	宝士	983	745	1250	2978
5	裕隆	1536	962	1123	3621
6	三菱	756	569	628	1953

图 5-108　柱形图数据表

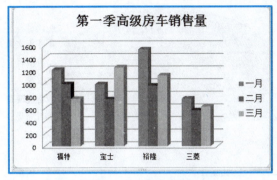

图 5-109　柱形图表

2）折线图

折线图显示一段时间内的连续数据,适合用来显示相等间隔(如每月、每季、每年等)的资料趋势,如图 5-110 和图 5-111 所示。

	A	B	C	D
1		惠东	博罗	惠阳
2	第一季	384	541	651
3	第二季	543	687	457
4	第三季	654	542	480
5	第四季	785	745	641

图 5-110　折线图数据表

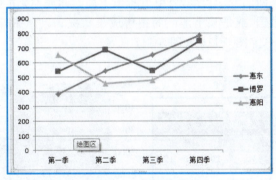

图 5-111　折线图表

3）饼图

饼图只能有一组数列数据,每个数据项都有唯一的色彩或是图样,饼图适合用来表现各个项目在全体数据中所占的比率。例如可以查看流行时尚杂志中卖得最好的是哪一本,如图 5-112 和图 5-113 所示。

4）条形图

条形图可以显示每个项目之间的比较情形,Y 轴表示类别项目,X 轴表示值,条形图主要是强调各项目之间的比较,不强调时间。例如可以查看各地区的销售额,或是各项商品的人气指数,如图 5-114 和图 5-115 所示。

	A	B
1	六月份杂志销量	
2	读者	44512
3	青年文摘	33265
4	电脑报	14145
5	家庭	22145
6	科技博览	14478
7	时尚观	12214

图 5-112　饼图数据表

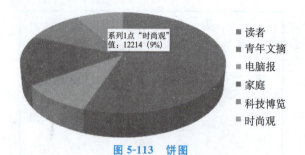

图 5-113　饼图

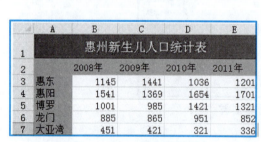

图 5-114　条形图数据表

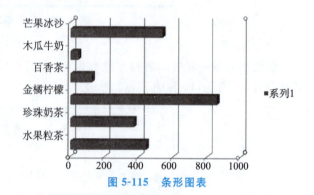

图 5-115　条形图表

5）面积图

面积图强调一段时间的变动程度，可由值看出不同时间或类别的趋势，例如可用分区图强调某个时间的利润数据，或是某个地区的销售成长状况。以惠州近年来各县市新生儿人口数为例来绘制分区图，如图 5-116 和图 5-117 所示。

	A	B	C	D	E
1	惠州新生儿人口统计表				
2		2008年	2009年	2010年	2011年
3	惠东	1145	1441	1036	1201
4	惠阳	1541	1369	1654	1701
5	博罗	1001	985	1421	1321
6	龙门	885	865	951	852
7	大亚湾	451	421	321	336

图 5-116　面积图数据表

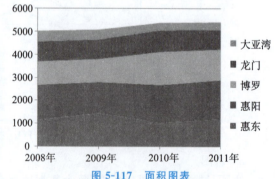

图 5-117　面积图表

6）散点图

散点图显示两组或是多组资料数值之间的关联。散点图若包含两组坐标轴，会在水平轴显示一组数字数据，在垂直轴显示另一组数据，图表会将这些值合并成单一的数据点，并以不均匀间隔显示这些值。散点图通常用于科学、统计及工程数据，也可以用来做产品的比较。例如冰热两种饮料会随着气温变化而影响销售量，气温愈高，冷饮的销量愈好，如图 5-118 和图 5-119 所示。

7）股票图

股票图顾名思义就是用在说明股价的波动，例如可以依序输入成交量、开盘价、最高价、最低价、收盘价的数据，作为投资的趋势分析图，如图 5-120 和图 5-121。

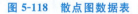

	A	B	C	D
1	月份	平均温度	冷饮	热饮
2	1	15	328	3504
3	2	16	524	2843
4	3	22	680	2204
5	4	28	1257	1985
6	5	30	2564	1542
7	6	32	2894	650
8	7	35	3210	310
9	8	38	3483	210

图 5-118　散点图数据表

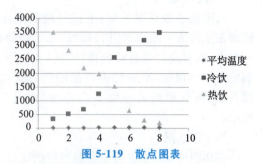

图 5-119　散点图表

	A	B	C	D	E	F
1	日期	成交量	开盘	盘高	盘底	收盘
2	2000/1/4	34,740,000	69.81	72.63	69.69	70.50
3	2000/1/5	32,110,800	70.94	74.00	70.72	73.25
4	2000/1/6	34,509,600	74.75	75.75	73.38	75.63
5	2000/1/7	25,553,800	74.88	75.31	74.13	75.25
6	2000/1/8	25,093,600	76.09	76.38	73.50	74.94
7	2000/1/9	23,158,000	75.44	75.47	72.97	73.75
8	2000/1/10	28,820,000	74.06	74.06	70.50	71.09
9	2000/1/11	37,647,800	68.00	73.88	68.00	71.91
10	2000/1/12	29,550,000	72.63	72.78	70.75	70.88
11	2000/1/13	29,517,600	71.47	75.00	70.69	74.88
12	2000/1/14	50,546,000	75.69	77.88	75.44	77.81

图 5-120　股票图数据表

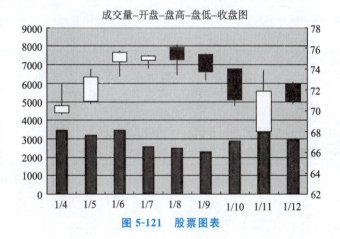

图 5-121　股票图表

8）圆圈图

与饼图类似,不过圆圈图可以包含多个资料数列,而饼图只能包含一组数列。例如可以表示电器产品近三年的销售状况,如图 5-122 和图 5-123 所示。

	A	B	C	D	E
1	空调销量				
2		日立	格力	美的	松下
3	2008年	3521	4585	5512	5441
4	2009年	2851	4889	5120	5211
5	2010年	3052	4741	5012	5369
6	2011年	2950	4231	5323	5989

图 5-122　圆圈图数据表

9）气泡图

气泡图和散点图类似，不过气泡图是比较 3 组数值，其数据在工作表中是以栏进行排列，水平轴的数值（X 轴）在第一栏中，而对应的垂直轴数值（Y 轴）及泡泡大小值则列在相邻的栏中。例如，X 轴代表产品的销售量，Y 轴代表产品的销售额，而气泡的大小则是广告费，如图 5-124 和图 5-125 所示。

10）雷达图

雷达图可以用来做多个资料数列的比较。例如，可以通过雷达图来了解每位学生最擅长及最不擅长的科目，如图 5-126 和图 5-127 所示。

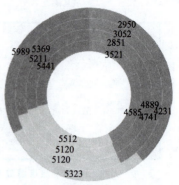

图 5-123　圆圈图表

	A	B	C
1	液晶电视销售情况		
2	销售量	销售额	广告费
3	500	10000	800
4	1800	5000	200
5	2000	3500	600
6	1500	7000	400
7	500	2000	500
8	1000	4000	300

图 5-124　气泡图数据表

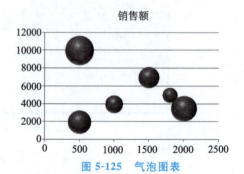

图 5-125　气泡图表

	A	B	C	D	E
1		张妹喜	王家斌	杨小环	周叶青
2	文科	86	20	89	90
3	体育	30	55	69	70
4	美术	50	33	65	70
5	音乐	45	89	20	63
6	理科	60	50	44	48

图 5-126　雷达图数据表

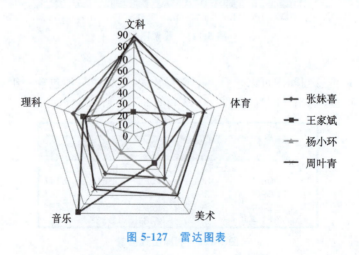

图 5-127　雷达图表

3. 构成图表的主要元素

构成图表的主要元素如图 5-128 所示。

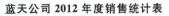

蓝天公司 2012 年度销售统计表

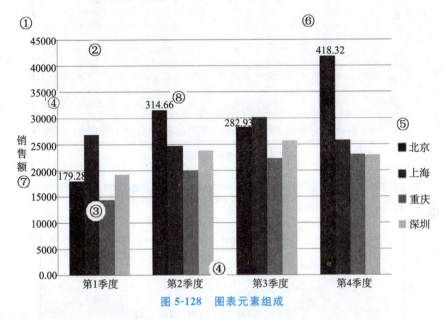

图 5-128　图表元素组成

① 图表区：包含整个图表及其全部元素。

② 绘图区：通过坐标轴来界定的区域，包括所有数据系列、分类名、刻度线标志和坐标轴标题等。

③ 在图表中绘制的数据系列的数据点：数据系列是指在图表中绘制的相关数据，这些数据源自数据表的行或列。数据点是在图表中绘制的单个值，这些值由条形、柱形、折线、饼图或圆环图的扇面、圆点和其他被称为数据标记的图形表示。

④ 横坐标轴（X 轴、分类轴）和纵坐标轴（Y 轴、值轴）：是界定图表绘图区的线条，用作度量的参照框架。数据沿着横坐标轴和纵坐标轴绘制在图表中。

⑤ 图表的图例：图例是一个方框，用于标示为图表中的数据系列或分类指定的图案或颜色。

⑥ 图表标题：是对整个图表的说明性文本。

⑦ 坐标轴标题：是对坐标轴的说明性文本。

⑧ 数据标签：代表源于单元格的单个数据点或数值。可以用来标识数据系列中数据点的详细信息。

任务实施

1. 创建图表

选择数据区域"姓名"列及"四月工资"列，如图 5-129 所示。

选择"插入"选项卡→"图表"组，选择二维图里的簇状柱形图，如图 5-130 所示。

完成后如图 5-131 所示。

	A	B	C	D	E	F	G	H	I	J
1					明珠医院员工工资表表					
2	员工编号	姓名	性别	科室	职务	学历	四月工资	五月工资	六月工资	迷你图
3	DF009	孙小红	女	外科	护士	本科	4,000.00	3,500.00	5,000.00	
4	DF002	郭晶晶	女	外科	护士	大专	3,500.00	5,600.00	5,500.00	
5	DF012	杜兰儿	女	外科	护士	大专	3,000.00	15,000.00	4,000.00	
6	DF008	齐小小	女	外科	护士	硕士	15,000.00	4,000.00	6,000.00	
7	DF005	王清华	男	外科	护士	本科	5,600.00	3,000.00	3,500.00	
8	DF011	李小飞	男	五官科	医生	本科	5,000.00	12,000.00	12,000.00	
9	DF010	陈家洛	男	内科	医生	本科	5,500.00	12,000.00	10,000.00	
10	DF006	张国庆	男	五官科	医生	本科	6,000.00	5,600.00	15,000.00	
11	DF007	曾晓军	男	医技科	医生	硕士	10,000.00	6,000.00	3,000.00	
12	DF003	侯大文	男	外科	医生	硕士	12,000.00	10,000.00	5,600.00	
13	DF004	宋子文	男	医技科	医生	本科	5,600.00	5,500.00	5,600.00	
14	DF001	莫一丁	男	内科	医生	博士	12,000.00	5,000.00	12,000.00	
15	DF013	苏三强	男	医技科	医生	硕士	12,000.00	12,000.00	12,000.00	
16										

图 5-129　选择的数据区域

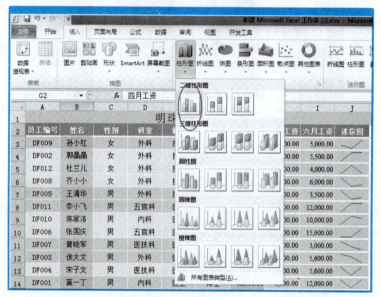

图 5-130　柱形图下拉菜单

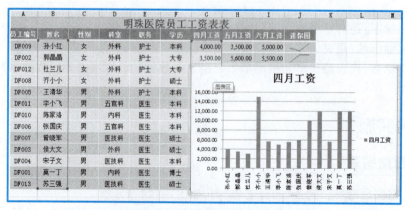

图 5-131　插入图表完成示意图

2. 编辑图表

1）更改图表的布局和样式

创建图表后,可以为图表应用预定义布局和样式以快速更改它的外观。Excel 提供了多种预定义布局和样式。

(1) 应用预定义图表布局。定位图表,选择"图表工具"下的"设计"选项卡→"图表布局"组,选择适当的图表布局,如图 5-132 所示。

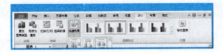

图 5-132　选择图表布局

(2) 应用预定义图表样式。定位图表,选择"图表工具"下的"设计"选项卡→"图表样式"组,选择适当图表样式,如图 5-133 所示。

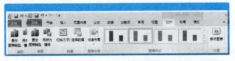

图 5-133　选择图表样式

(3) 手动更改图表元素的布局。选定图表元素,选择"图表工具"的"布局"选项卡,修改标签、坐标轴、背景布局,如图 5-134 所示。

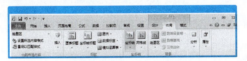

图 5-134　修改标签、坐标轴、背景布局

2）更改图表类型

已创建的图表可以根据需要改变图表类型,但要注意改变后的图表类型要支持所基于的数据列表,否则 Excel 可能报错。

选择图表或者图表中某一数据系列,选择"图表工具"的"设计"选项卡→"类型"组→"更改图表类型"按钮,在"更改图表类型"对话框中选择新的图表类型,如图 5-135 所示。

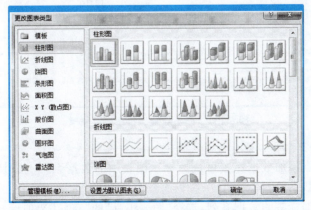

图 5-135　"更改图标类型"对话框

3）添加标题

为了使图表更易于理解,可以添加图表标题、坐标轴标题,还可以将图表标题和坐标轴标题链接到数据表所在单元格中的相应文本。当对工作表中文本进行更改时,图表中链接的标题将自动更新。

（1）添加图表标题:指定图表,选择"图表工具"的"布局"选项卡→"标签"组→"图表标题"按钮,指定标题位置并输入"图表标题",在图表标题上双击鼠标可设置标题格式,如图 5-136 所示。

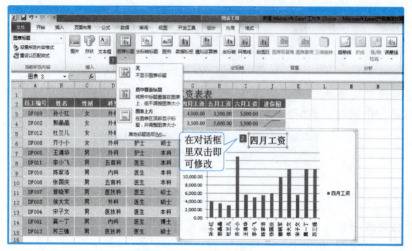

图 5-136　修改图标标题

（2）添加坐标轴标题:指定图表,选择"图表工具"的"布局"选项卡→"标签"组中→"坐标轴标题"按钮,指定坐标轴标题类型并输入"坐标轴标题",设置坐标轴标题文本格式。以横坐标为例,如图 5-137 所示。

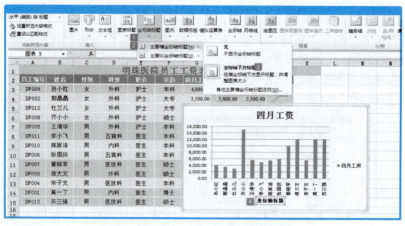

图 5-137　横坐标轴标题添加及修改

4）添加数据标签

向图表的数据点添加数据标签可快速标示图表中的数据系列。默认情况下,数据标签链接到工作表中的数据值。

选择要添加数据标签的数据系列,选择"图表工具"的"布局"选项卡→"标签"组→"数据标签"按钮,从下拉列表中选择相应的显示选项,如图 5-138 所示。

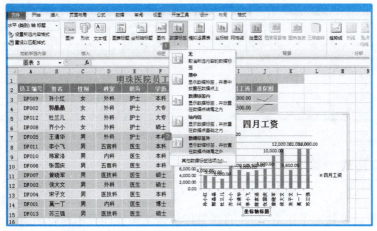

图 5-138　设置数据标签

5)设置图例和坐标轴

(1)设置图例。创建图表时会自动显示图例,在图表创建完毕后可以隐藏图例或更改图例的位置和格式。

选定需要图例设置的图表,选择"图表工具"的"布局"选项卡→"标签"组→"图例"按钮,改变图例的显示位置,选择"其他图例选项"命令设置图例格式,如图 5-139 所示。

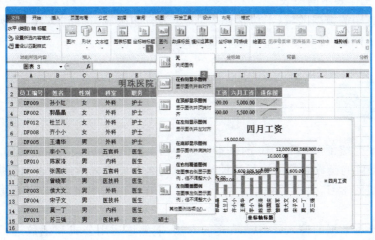

图 5-139　设置图例

(2)设置坐标轴。在创建图表时,一般会为大多数图表类型显示主要的横纵坐标轴。当创建三维图表时则会显示竖坐标轴。可以根据需要对坐标轴的格式进行设置、调整坐标轴刻度间隔、更改坐标轴上的标签等。选定需要设置坐标轴的图表,选择"图表工具"的"布局"选项卡→"坐标轴"组→"坐标轴"按钮,设置坐标轴的显示方式并设置坐标轴格式。

(3)显示或隐藏网格线。可以在图表的绘图区显示或隐藏从任何横坐标轴和纵坐标轴延伸出的水平和垂直图表网格线。选定图表,选择"图表工具"的"布局"选项卡→"坐标轴"组→"网格线"按钮,设置网格线的显示与否,在网格线上双击鼠标可设置网格线格式,如图 5-140所示。

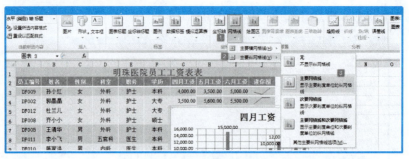

图 5-140 设置网格线

3. 打印图表

1）整页打印图表

当图表放置于单独的工作表中时，直接打印该张工作表即可单独打印图表到一页纸上。

当图表以嵌入方式与数据列表位于同一张工作表上时，只选中该张图表，选择"文件"选项卡→"打印"命令进行打印，将只把选定的图表输出到一页纸上。

2）作为表格的一部分打印图表

当图表以嵌入方式与数据列表位于同一张工作表上时，首先选择这张工作表，保证不要单独选中图表，此时通过"文件"选项卡上的"打印"命令进行打印，即可将图表作为工作表的一部分与数据列表一起打印在一张纸上。

3）不打印工作表中的图表

只将需要打印的数据区域（不包括图表）设定为打印区域，选择"文件"选项卡→"打印"命令打印活动工作表，将不打印工作表中的图表。

归纳总结

本模块主要介绍了 Excel 2010 的基本概念和基本操作，各种类型数据的输入方法，利用公式及 Excel 提供的函数对数据进行统计计算，通过各种图表来形象地表现数据。

通过本模块的学习，要求了解单元格、工作表、工作簿的基本概念，具有熟练创建及编辑工作表的能力。

掌握不同类型数据的输入及自动填充的方法，能熟练运用公式和函数进行计算。具有熟练创建各种图表的能力。利用 Excel 提供的强大数据管理功能，对数据进行查找、排序、筛选及分类汇总。

练习与实训

一、选择题

1. Excel 2010 是（　　　）。

A. 数据库管理软件　　　　　　　　　　B. 文字处理软件

C. 电子表格软件　　　　　　　　　D. 幻灯片制作软件

2. Excel 2010 工作簿文件的默认扩展名为(　　)。

A. docx　　　　　B. xlsx　　　　　C. pptx　　　　　D. mdbx

3. 在 Excel 2010 主界面窗口(即工作窗口)中不包含(　　)。

A. "插入"选项卡　　B. "输出"选项卡　　C. "开始"选项卡　　D. "数据"选项卡

4. Excel 2010 主界面窗口中编辑栏上的"fx"按钮用来向单元格插入(　　)。

A. 文字　　　　　B. 数字　　　　　C. 公式　　　　　D. 函数

5. 当向 Excel 2010 工作簿文件中插入一张电子工作表时,默认的表标签中的英文单词为(　　)。

A. Sheet　　　　　B. Book　　　　　C. Table　　　　　D. List

二、操作题

1. 新建一个工作簿,在工作表 Sheet1 及 Sheet2 中分别输入图 5-141 和图 5-142 所示内容。

大地医药公司各门店医药全年销量统计表				
店铺	季度	商品名称	销售量	销售额
西直门店	1季度	板蓝根	200	
西直门店	2季度	板蓝根	150	
西直门店	3季度	板蓝根	250	
西直门店	4季度	板蓝根	300	
西直门店	1季度	风油精	538	
西直门店	2季度	风油精	565	
西直门店	3季度	风油精	566	
西直门店	4季度	风油精	750	
西直门店	1季度	健胃消食片	503	
西直门店	2季度	健胃消食片	443	
西直门店	3季度	健胃消食片	430	
西直门店	4季度	健胃消食片	585	
亚运村店	1季度	板蓝根	210	
亚运村店	2季度	板蓝根	170	
亚运村店	3季度	板蓝根	260	
亚运村店	4季度	板蓝根	320	
亚运村店	1季度	风油精	648	
亚运村店	2季度	风油精	619	
亚运村店	3季度	风油精	509	
亚运村店	4季度	风油精	506	
亚运村店	1季度	健胃消食片	406	
亚运村店	2季度	健胃消食片	424	
亚运村店	3季度	健胃消食片	462	
亚运村店	4季度	健胃消食片	577	
中关村店	1季度	板蓝根	230	
中关村店	2季度	板蓝根	180	
中关村店	3季度	板蓝根	290	
中关村店	4季度	板蓝根	350	
中关村店	1季度	风油精	586	
中关村店	2季度	风油精	643	
中关村店	3季度	风油精	582	
中关村店	4季度	风油精	733	
中关村店	1季度	健胃消食片	597	
中关村店	2季度	健胃消食片	510	
中关村店	3季度	健胃消食片	585	
中关村店	4季度	健胃消食片	590	

图 5-141　表 Sheet1 内容

商品名称	平均单价（人民币元）
板蓝根	20.60
风油精	22.50
维C银翘片	10.94
健胃消食片	18.90

图 5-142　表 Sheet2 内容

【操作要求】

（1）将 Sheet1 命名为"销售情况"；Sheet2 命名为"平均单价"。

（2）在店铺列左侧插入一个空列，输入列标题"序号"，并以 001,002,…… 的方式向下填充。

（3）将标题合并并居中，并适当调整其字体，字号，颜色，设当加大行高列宽，设置对齐方式为居中，销售额数据列保留两位小数，并为数据区域增加边框。

（4）将工作表"平均单价"表区域 B3：C6 命名为商品均价，运用公式或函数计算数据表中空缺的数据项。

（5）为"销售情况"表创建数据透视表，放置在一个名为"数据透视分析表"的新工作表中，要求根据各门店比较各季度的销售额。其中商品名称为报表筛选字段，店铺为行标签，季度为列标签，并对销售额求和，最后对数据表进行适当的格式设置使其更加美观。

（6）根据数据透视表创建数据透视图，在其下方创建簇状柱形图，仅对各门店四个季度板蓝根销售额进行比较。

2. 创建如图 5-143 所示"第三人民医院员工工资表"，按照操作要求进行操作。

	A	B	C	D	E	F	G
1	工作证号	姓名	80年月工资	85年月工资	90年月工资	95年月工资	总计（80-94）
2	21001	魏明亮	30				
3	21002	何琪	31				
4	21003	燕冉飞	35				
5	21004	杨之凯	40				
6	21005	丰罡	26				

图 5-143　第三人民医院员工工资表

【操作要求】

（1）按照每五年收入翻一番，利用等比填充表中数据。

（2）按照姓名的笔画对表进行排序。

（3）利用公式计算 1980—1994 年间每个人的总收入。

（4）设置工作表打印方向为横向，打印区域为 A1：F6。

（5）将当前工作表复制为一个新表，新表重命名为"工资备份表"，位置放在最后。

（6）给表添加红粗外框、蓝细内框线。

【学习目的】

掌握演示文档的创建。

演示文档主题的选用。

幻灯片背景的设置方法。

幻灯片的版式及动画效果。

幻灯片放映。

【学习重点和难点】

插入表格和图形。

插入音频播放。

超链接的使用。

PowerPoint 2010演示文档

PowerPoint 2010 是美国微软公司 Office 2010 办公软件的组件之一，专门用于编制和播放演示文档。演示文档是由同一主题的若干张幻灯片组成的，演示文档中的每一页就叫一张幻灯片，各张幻灯片之间既相互独立又相互联系。利用 PowerPoint 2010 制作的演示文档，其默认的文件扩展名为".pptx"。利用 PowerPoint 2010 制作演示文档，用户可以轻松制作出包含文字、图像、声音、动画及视频等信息的多媒体演示文档。目前，演示文档正成为人们工作生活的重要组成部分，在工作汇报、企业宣传、产品演示、庆典活动、教育教学等领域演示文档都具有不可替代的作用。

项目 6.1 PowerPoint 2010 基本操作

▶ 任务 6.1.1 认识 PowerPoint 2010 工作界面

任务介绍

启动 PowerPoint 2010。
认识 PowerPoint 2010 工作界面。
退出 PowerPoint 2010。

任务分析

PowerPoint 2010 的启动和退出。
PowerPoint 2010 的窗口的组成。

任务知识

1. PowerPoint 2010 的窗口组成

PowerPoint 2010 的窗口组成如图 6-1 所示。

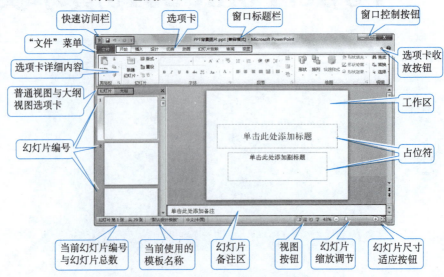

图 6-1 PowerPoint 2010 窗口组成

1）窗口标题栏

显示当前正在编辑的演示文档的名称及软件名称，右侧是常见的窗口控制按钮。

2）快速访问栏

该栏列出了 PowerPoint 2010 中常用的功能以便用户可以快速访问。用户还可以单击该栏右侧的"自定义快速访问工具栏"按钮来选择需要哪些常用的功能放在此处，如图 6-2 所示。

3）文件菜单

使用"文件"菜单可创建新文件、打开或保存现有文件和打印演示文档。这些功能基本上是对整个演示文档进行的操作，新建、打开、保存、另存为、关闭、退出等操作是 Office 通用的。

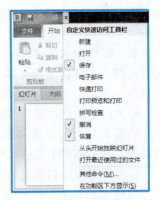

图 6-2　自定义快速访问工具栏

4）选项卡

选项卡包含 PowerPoint 2010 及更早版本中的菜单和工具栏上的命令和其他菜单项，旨在帮助用户快速找到完成某项任务所需的命令，该区域是用户制作演示文档使用最频繁的区域。

PowerPoint 2010 包含"开始"、"插入"、"设计"、"切换"、"动画"、"幻灯片放映"、"审阅"、"视图"8 个常规选项卡。常规选项卡中的选项在用户选中相应的对象之前，大都是不可用的，在用户选择了相应的选项之后才会变得可用。

除此之外，PowerPoint 2010 中还包括"绘图工具"、"图片工具"、"图表工具"、"表格工具"、"SmartArt 工具"、"公式工具"、"音频工具"、"视频工具"等隐藏选项卡，这些隐藏选项卡会在用户选择了相关对象之后自动出现在常规选项卡的右边，取消选中之后又会自动消失。当用户用鼠标指向某一功能按钮时，PowerPoint 2010 系统会自动地把该按钮的功能与快捷键显示出来，以帮助用户更快捷地认识和使用各种功能。

5）选项卡收放按钮

可以收起/弹出选项卡，从而使工作区的面积变小或者变大。

6）普通视图与大纲视图

切换查看幻灯片的方式。普通视图侧重于显示幻灯片的整体布局效果，大纲视图侧重于显示幻灯片的文字内容。

7）幻灯片编号

幻灯片编号是用来标示某一幻灯片在演示文档中所处位置的工具。用户可以在此处轻松地查看每张幻灯片的前后次序，也可以通过右键单击等方式在此处对幻灯片进行整体性操作。

8）工作区

工作区是用户制作演示文档的主要区域，工作区以幻灯片为单位呈现，制作者要表达的全部内容都将在这里出现。工作区既是工作平台又是展示平台。

9）占位符

占位符就是预先设计好的，出现在一个固定位置的虚框，等待用户向其中添加内容。占位符本身只占据幻灯片中的一块位置，并不包含实质性内容。所以在用户向占位符中输入内容之前，占位符本身并不对播放效果产生任何影响，就像它根本不存在一样。尽管有些占位符中会出现"单击此处添加标题"之类的提示语，在播放时这些也都不会显示，这些文字只是提醒用户应该怎样使用占位符的一种提示信息。但是占位符并不等同于普通的文本框,普通的文本框不包含格式,占位符是预先设计好的包含各种格式特别是文字格式的文本框。

10) 幻灯片备注区

幻灯片备注区是以文字的形式标注每张幻灯片的制作细节,以指导整个演示文档的制作过程。这种写在幻灯片备注区的文字叫作脚本。

11) 当前幻灯片编号与幻灯片总数

当前幻灯片编号是向用户报告目前正在编辑第几张幻灯片;幻灯片总数是向用户报告目前演示文档内共有几张幻灯片。

12) 当前使用的模板名称

此处显示的是用户在"设计"选项卡的"主题"功能组中选择的主题名称。

13) 视图按钮

此处列出了"普通视图"、"幻灯片浏览"、"阅读视图"、"幻灯片放映"4 种视图模式供用户快速切换。

14) 幻灯片缩放调节与幻灯片尺寸适应按钮

幻灯片缩放调节可以改变幻灯片的显示大小,从而可以让用户检查幻灯片的局部或者整体。通常我们用"Ctrl＋鼠标滚轴"来快速执行此操作。幻灯片尺寸适应按钮可以让幻灯片正好适应当前窗口的大小。

2. PowerPoint 2010 的常用启动方法

（1）启动 PowerPoint 2010。单击任务栏上的"开始"按钮,选择"所有程序"Microsoft Office→Microsoft PowerPoint 2010 菜单命令。

（2）如果 Microsoft PowerPoint 2010 有桌面快捷方式,可双击其快捷方式图标启动 Microsoft PowerPoint 2010。

3. PowerPoint 2010 的常用退出方法

（1）单击窗口的关闭按钮,如果 PowerPoint 2010 只打开了一个文档,文档和程序会同时关闭,但是如果 PowerPoint 2010 打开了多个文档,这种方法只关闭当前的文档而不会退出 PowerPoint 2010。

（2）单击"文件"菜单中的"退出",这样可以关闭全部打开的文档,同时退出 PowerPoint 2010。

任务实施

（1）启动 PowerPoint 2010。单击任务栏上的"开始"按钮,选择"所有程序"Microsoft Office→Microsoft PowerPoint 2010 菜单命令,如图 6-3 所示。

（2）启动 PowerPoint 2010 后,系统会自动生成一张空白的幻灯片,如图 6-4 所示。

（3）认识 PowerPoint 2010 的窗口组成,如果图 6-1 所示。

（4）退出 PowerPoint 2010。单击标题栏右上角的"关闭"按钮,退出 PowerPoint 2010。

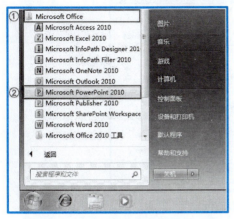

图 6-3　启动 PowerPoint 2010

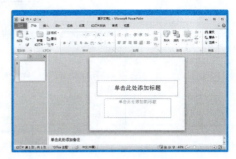

图 6-4　空白幻灯片

▶ 任务 6.1.2　演示文档的基本操作

┃任务介绍┃

建立一个空白演示文档。

保存演示文档。

打开现有的演示文档"护士长述职报告.pptx"，并以普通视图、幻灯片浏览、阅读视图、幻灯片放映 4 种视图模式查看。

┃任务分析┃

新建演示文档。

保存演示文档。

打开演示文档。

视图模式。

┃任务知识┃

1. 新建演示文档

1) 创建空白演示文档

启动 PowerPoint 2010 后，选择"文件"选项卡中的"新建"命令，在"可用的模板和主题"栏中单击"空白演示文档"图标，再单击"创建"按钮，即可建立一个空白演示文档，如图 6-5 所示。

2) 利用样本模板创建演示文档

启动 PowerPoint 2010 后，选择"文件"选项卡中的"新建"命令，在"可用的模板和主题"栏中单击"样本模板"按钮，在打开的页面中选择所需的模板选项，单击"创建"按钮，如图 6-6 所示。返回 PowerPoint 2010 工作界面，即可看到新建的演示文档效果，如图 6-7 所示。

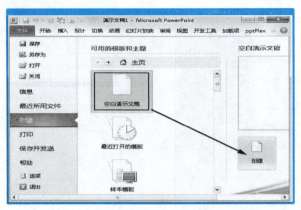

图 6-5　新建演示文档

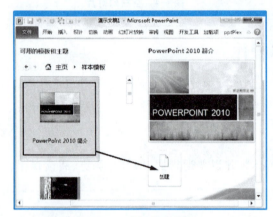

图 6-6　选择样本模板

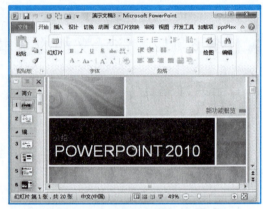

图 6-7　新建的演示文档效果

3）利用主题创建演示文档

启动 PowerPoint 2010 后，选择"文件"选项卡中的"新建"命令，在"可用的模板和主题"栏中单击"主题"按钮，在打开的页面中选择所需的主题选项，单击"创建"按钮，如图 6-8 所示。返回 PowerPoint 2010 工作界面，即可看到新建的演示文档效果，如图 6-9 所示。

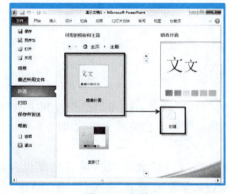

图 6-8　主题

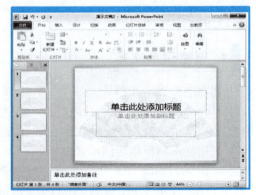

图 6-9　创建的演示文档效果

4）利用 Office.com 模板创建演示文档

如果 PowerPoint 2010 中自带的模板不能满足用户的需要，就可使用 Office.com 上的模板来快速创建演示文档。启动 PowerPoint 2010 后,选择"文件"选项卡中的"新建"命令,在"Office.com 模板"栏中单击"PowerPoint 2010 演示文档和幻灯片"按钮。在打开的页面中单击"商务"文件夹图标,然后选择需要的模板样式,单击"下载"按钮,在打开的"正在下载模板"对话框中将显示下载的进度,如图 6-10 所示。下载完成后,将自动根据下载的模板创建演示文档,如图 6-11 所示。

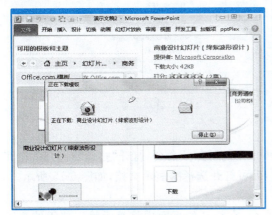

图 6-10　下载模板

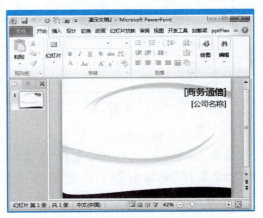

图 6-11　新建的演示文档效果

2. 保存演示文档

为了防止遗失或误操作,制作好的演示文档要及时保存到计算机中。

1)保存

选择"文件"选项卡中的"保存"命令或单击快速访问工具栏中的"保存"按钮,若是第一次保存,则会弹出"另存为"对话框,用户需要选择保存位置并输入文件名,单击"保存"按钮,如图 6-12 所示。若不是第一次保存,系统会自动保存,不会弹出对话框。

2)另存为

对于已经保存过的演示文档,若不想改变原有演示文档中的内容,可通过"另存为"命令保存为其他副本形式。选择"文件"选项卡中的"另存为"命令,打开

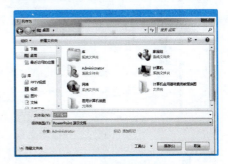

图 6-12　保存演示文档

"另存为"对话框,选择保存的位置并输入文件名,单击"保存"按钮,如图 6-13 所示。

3)自动保存

为了防止突然断电等意外事故,减少不必要的损失,可为正在编辑的演示文档设置定时保存。选择"文件"选项卡中的"选项"命令,打开"PowerPoint 2010 选项"对话框,选择"保存"选项卡,在"保存演示文档"栏中进行如图 6-14 所示的设置,并单击"确定"按钮。

3. 打开演示文档

1)双击打开演示文档

直接双击需要打开的演示文档图标。

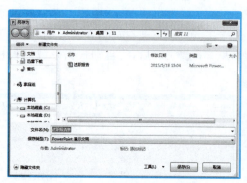

图 6-13　另存为演示文档

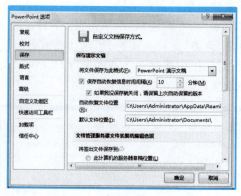

图 6-14　自动保存演示文档

2）一般打开演示文档

启动 PowerPoint 2010 后，选择"文件"选项卡中的"打开"命令，打开"打开"对话框，在其中选择需要打开的演示文档，单击"打开"按钮，即可打开选择的演示文档，如图 6-15 所示。

3）打开最近使用的演示文档

选择"文件"选项卡中的"最近所用文件"命令，在打开的页面中将显示最近使用的演示文档名称和保存路径，如图 6-16 所示。然后选择需打开的演示文档即可。

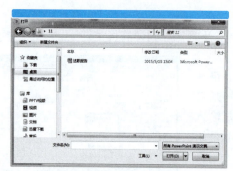

图 6-15　打开演示文档

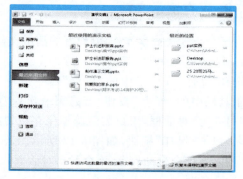

图 6-16　最近使用的演示文档

4. 视图模式

PowerPoint 2010 提供了 4 种视图模式，不同的视图按不同方式来显示演示文档，改变视图模式并不改变幻灯片的内容。用户可以在不同的视图模式中对演示文档进行编辑，这些编辑都会反映到其他视图中。

1）普通视图

PowerPoint 2010 默认显示普通视图，在该视图中可以显示左侧的幻灯片和大纲区、右侧的幻灯片编辑区，以及右下方的备注页编辑区，如图 6-17 所示。它主要用于调整演示文档的结构及编辑单张幻灯片中的内容。

（1）幻灯片和大纲区主要用于显示、编辑演示文档的缩略图或大纲。

（2）幻灯片编辑区可以查看每张幻灯片中的文本外观。可以在单张幻灯片中添加文字、图形、声音和视频等，并创建超级链接以及向其中添加动画效果。

（3）备注页编辑区，用户在备注窗格中可以添加演说者备注或其他说明性的信息。

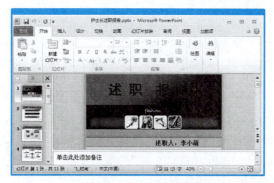

图 6-17 普通视图

2）浏览视图

在幻灯片浏览视图中，按照编号由小到大的顺序显示演示文档中全部幻灯片的缩略图，如图 6-18 所示。该视图中，不能对单张幻灯片的具体内容进行编辑，但可以改变幻灯片的版式和结构。

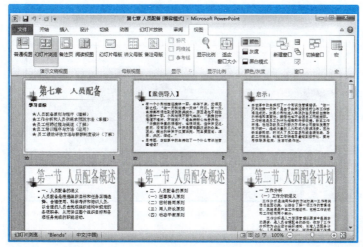

图 6-18 幻灯片浏览视图

3）阅读视图

该视图仅显示标题栏、阅读区和状态栏，主要用于浏览幻灯片的内容。在该模式下，演示文档中的幻灯片将以窗口大小进行放映，如图 6-19 所示。

4）幻灯片放映视图

在该视图模式下，演示文档中的幻灯片将以全屏动态放映。该模式主要用于预览幻灯片在制作完成后的放映效果，可以看到图形、动画、视频和切换效果在实际演示中的具体效果，以便及时对不满意的地方进行修改。按 ESC 键可退出幻灯片放映视图，返回到之前的视图编辑状态。

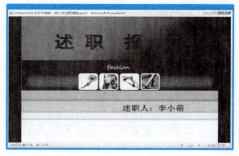

图 6-19 阅读视图

任务实施

（1）启动 PowerPoint 2010 后，选择"文件"选项卡中的"新建"命令，在"可用的模板和主题"栏中单击"空白演示文档"图标，再单击"创建"按钮，即可建立一个空白演示文档，如图 6-8 所示。

（2）选择"文件"选项卡中的"保存"命令，弹出"另存为"对话框，选择演示文档的保存位置为"桌面"，输入文件名为"制作演示文档.pptx"，单击"保存"按钮，如图 6-12 所示。

（3）启动 PowerPoint 2010 后，选择"文件"选项卡中的"打开"命令，打开"打开"对话框，找到需要打开的演示文档"护士长述职报告.pptx"的存放位置，并选中它，单击"打开"按钮，即可打开选择的演示文档，如图 6-15 所示。

（4）PowerPoint 2010 默认显示普通视图，也是最常用的视图，单击"视图"按钮组中"普通视图"、"幻灯片浏览"、"阅读视图"、"幻灯片放映"按钮可分别切换到普通视图、幻灯片浏览视图、阅读视图、幻灯片放映模式，如图 6-20 所示。

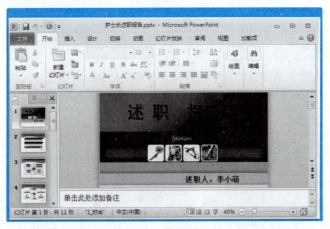

图 6-20　视图按钮

拓展提高

要制作一个完整的演示文档，在整体上要使每张幻灯片具有统一的风格。演示文档的制作流程可大致分为准备阶段、基本制作、修饰完善和放映设置等过程。

1）准备阶段

首先确定演示文档的类型，创建文档的主题风格；其次收集演示文档的素材和内容，如幻灯片内容的文本素材、制作幻灯片的图片素材、音频和视频素材。

2）基本制作阶段

对幻灯片及其内容进行基本操作，如对幻灯片的编辑、对文本的编辑和格式化、音频和视频的插入和编辑对象等。

3）修饰完善阶段

对已经基本成型的演示文档进行进一步的美化和修饰，如设计外观格式、设计切换效果和动画效果等。这些操作可以使文档在放映时更加具有美感并且具有吸引力。

4）放映设置阶段

对制作好的演示文档进行放映预览，并可以设置在放映过程中的控制选项，如设置放映方式、设置排练计时、录制旁白等。此外,根据需要,还可以设置文档的交互式放映和自定义放映。

至此,一个完整的演示文档创建完成。如需要进行文档打印或打包,则要通过打印和打包设置。需要注意的是,制作演示文档的每一个步骤并不是孤立存在而是紧密联系、相互依存的,在制作文档的过程中,根据用户自身需要的不断变化,文档的制作流程也会不断重复,直到制作出内容生动、外观精美、交互性强的文档为止。

▶ 任务 6.1.3　制作一个简单的演示文档"个人介绍"

▏任务介绍▕

建立空白演示文档。

插入 4 张新幻灯片。

输入幻灯片内容并修饰文稿中的文字,要求如下:

要求主标题、副标题、正文标题、正文字体分别为"黑体"、"宋体"、"黑体"、"黑体",字号分别为 72、32、32、24,字形都为"加粗",对齐方式分别为"居中"、"右对齐"、"居中"。

保存演示文档名称为"个人介绍.pptx"。

▏任务分析▕

新建幻灯片。

编辑幻灯片。

文本的输入、编辑与格式化。

▏任务知识▕

1. 新建幻灯片

1)通过快捷菜单新建幻灯片

启动 PowerPoint 2010,在新建的空白演示文档的"幻灯片"窗格空白处单击鼠标右键,在弹出的快捷菜单中选择"新建幻灯片"命令,如图 6-21 所示。

2)通过选择版式新建幻灯片

版式用于定义幻灯片中内容的显示位置,用户可根据需要向里面放置文本、图片以及表格等内容。启动 PowerPoint 2010,选择"开始"选项卡"幻灯片"组,单击"新建幻灯片"按钮右下部的黑色三角按钮,在弹出的下拉列表中选择新建幻灯片的版式,如图 6-22 所示,可新建一张带有版式的幻灯片。

2. 编辑幻灯片

1)选择幻灯片

在演示文档中,若要对幻灯片进行删除、复制、移动等编辑操作,首选要选中幻灯片。

(1)选择单张幻灯片。在幻灯片窗格或幻灯片浏览视图中,单击幻灯片缩略图,可选择单张幻灯片,如图 6-23 所示。

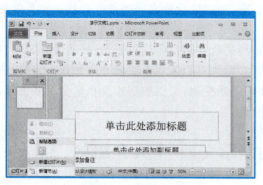
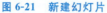

图 6-21　新建幻灯片

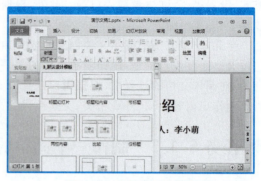

图 6-22　选择幻灯片版式

（2）选择连续多张幻灯片。在幻灯片窗格或幻灯片浏览视图中，先单击连续多张幻灯片中的第一张，并按住 Shift 键，再单击连续多张幻灯片中的最后一张幻灯片，释放 Shift 键后两张幻灯片之间的所有幻灯片均被选择，如图 6-24 所示。

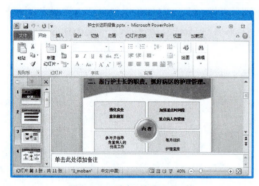

图 6-23　选择单张幻灯片

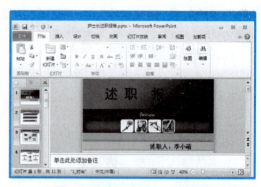

图 6-24　选择连续多张幻灯片

（3）选择不连续的多张幻灯片。在幻灯片窗格或幻灯片浏览视图中，先按住 Ctrl 键，再逐个单击待选择的多张幻灯片，可选择不连续的多张幻灯片，如图 6-25 所示。

（4）选择全部幻灯片。在幻灯片或幻灯片浏览视图中，按 Ctrl＋A 组合键，可选择当前演示文档中所有的幻灯片，如图 6-26 所示。

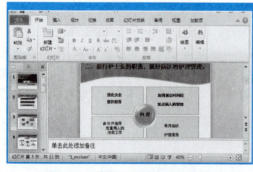

图 6-25　选择不连续多张幻灯片

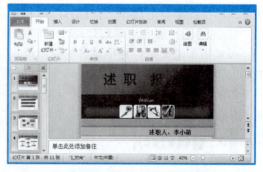

图 6-26　选择全部幻灯片

2）删除幻灯片

在幻灯片窗格或幻灯片浏览视图中可对演示文档中多余的幻灯片进行删除。选择需删除的幻灯片,按 Delete 键或单击鼠标右键,在弹出的快捷菜单中选择"删除幻灯片"命令。

3)移动幻灯片

(1)拖动鼠标移动幻灯片。选择需移动的幻灯片,按住鼠标左键拖动到目标位置后释放鼠标完成移动操作。

(2)菜单命令移动幻灯片。选择需移动的幻灯片,在其上单击鼠标右键,在弹出的快捷菜单中选择"剪切"命令,然后将鼠标定位到目标位置,单击鼠标右键,在弹出的快捷菜单中选择"粘贴"命令,完成移动操作。

(3)在幻灯片窗格中,选择需要移动的幻灯片,单击"开始"选项卡"剪贴板"组中的"剪切"命令,然后将鼠标定位到目标位置,单击"剪贴板"组中的"粘贴"命令。

4)复制幻灯片

(1)拖动鼠标复制幻灯片。选择需复制的幻灯片,按住 Ctrl 键的同时拖动到目标位置完成复制操作。

(2)菜单命令复制幻灯片。选择需复制的幻灯片,在其上单击鼠标右键,在弹出的快捷菜单中选择"复制"命令,然后将鼠标定位到目标位置,单击鼠标右键,在弹出的快捷菜单中选择"粘贴"命令,完成复制操作。

(3)在幻灯片窗格中,选择需要移动的幻灯片,单击"开始"选项卡"剪贴板"组中的"复制"命令,然后将鼠标定位到目标位置,单击"剪贴板"组中的"粘贴"命令。

5)隐藏幻灯片

有时根据需要不能播放所有幻灯片,可将某几张幻灯片隐藏起来,而不用将这些幻灯片删除。被隐藏的幻灯片在放映时不播放,在幻灯片窗格或幻灯片浏览视图中,被隐藏的幻灯片的编号上有"\"标记。

选择需隐藏的幻灯片,在其上单击鼠标右键,在弹出的快捷菜单中选择"隐藏幻灯片"命令,完成隐藏操作,如图 6-27 所示。

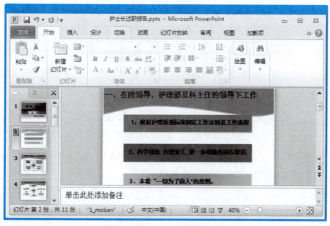

图 6-27 隐藏幻灯片

3. 文本的输入、编辑与格式化

1)输入文字

(1)文本框输入文字。PowerPoint 2010 不允许孤立的文字出现在幻灯片内,所有文字都必须写在文字框内才能出现在幻灯片中。在输入文字前必须要先在幻灯片上插入一个文本框,才可以输入文字。选择"插入"选项卡中的"文本框"按钮,鼠标指针会变为"↓"形状,此时拖动鼠标即可在幻灯片中画出一个文本框。

(2)占位符输入文字。在建立新幻灯片时 PowerPoint 2010 会提供一些版式供用户选择,这些版式中预先设置好的占位符内也可以输入文字。

2)编辑文字

(1)选择文字。在对文字进行编辑之前要先选择文字。选择文字的时候,用鼠标在文字上面拖动即可。

(2)选择文本框。选择文本框和选择文字是两种不同的操作。选择文本框的时候,单击文本框范围之内文字范围之外的位置,当鼠标指向文本框边缘的区域时鼠标指针变为十字箭头,此时单击鼠标即可选择文本框。

如果用户只选中了文本框内的部分文字,文本框边线为虚线,此时只对被选中的文字进行编辑。如果用户选中了文本框,文本框内的光标将会消失,文本框边线为实线,此时将会对文本框内的全部文字进行编辑。

当用户选中了文本框之后,在 8 个常规选项卡右侧会出现一个新的隐藏选项卡"绘图工具"。如图 6-28 所示,该选项卡内的功能组包括"插入形状"、"形状样式"、"艺术字样式"、"排列"、"大小"5 个功能组。

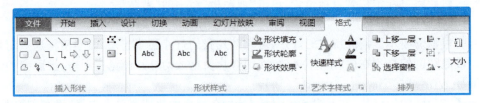

图 6-28 "绘图工具"选项卡

①"插入形状"功能组可以插入文本框和各种自选图形。

②"形状样式"功能组用来设置文本框内部使用什么样的颜色,文本框的边线使用什么样的样式和颜色。

③"艺术字样式"功能组可以给文本框内的文字添加艺术字效果。

④"排列"功能组可以用来设置文本框在幻灯片中的上下层次,文本框的对齐与分布,组合文本框,旋转文本框。

⑤"大小"功能组用来精确设置文本框的高度与宽度。

(3)编辑文字。对于文字的编辑功能主要集中在"开始"选项卡的"字体"功能组中,可以对文本的字体、字号、字形、颜色、效果等进行设置。这些功能按钮与 Word 2010 中的文字格式按钮功能相近,这里不再重复讲述按钮功能。

3)段落格式

PowerPoint 2010 中还可以像 Word 2010 那样设置段落格式,即设置行距、对齐方式、文字方向、项目符号和编号等格式,这些设置通过"开始"选项卡的"段落"功能组来实现。

任务实施

(1)启动 PowerPoint 2010 后,系统会自动生成一张空白的幻灯片,根据提示添加标题"个人介绍"和副标题"介绍人:李小萌",如图 6-29 所示。

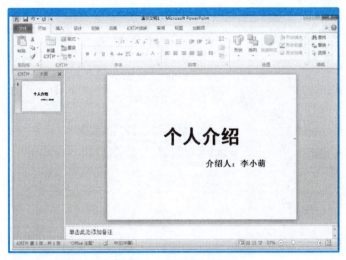

图 6-29　个人介绍首页

（2）修饰第一张幻灯片中的标题文字。选中要修饰的文字"个人介绍"，设置字体为"黑体"、字号为72、字形为"加粗"等效果，如图 6-30 所示。设置文字对齐方式为"居中"，如图 6-31所示。副标题文字"介绍人：李小萌"的文字修饰过程与主标题相同。

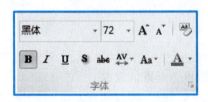

图 6-30　设置主标题文字

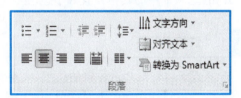

图 6-31　设置主标题对齐方式

（3）插入新幻灯片。选择"开始"选项卡"幻灯片"组，单击"新建幻灯片"按钮右下部的黑色三角按钮，在弹出的下拉列表中选择新建幻灯片的版式，这里选择"空白"版式，如图 6-22所示。

选择"插入"选项卡，单击"文本"组中的"文本框"按钮，在弹出的下拉列表中选择"横排文本框"选项，如图 6-32 所示。创建一个横排文本框，并输入文字"自我介绍"。同样的方法创建一个横排文本框，并输入文字"大家好，我是护理专业刚毕业的大学生，名字叫李小萌。非常有幸参加贵单位的面试。都说毕业等于失业，但我不这么认为。我的优势在于：专业知识丰富，热

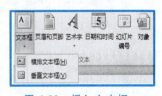

图 6-32　插入文本框

爱生活，善于观察，勤于思考，虽然经验不足但是希望贵单位能给我机会。我相信只要有信心热爱这个行业就能做到优秀"，分别按照正文标题、正文文字要求设置文字，如图 6-33所示。

（4）剩余 3 张幻灯片按相同的方法完成，分别介绍"个人简历"、"个人经历"及"证书情况"。

（5）保存演示文档名称为"个人介绍.pptx"。

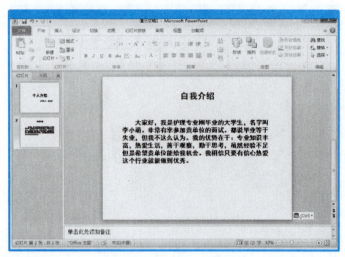

图 6-33　第一张幻灯片内容

拓展提高

"开始"选项卡中的其他设置如下。

1."幻灯片"组

（1）重设。将幻灯片占位符的位置、大小和格式重设为其默认设置。

（2）节。将幻灯片分成不同的节，在不同节中编辑幻灯片，可以实现对节的增加、重命名、删除、折叠、展开等操作。

2."字体"组

除了通过"字体"组中的按钮直接对文字进行设置外，还可以通过"字体"组右下角的启动器打开相应对话框的方式来设置。

3."段落"组

将文本转换为 SmartArt 图形：选择要转换成图形的文本，单击"开始"选项卡"段落"组中的"转换为 SmartArt"命令，选择要转换成的图形，此时文本就以图形的形式展现，可以直观地交流信息。

4."绘图"组

（1）形状。插入现成的形状，如矩形、箭头、线条、流程图符合和备注等。要创建规范的正方形或圆形，在拖动的同时按住 Shift 键。单击要添加的形状，在幻灯片任意位置，拖动放置形状即可。当用户选中了该形状后，在 8 个常规选项卡右侧会出现一个新的隐藏选项卡"绘图工具"，如图 6-28 所示。

（2）排列。通过更改幻灯片上对象的顺序、位置和旋转来对其进行排序，也可以将多个对象组合在一起当作单个对象处理。

（3）快速样式。选择形状或线条的外观样式。

（4）形状填充。使用纯色、渐变、图片或纹理填充选定形状。

（5）形状轮廓。指定选定形状轮廓的颜色、宽度和线型。

（6）形状效果。对选定形状应用外观效果，如阴影、发光、映象等。

5. "编辑"组

与 Word 2010 中"开始"选项卡"编辑"组功能相同。

项目 6.2　插入对象

▶ 任务　完善演示文档"个人介绍"

任务介绍

插入艺术字。

插入图片：插入已经备好的图片"河南护理职业学院效果图"。

设置图片格式：图片效果为"柔化边缘/10 磅"，高度为 6cm，宽度为 25cm。

插入表格：插入一个 5 行 4 列的表格。

设置表格属性：表格内字体"宋体"，字号 24；表格样式为"主题样式 1-强调"。

插入日期和时间为当前日期，页脚为"个人介绍"。

插入背景音乐：在幻灯片"自我介绍"中插入班得瑞的 dream catcher 作为背景音乐。

任务分析

插入图片。

插入表格。

插入日期时间、幻灯片编号、页眉页脚。

插入音频与视频。

任务知识

1. 插入图片

（1）图片插入占位符。一般的内容占位符中部会有 6 个插入对象用的按钮，如图 6-34 所示。

单击"插入来自文件的图片"按钮，打开"插入图片"对话框，在"插入图片"对话框内选择图片后单击"插入"按钮，即可把图片插入占位符，如图 6-35 所示。

（2）图片插入幻灯片。用户可以根据需要直接把图片插入到幻灯片中。如图 6-36 所示,单击"插入"选项卡"图像"组中的"图片"按钮,同样会弹出如图 6-35 所示的"插入图片"对话框。在"插入图片"对话框内选择图片后单击"插入"按钮,即可把图片插入幻灯片。

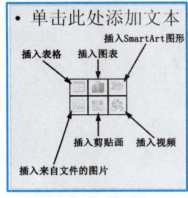

图 6-34　向占位符中插入对象

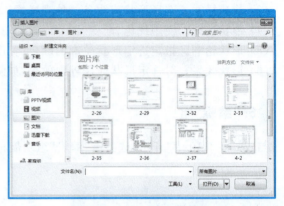

图 6-35　插入图片对话框

(3) 插入剪贴画。如图 6-36 所示,单击"插入"选项卡的"图像"组中的"剪贴画"按钮,单击右侧的"剪贴画"任务窗格中的"搜索"按钮,在出现的剪贴画中选择要插入图片右侧的下拉菜单,选择"插入"命令,即可完成操作,如图 6-37 所示。

插入图片后,双击图片会在 8 个常规选项卡右侧出现一个隐藏选项卡"图片工具",如图 6-38 所示,共包括"调整"、"图片样式"、"排列"、"大小"4 个功能组。

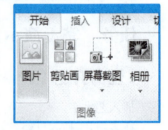

图 6-36　插入图片按钮

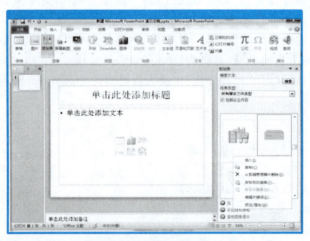

图 6-37　插入剪贴画

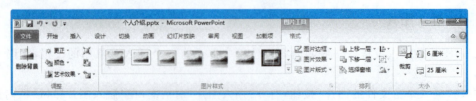

图 6-38　"图片工具"选项卡

①"调整"功能组主要对图片进行色调色相、图片压缩、图片重设、艺术效果等设置,其中"艺术效果"功能中包含了很多专业绘图软件中使用的滤镜效果,能够对图片进行艺术化设置。

②"图片样式"功能组主要可以对图片进行外观、外框、形状设置。其中"图片版式"功能可以把图片和 SmartArt 图形结合在一起,形成一种新型的特效。

③"排列"功能组主要用来设置图片的上下排列次序、对齐与分布、组合、旋转等效果。

④"大小"功能组主要用来精确设置图片的高与宽。

2. 插入表格

(1) 表格插入占位符。如图 6-34 所示,单击占位符中的"插入表格"按钮,在弹出的"插入表格"对话框中输入行列数后单击"确定"按钮即可插入表格。

(2) 表格插入幻灯片。单击"插入"选项卡"表格"组中的"表格"按钮,选择"插入表格"命令,在弹出的"插入表格"对话框中输入行列数后单击"确定"按钮即可插入表格,如图 6-39 所示。或者单击"绘制表格"命令,直接手动绘制表格。

在此菜单中可以选择手动绘制表格或者插入 Excel 格式的电子表格。

插入表格后,单击表格,在 8 个常规选项卡右侧会出现一个隐藏的"表格工具"选项卡,用户可以使用此选项卡对表格进行各种设置。如图 6-40 和图 6-41 所示,"表格工具"选项卡又包含"设计"、"布局"两个子选项卡。

在"设计"选项卡中包含"表格样式选项"、"表格样式"、"艺术字样式"、"绘图边框"4 个功能组。

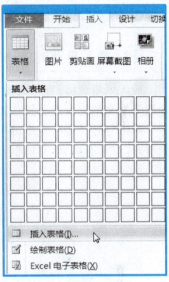

图 6-39　表格插入幻灯片

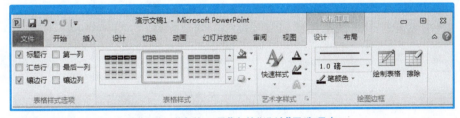

图 6-40　"表格工具"中的"设计"子选项卡

①"表格样式选项"功能组用来设置对表格的哪一部分做突出显示设置。

②"表格样式"功能组用来对表格的边框、底纹和阴影映像效果进行设置。

③"艺术字样式"功能组可以对表格内的文字外观进行各种艺术效果设置。

④"绘图边框"功能组向用户提供手动绘制、擦除表格的工具。

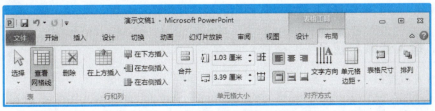

图 6-41　"表格工具"中的"布局"子选项卡

在"布局"选项卡中包含"表"、"行和列"、"合并"、"单元格大小"、"对齐方式"、"表格尺寸"、"排列"七个功能组。

①"表"功能组提供了表格的行列选择工具以及"查看网格线"开关。

②"行和列"功能组提供了对表格的行列进行插入和删除的工具。

③"合并"功能组提供合并与拆分单元格的功能。

④"单元格大小"功能组提供了对单元格进行高和宽的设置功能以及表格行与列的分布功能。

⑤"对齐方式"功能组用来设置文字在单元格中的位置,以及文字方向和单元格边距。

⑥"表格尺寸"功能组用来设置表格的总高度和总宽度。

⑦"排列"功能组用来设置表格的层次、对齐、组合、旋转。

3. 插入日期时间、幻灯片编号、页眉页脚

插入页眉页脚、日期时间、幻灯片编号都是对演示文档添加标注信息。这些信息都会添加到演示文档的页眉页脚位置,在每张幻灯片中都会显示。

单击"插入"选项卡中的"页眉和页脚"、"日期和时间"、"幻灯片编号"三个按钮之一,都会打开"页眉和页脚"对话框,如图 6-42 所示。

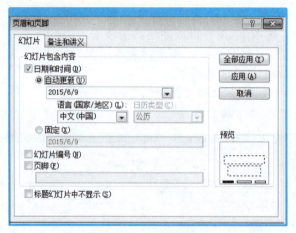

图 6-42　页眉和页脚

①勾选"日期和时间"复选框即可添加时间和日期,选择"自动更新"添加当前日期,选择"固定"输入指定日期。

②勾选"幻灯片编号"复选框可添加编号。

③勾选"页脚"复选框可输入页脚需要的文字。

④单击"全部应用"按钮,以上选项添加到每一张幻灯片中。

⑤单击"应用"按钮,以上选项添加到当前幻灯片中。

4. 插入音频与视频

1) 插入声音

PowerPoint 2010 的"插入"选项卡"媒体"组中的"音频"按钮分为上下两部分。单击上半部分弹出"插入音频"对话框供用户选择音频文件进行插入,单击下半部分可弹出选择菜

单供用户选择音频来源,选择菜单包括"文件中的音频"、"剪贴画音频"和"录制音频"三个菜单项。在演示文档中插入音频后,音频对象以如图 6-43 所示出现在幻灯片内。同时,会出现"音频工具"选项卡。

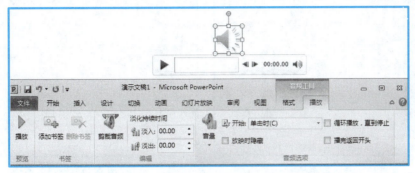

图 6-43   "音频工具"中的"播放"子选项卡

"音频工具"中的"播放"子选项卡包括"预览"、"书签"、"编辑"、"音频选项"4 个功能组。
① "预览"功能组可以播放音频。
② "书签"功能组可以对音频时间轴添加/删除标志点以方便对音频进行剪辑。
③ "编辑"功能组可以截取音频的片段并对音频添加淡出淡入效果。
④ "音频选项"功能组可以控制音频的音量,设置音频的播放方式及播放行为。
2)插入视频
PowerPoint 2010 的"插入"选项卡"媒体"组中的"视频"按钮分为上下两部分。单击上半部分弹出"插入视频文件"对话框供用户选择视频文件进行插入,单击下半部分可弹出选择菜单供用户选择视频来源,选择菜单包括"文件中的视频"、"来自网站的视频"和"剪贴画视频"三个菜单项。在演示文档中插入视频后,视频文件会以一个黑色矩形框的形式出现在幻灯片中。同时,选项卡栏会出现"视频工具播放"选项卡,如图 6-44 所示。

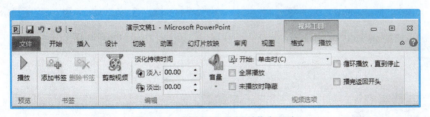

图 6-44   "视频工具播放"选项卡

"视频工具"中的"播放"子选项卡包括"预览"、"书签"、"编辑"、"音频选项"4 个功能组。
① "预览"功能组可以播放视频。
② "书签"功能组可以对视频时间轴添加/删除标志点,以方便对视频进行剪辑。
③ "编辑"功能组可以截取视频的片段并对视频添加淡出淡入效果。
④ "视频选项"功能组可以控制视频的音量,设置视频的播放方式及播放行为。

任务实施

(1)插入艺术字。打开演示文档"个人介绍",先删除首页上的所有内容,然后单击"插入"选项卡下的"文本"组中的"艺术字"按钮,从弹出的下拉框中选择一种样式,如图 6-45 所示。在弹出的编辑艺术字文本框中输入文字"个人介绍",设置字体为"宋体"、字号为 72。同样的方法为"介绍人:李小萌"选择合适的样式,设置字体为"宋体"、字号 32,效果如图 6-46 所示。

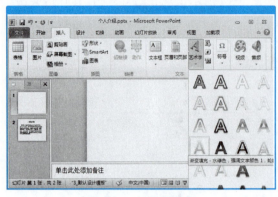

图 6-45　插入艺术字

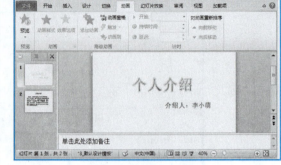

图 6-46　编辑艺术字

(2) 插入图片。单击"插入"选项卡的"图像"组中的"图片"按钮,打开"插入图片"对话框,选择已经备好的图片"河南护理职业学院效果图",单击"插入"按钮,即可完成插入图片操作,然后通过图片四周的控制柄调节大小,并拖放到幻灯片的正上方,如图 6-47 所示。

(3) 设置图片格式。双击插入的图片,从"图片工具"→"格式"选项卡中的"图片样式"组中的"大小"组中设置图片"高度"为 6cm,"宽度"为 25cm,并调整图片到合适的位置,选择"图片效果"为"柔化边缘/10 磅",效果如图 6-48 所示。

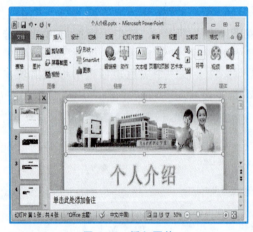

图 6-47　插入图片

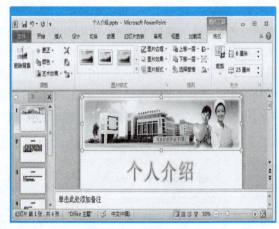

图 6-48　设置图片格式

(4) 插入表格。先删除第三张幻灯片"个人简历"中的简历介绍内容,然后单击"插入"选项卡的"表格"组中的"表格"按钮,在弹出的下拉菜单中选择"插入表格"命令,在弹出的"插入表格"对话框中,设置列数为 4,行数为 5,单击"确定"按钮,如图 6-49 所示。

(5) 设置表格属性。输入表格内容,设置表格内字体"宋体",字号 24;双击表格,从"表格工具"→"设计"选项卡的"表格样式"组中选择表格的样式为"主题样式 1-强调 1",如图 6-50 所示。

(6) 插入日期和时间、页眉页脚。单击"插入"选项卡的"文本"组中的"日期和时间"或"页眉和页脚"按钮,在弹出的"页眉和页脚"对话框中,勾选"日期和时间"复选框即可添加时间和日期,选择"自动更新"添加当前日期;勾选"页脚"复选框可输入页脚文字"个人介绍",

如图 6-51 所示,单击"全部应用",所有幻灯片的左下角将会出现插入的日期,页脚出现"个人介绍",如图 6-52 所示。

（7）插入背景音乐。选择第二张幻灯片"自我介绍",然后单击"插入"选项卡的"媒体"组中的"音频"按钮,在下拉菜单中选择"文件中的音频"命令,如图 6-53 所示,从弹出的"插入音频"对话框中选择音乐"Dreamcatcher",单击"插入"按钮,如图 6-54 所示,并将插入的声音图标拖放到幻灯片上合适的位置。

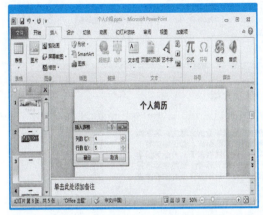

图 6-49　插入表格

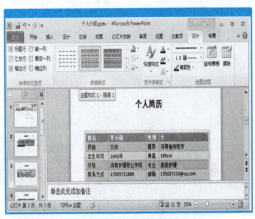

图 6-50　设置表格属性

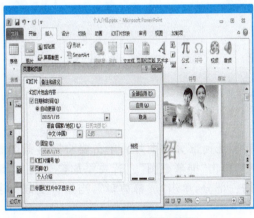

图 6-51　插入日期和时间

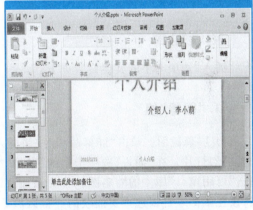

图 6-52　插入日期和时间效果

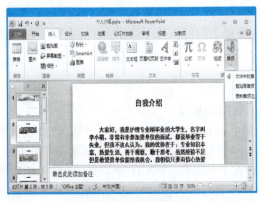

图 6-53　插入音频

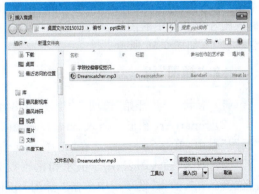

图 6-54　插入音频过程

（8）设置声音播放属性。在"音频工具"→"播放"选项卡中的"音频选项"组中，在"开始"下拉列表框中选择"自动"选项，勾选"放映时隐藏"复选框，如图6-55所示。播放幻灯片时，幻灯片上就会隐藏声音图标。

（9）保存演示文档"个人介绍"。

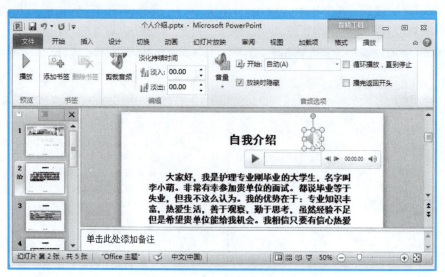

图 6-55　设置声音播放属性

拓展提高

"插入"选项卡中的其他设置如下。

1. "图像"组

（1）屏幕截图。单击"屏幕截图"按钮插入屏幕任何部分的图片。单击要将屏幕截图添加到的幻灯片。在"插入"选项卡上的"图像"组中，单击"屏幕截图"。若要添加整个窗口，请单击"可用窗口"库中的缩略图。若要添加窗口的一部分，单击"屏幕剪辑"，当指针变成十字时，按住鼠标左键以选择要捕获的屏幕区域。

（2）相册。根据一组图片创建或编辑一个演示文档。打开 PowerPoint 2010 演示文档，单击"插入"选项卡上的"图像"组中的"相册"命令，打开"相册"对话框，单击"文件"→"磁盘"插入图片到相册中的图片，单击"创建"按钮。再添加上幻灯片的动态效果，一本电子相册就创建成了，如图 6-56 所示。

2. "插图"组

（1）形状。与"开始"选项卡"绘图"组中的形状用法相同。

（2）SmartArt 图形。插入 SmartArt 图形，以直观的方式交流信息。在"插入"选项卡的"插图"组中，单击 SmartArt。在"选择 SmartArt 图形"对话框中，单击所需的类型和布局。

（3）图表、插入图表，用于演示和比较数据。在 PowerPoint 2010 中，单击要插入图表的占位符。在"插入"选项卡中单击"插图"组中的"图表"，在占位符中插入图表。单击图表类型，按需要单击确定。

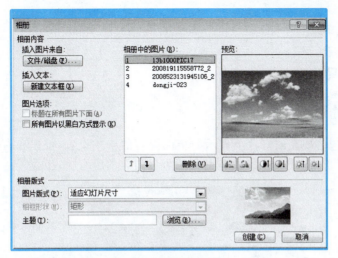

图 6-56　"相册"对话框

3."链接"组

详见模块 6 幻灯片切换与动画效果。

4."文本"组

对象:插入嵌入对象。

5."符号"组

（1）公式。插入幻灯片中预设的数学公式,或者使用数学符号库构成自己的公式。

（2）符号。插入键盘上没有的特殊字符,如商标符号、版权符号等。

项目 6.3　修饰演示文档

任务 6.3.1　初步修饰演示文档"个人介绍"

任务介绍

为演示文档"个人介绍"设置幻灯片主题为"聚合"。

为演示文档"个人介绍"设置幻灯片背景为"样式 5"。

利用母版插入河南护理职业学院的校徽,作为其共享标志。

任务分析

幻灯片版式。

幻灯片主题。

幻灯片背景。

使用母版。

任务知识

1. 幻灯片版式

幻灯片版式包含要在幻灯片上显示的全部内容的格式设置、位置和占位符。如图 6-57 所示,此图显示了 PowerPoint 2010 幻灯片中可以包含的所有版式元素。

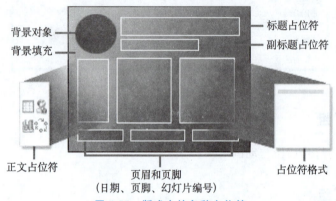

图 6-57　版式中的各种占位符

PowerPoint 2010 提供了 11 个版式类型供用户选择,如图 6-58 所示,利用这些版式可以轻松完成幻灯片制作,幻灯片版式使用方法如下。

(1) 直接使用幻灯片版式。在新建幻灯片时,单击"开始"选项卡的"幻灯片"组中的"新建幻灯片"按钮的下半部分,用户可以选择使用哪种版式。

(2) 更改幻灯片版式。单击"开始"选项卡的"幻灯片"组中的"版式"按钮,用户可以随时在编辑过程中改变当前幻灯片的版式。或使用鼠标右键单击幻灯片的空白区域来改变当前幻灯片的版式。

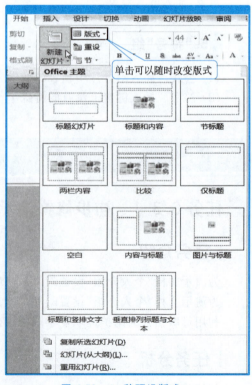

图 6-58　11 种预设版式

2. 幻灯片主题

PowerPoint 2010 设置了 44 种内置主题,主题是一组统一的设计元素,使用颜色、字体和图形设置演示文档的外观。应用主题会对演示文档的背景、字体、颜色、版式、形状效果等诸多方面产生影响。艺术字效果将应用于 Power-

Point 2010 的标题中。表格、图表、SmartArt 图形、形状和其他对象将进行更新以相互补充。具体的主题使用方法如下。

　　(1) 直接使用幻灯片主题。使用主题可以对整个演示文档进行全方位的美化。选择"设计"选项卡,在"主题"组中单击"所有主题",在下拉列表中选择合适的主题即可,如图 6-59 所示,用户还可以右键单击某一主题,查看此种主题的其他应用方式。

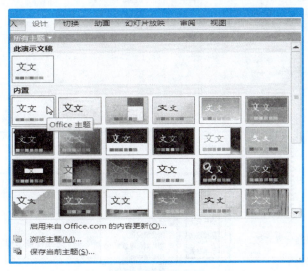

图 6-59　选择主题

　　(2) 修饰使用幻灯片主题。用户对主题的某些方面的修饰并不满意,可以通过"设计"选项卡,"主题"组中的"颜色"按钮更改主题中的各种颜色搭配,"字体"按钮更改主题中文字的字体,"效果"按钮更改主题各种形状的显示效果,"背景"组中的"背景样式"按钮选择不同的背景。

　　(3) 删除幻灯片主题。在各种主题中,名为"Office 主题"的是不包含任何修饰的空白主题,可以用来删除演示文档中已经存在的主题,如图 6-59 所示。

3. 幻灯片背景

　　幻灯片背景是一种使用颜色、图案、文理、图片等方法对幻灯片白色底板进行美化的排版方式。与插入幻灯片图片不同,作为背景添加到幻灯片白板上的对象会与幻灯片结合为一体,不允许移动,不允许改变大小,只能通过特定的操作进行修改。

　　(1) 直接使用背景。单击"设计"选项卡"背景"组中的"背景样式"按钮后,在下拉列表中选择合适的样式即可,如图 6-60 所示。

　　(2) 自定义使用背景。单击"设计"选项卡"背景"组中的"背景样式"按钮后,在弹出的菜单中选择"设置背景格式",可以打开"设置背景格式"对话框。或右键单击幻灯片的空白区域,选择"设置背景格式"菜单项,打开"设置背景格式"对话框,如图 6-60 所示。

　　在"设置背景格式"对话框的"填充"选项卡内,用户可以选择使用纯色填充、渐变填充、图片或纹理填充及图案填充几种方式设置背景。

　　当用户选择了图片或纹理作为背景时,"图片更正"、"图片颜色"、"艺术效果"三个选项卡可以设置图片或纹理背景的细节,如图 6-61 所示。

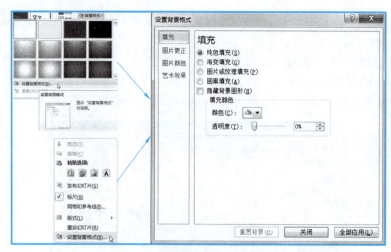

图 6-60　"设置背景格式"对话框

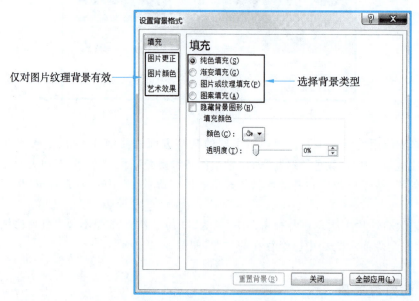

图 6-61　背景格式详细设置

（3）隐藏背景图形。勾选"隐藏背景图形"单选框表示不显示所选主题中所包含的背景图形。

4. 使用母版

幻灯片母版是幻灯片层次结构中的顶层幻灯片，用于存储有关演示文档的主题和幻灯片版式（版式：幻灯片上标题和副标题文本、列表、图片、表格、图表、自选图形和视频等元素的排列方式）的信息，包括背景、颜色、字体、效果、占位符大小和位置。

（1）构建幻灯片前创建母版。在构建幻灯片之前创建幻灯片母版，则添加到演示文档中的所有幻灯片都会基于该幻灯片母版和相关联的版式。

（2）构建幻灯片后创建母版。在构建幻灯片之后再创建幻灯片母版，则幻灯片上的某些项目可能不符合幻灯片母版的设计风格。可以使用背景和文本格式设置功能在各张幻灯片上覆盖幻灯片母版的某些自定义内容，但其他内容（例如页脚和徽标）则只能在"幻灯片母版"视图中修改。

（3）编辑幻灯片母版。用户需要单击"视图"选项卡"母版视图"组中的"幻灯片母版"按钮，即可打开幻灯片母版编辑窗口，如图6-62所示。

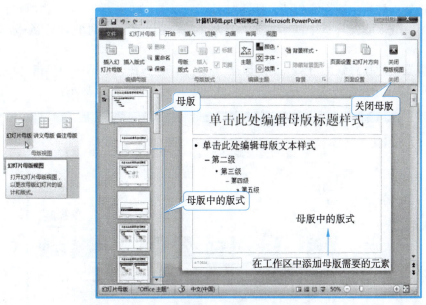

图6-62 幻灯片母版编辑窗口

从图6-62中可以看到，幻灯片母版窗口左侧列出了当前幻灯片中的母版。PowerPoint 2010默认只有一个母版，而该母版中包含了演示文档中的11个预设版式。在母版和版式中显示的所有对象都是占位符，用来规划幻灯片中各种对象的布局。

① 编辑幻灯片母版。如果演示文档中每张幻灯片上都需要出现相同的内容，可以把该内容添加至母版当中。母版会把用户添加的内容自动显示在每一张幻灯片上，并且把该内容保护起来，不允许用户在编辑幻灯片时对该内容进行编辑。

② 编辑幻灯片母版中的版式。如果用户在编辑之前选中的是母版中的某一种版式，如"标题和内容"版式。则添加的内容只出现在应用了"标题和内容"版式的幻灯片中。

"幻灯片母版"选项卡中共有"编辑母版"、"母版版式"、"编辑主题"、"背景"、"页面设置"、"关闭"6个功能组，如图6-63所示。

① "编辑母版"功能组用来添加新的母版，添加新的版式，删除及重命名版式。

② "母版版式"功能组用来向空白版式中添加占位符，设置是否显示标题和页脚。

③ "编辑主题"功能组用来使用主题对母版和版式进行美化。

④ "背景"功能组用来编辑母版和版式的背景图案。

⑤ "页面设置"功能组用来设置母版和版式的页面大小和方向。

⑥ "关闭"功能组用来退出母版视图回到幻灯片编辑视图。

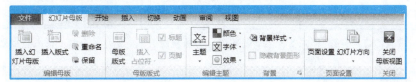

图6-63 "幻灯片母版"选项卡

任务实施

（1）打开演示文档"个人介绍"。

（2）设置幻灯片主题为"聚合"。选择"设计"选项卡，在"主题"组中单击"所有主题"，在下拉列表中单击"聚合"，整个演示文档"个人介绍"就具备了相同的设计风格，如图 6-64 所示。

（3）设置幻灯片背景为"样式 5"。选择"设计"选项卡，在"背景"组中单击"背景样式"按钮，在下拉列表中单击"样式 5"，即可完成设置背景操作，如图 6-65 所示。

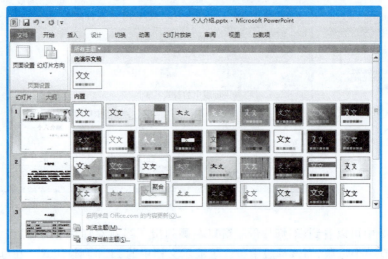

图 6-64　设置幻灯片主题"聚合"

（4）利用母版插入河南护理职业学院的校徽。

① 单击"视图"选项卡，选择"母版视图"组中的"幻灯片母版"按钮，切换到母板视图，如图 6-66 所示。

② 单击"插入"选项卡，在"图像"组中选择"图片"按钮，打开"插入图片"对话框，选择已经备好的图片"校徽"，单击"插入"按钮，插入校徽后，将其移动到幻灯片右上角，作为演示文档共享的标志。

③ 选择"视图"选项卡，单击"演示文档视图"组中的"普通视图"按钮，回到普通视图模式，插入校徽的效果如图 6-67 所示。

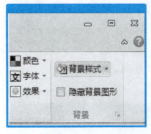
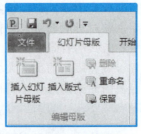

图 6-65　设置幻灯片背景"样式 5"　　　图 6-66　母板视图　　　图 6-67　插入校徽效果图

（5）保存演示文档"个人介绍"。

拓展提高

"设计"选项卡中的其他设置如下。

1. "页面"设置组

详见项目6.4演示文档的放映与发布。

2. "主题"组

1）主题样式

PowerPoint 2010 设置了 44 种内置主题，可以自由选择应用某一个或几个主题。进一步自定义演示文档，则更改主题颜色、主题字体或主题效果。

2）主题颜色

（1）主题颜色包含 12 种颜色槽。前 4 种水平颜色用于文本和背景。接下来的 6 种强调文字颜色，它们总是在 4 种潜在背景色中可见。

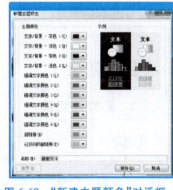

（2）当单击"主题"组中的"颜色"时，主题名称旁边显示的颜色代表该主题的强调文字颜色和超链接颜色。如果更改其中的任何颜色以创建自己的主题颜色组，则在"颜色"按钮上和"主题"名称旁边显示的颜色将得到相应的更新。

（3）主题颜色库显示内置主题中的所有颜色组。要创建自己的自定义主题颜色，请在"主题"组中单击"颜色"，然后单击"新建主题颜色"，如图 6-68 所示。

图 6-68 "新建主题颜色"对话框

3）主题字体

（1）更改主题字体将对演示文档中的所有标题和项目符号文本进行更新。单击"主题"组中的"字体"时，用于每种主题字体的标题字体和正文文本字体的名称将显示在相应的主题名称下。

（2）当对字体设置独特的字体样式时，可对"新建主题字体"对话框进行更新，显示当前正在使用的主题字体，用户可以根据个人的喜好来调整不同中、西文字体，如图 6-69 所示。

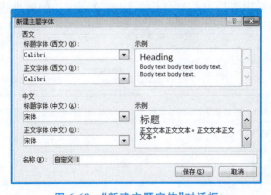

图 6-69 "新建主题字体"对话框

4）主题效果

主题效果是应用于文件中元素的视觉属性的集合。通过使用主题效果库,可以替换不同的效果集以快速更改这些对象,在一个应用程序中创建的对象,如果链接或嵌入另一个程序中,就是 OLE 对象的外观。

▶ 任务 6.3.2　进一步修饰演示文档"个人介绍"

▌任务介绍▌

为演示文档"个人介绍"添加目录,并插入超链接。
设置幻灯片切换方式。
为文字增加动画效果。

▌任务分析▌

幻灯片切换。
幻灯片动画效果。
超链接。

▌任务知识▌

1. 幻灯片切换

在演示文档放映过程中由一张幻灯片进入另一张幻灯片就是幻灯片之间的切换。幻灯片切换效果是给幻灯片的出现添加动画效果,用来决定某张幻灯片以什么样的方式出现在屏幕上。未添加切换效果的幻灯片以简单的"出现"方式进行切换,不具备任何动画效果。切换效果分为细微型、华丽型和动态内容三大类型,其中包括 30 余种切换效果。

1）添加幻灯片切换效果

选中需要添加切换效果的幻灯片,从"切换"选项卡中的"切换到此幻灯片"组中选择一个切换效果,即可把该切换效果添加到选中的幻灯片上。

添加了切换效果的幻灯片,在幻灯片编号下方会出现一个星形的播放动画标识,如图 6-70 所示。播放动画标识不仅表示该幻灯片添加了切换效果,也可以表示该幻灯片中的对象添加了动画效果。单击该标识可以对幻灯片中的切换效果和动画效果进行快速预览。

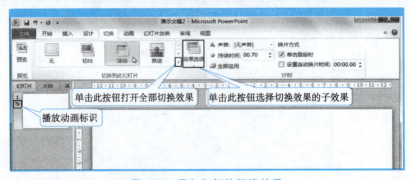

图 6-70　添加幻灯片切换效果

单击"切换到此幻灯片"组右下部的按钮,可以打开全部的切换效果选项。幻灯片可以使用的切换效果种类与演示文档使用的主题有关。不同的演示文档主题包含的幻灯片切换效果不同。

2)"切换"选项卡的其他详细设置

"切换"选项卡中的其他功能如图 6-71 所示。

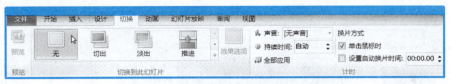

图 6-71　"切换"选项卡中的其他功能

(1)"预览"按钮可以查看幻灯片切换效果。

(2)"效果选项"按钮可以选择某一切换效果的详细设置。

(3)"声音"按钮用来选择在幻灯片进行切换时是否播放声音、播放哪种声音。

(4)"持续时间"选项确定幻灯片切换效果持续的时间长短。

(5)"全部应用"按钮可以把选中的切换效果添加到全部幻灯片中。

(6)换片方式用来选择怎样开始切换幻灯片。包括两种换片方式:"单击鼠标时"表示在幻灯片播放时通过单击鼠标开始切换幻灯片,也是系统中默认的幻灯片换片方式;"设置自动换片时间"表示在幻灯片播放完规定时间后自动切换,演示文档在进行播放时就会出现一种"自动播放"的效果。

3)删除幻灯片切换效果

若要删除幻灯片中的切换效果,可以选择"切换到此幻灯片"组中的"无"选项。

2. 幻灯片动画效果

PowerPoint 2010 动画是给文本或对象添加特殊视觉或声音效果。如果说幻灯片切换效果是决定一部戏剧的每一幕是如何拉开幕布的,那么幻灯片动画则是来决定每一幕中的每一个演员是如何出现在舞台上的、如何离开舞台的、在舞台上又是如何进行表演的。

1)介绍动画效果

幻灯片中的全部对象都可以添加动画效果。PowerPoint 2010 提供了以下 4 种不同类型的动画效果。

(1)"进入"效果。该类效果用来定义对象如何进入播放画面。是跟随幻灯片一起出现,还是在幻灯片出现后按规定好的条件和方式出现。

(2)"强调"效果。该类效果用来定义对象在进入画面后以什么样的方式进行活动,从而引起观众的注意。

(3)"退出"效果。该类效果用来定义对象如何从播放画面消失。是跟随幻灯片一起消失,还是在幻灯片消失之前按照规定好的条件和方式消失。

(4)"动作路径"效果。动作路径是指使用线条在幻灯片中画出对象的运动轨迹使对象按照用户指定的路线运动,在幻灯片播放时这些线条并不显示。

2)添加动画效果

在给对象添加动画之前,建议用户先单击"动画"选项卡"高级动画"组中的"动画窗格"按钮,在 PowerPoint 2010 窗口右侧打开"动画窗格",以便在此处对幻灯片中的所有动画进行监控和详细编辑。给幻灯片中的对象添加动画的操作步骤为：

（1）选中对象。

（2）从"动画"选项卡"动画"组中选择一种动画，或者从"动画"选项卡"高级动画"组中的"添加动画"按钮中选择一种动画效果。"效果选项"按钮可以对左侧选择的动画效果进行更详细的设置，如图 6-72 所示。

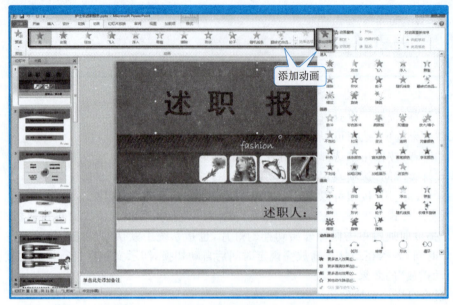

图 6-72　添加动画

（3）给对象添加动画之后，我们可以在 PowerPoint 2010 窗口右侧的"动画窗格"内对已经存在的动画进行详细的编辑与设置，也可以使用"动画"选项卡内的各项功能对动画进行编辑，如图 6-73 所示。

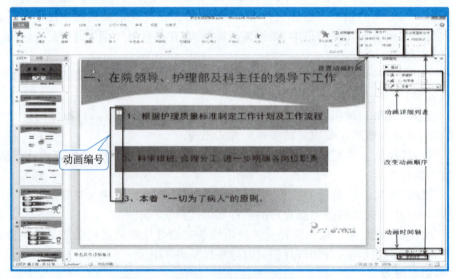

图 6-73　动画详细编辑

① 动画编号。当用户对多个对象添加动画后，添加动画的对象左上部会出现一个阿拉

伯数字,表示该动画在幻灯片中的次序。

②"触发"按钮是用来设置在播放演示文档时鼠标对哪个对象进行操作可以开始选中的动画。

③"动画刷"按钮是复制一个对象的动画,并将其复制到另一个对象上。如果双击该按钮,则将同一个动画复制到幻灯片中的多个对象中。

④"开始"功能用来设置选中的动画在演示文档播放过程中如何开始播放。包括下列三个选项:"单击开始"表示动画效果在单击鼠标时开始;"从上一项开始"表示动画效果开始播放的时间与列表中上一个效果的时间相同。也就是说当前动画和动画列表中前一个动画同时播放。该设置可以让多个动画同时开始播放;"从上一项之后开始"表示动画效果在列表中上一个效果完成播放后立即开始。

⑤"持续时间"功能用来设置被选中的动画效果共播放多长时间。

⑥"延迟"功能用来定义动画"开始"条件满足后延时多久播放,通常和"开始"按钮中的"上一动画之后"配合使用。

3)删除动画效果

要删除某一对象中的动画效果,可以选中该对象然后选择"动画"列表中的"无"选项,或者单击"动画窗格"中动画列表右侧的下拉菜单按钮,在弹出的菜单中选择"删除"菜单项,如图 6-74 所示。

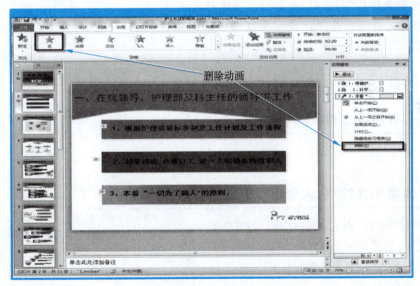

图 6-74　删除动画

需要说明的是,对于各种媒体添加的动画,特别是对于声音,在设置对象的具体行为时,需要使用图 6-74"动画窗格"中动画列表右侧的下拉菜单中的"效果选项"进行具体设置。

3. 超链接

用户可以在幻灯片中添加超链接,放映演示文档时,单击已设定为超链接的对象,即可自动跳转到该超链接所指定的位置,如可以跳转到同一文档的某张幻灯片上或者其他文档上,如 Word 文档、电子邮箱等。插入超链接的文本下方添加了下划线,显示颜色也发生了变化。

（1）插入超链接。插入超链接时，首先要选择建立超链接的文字或图形，单击"插入"选项卡的"链接"组中的"超链接"按钮，在弹出的"插入超链接"对话框中选择链接对象。链接对象包括以下 4 种。

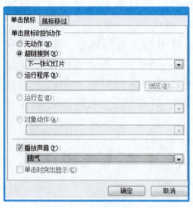

图 6-75　"动作设置"对话框

① 现有文件或网页：保存在磁盘空间上的某个文件或者网页。

② 本文档中的位置：当前演示文档中的某一张幻灯片。

③ 新建文档：新建的文档文件。

④ 电子邮件地址：用于接收电子邮件的 E-mail 地址。

（2）插入"动作"。要进行动作设置，首先要选择创建动作的文字或图形，单击"插入"选项卡的"链接"组中的"动作"按钮，从弹出的"动作设置"对话框中选择动作的去向，可以设置单击鼠标和鼠标移过时的动作和声音，如图 6-75 所示。

（3）打开超链接。选择已设定为超链接的对象，打开右键菜单，选择"打开超链接"命令，即可跳转到链接所指定的位置。

（4）编辑超链接。选择已设定为超链接的对象，打开右键菜单，选择"编辑超链接"命令，打开"编辑超链接"对话框，重新设定链接对象即可。

（5）删除超链接。选择已设定为超链接的对象，打开右键菜单，选择"取消超链接"命令，即可删除超链接。

任务实施

1. 打开演示文档"个人介绍"

（略）

2. 为演示文档"个人介绍"添加目录，并插入超链接

（1）新建"空白"版式的幻灯片。在"普通视图"模式下，选择第一张幻灯片，单击"开始"选项卡"幻灯片"组中的"新建幻灯片"，在下拉框中选择"空白"版式。

（2）添加目录。选择新建的幻灯片，单击"插入"选项卡"文本"组中的"文本框"按钮，从下拉菜单中选择"横排文本框"选项，创建一个横排文本框，并输入以下目录文字"自我介绍"、"个人简历"、"个人经历"和"证书情况"，并设置字体为"黑体"，字号为 32。选择新添加的目录，单击右键，从弹出的菜单中选择"项目符号"选项，在弹出的项目符号菜单中选择"选中标记项目符号"选项，如图 6-76 所示。

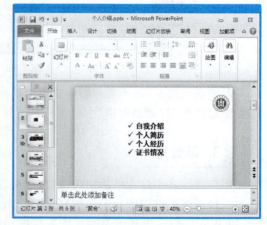

图 6-76　添加目录

(3) 插入超链接。选择第二张幻灯片中的文字"自我介绍",单击"插入"选项卡"链接"组中的"超链接"按钮,从弹出的"插入超链接"对话框中选择链接到"本文档中的位置",在"请选择文档中的位置"中选择幻灯片3,即幻灯片自我介绍,单击"确定",如图6-77所示。以同样的方法分别为"个人简历"、"个人经历"和"证书情况"插入对应的超链接,如图6-78所示。

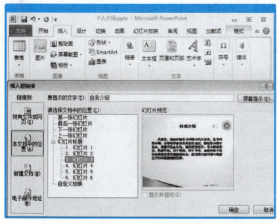

图 6-77 插入超链接

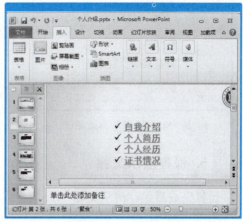

图 6-78 插入超链接后的效果

3. 设置幻灯片切换方式

(1) 添加幻灯片切换。选择第一张幻灯片,在"切换"选项卡"切换到此幻灯片"组中选择切换方式"覆盖"。

(2) 设置切换效果。在"切换"选项卡"计时"组中选择声音"鼓掌",如图6-79所示。

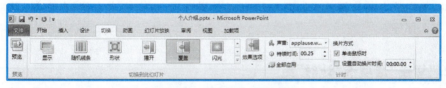

图 6-79 设幻灯片切换效果

以同样的方法为剩余幻灯片分别选择切换方式。

4. 为文字增加动画效果

(1) 添加动画效果。选中第一张幻灯片中的文字"个人介绍",在"动画"选项卡的"动画"组中选择动画效果"缩放"即可。

(2) 打开"动画窗格"。单击"高级动画"组中的"动画窗格"按钮即可。

(3) 设置动画效果。单击"动画窗格"中的动画效果后面的下拉箭头,打开下拉列表框,如图6-80所示,选择"计时"选项,在"开始"下拉列表框中选择"单击时"选项,在"期间"下拉列表框中选择"慢速(2秒)"选项,设置完成后单击"确定"按钮,如图6-81所示。

以相同的方法,根据需要设置幻灯片中剩余文字或图片的动画效果。

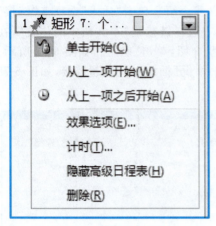

图 6-80　设置动画效果

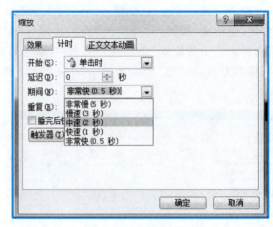

图 6-81　自定义动画

5. 保存演示文档

设置完成后保存演示文档"个人介绍"。

拓展提高

"切换"和"动画"选项卡的其他设置如下。

1. "切换"选项卡"切换到此幻灯片"组

效果选项：单击"效果选项"按钮，在下拉菜单中可以设置切换效果的属性，不同的类型属性不同，如它的方向与颜色。如图 6-79 所示效果选项，方向有自右侧、自顶部、自左侧、自底部、从右上部等。

2. "切换"选项卡"计时"组

1）为幻灯片切换效果添加声音

单击"切换"选项卡"计时"组中的"声音"旁的箭头，然后执行下列操作之一：

（1）当添加列表中的声音时，在下拉菜单中选择所需的声音。

（2）当添加列表中没有的声音，在下拉菜单中请选择"其他声音"，找到要添加的声音文件，然后单击"确定"。

2）设置切换效果的计时

设置上一张幻灯片与当前幻灯片之间的切换效果的持续时间，可在"切换"选项卡上"计时"组中的"持续时间"框中，键入或选择所需的速度。

若要指定当前幻灯片在多长时间后切换到下一张幻灯片，请采用下列步骤之一：

（1）要设置在单击鼠标时换幻灯片，请在"切换"选项卡的"计时"组中，选择"单击鼠标时"复选框。

（2）要设置在经过指定时间后切换幻灯片，请在"切换"选项卡的"计时"组中，在"设置自动换片时间"框中键入所需的秒数。

3. "动画"选项卡"预览"组

在"预览"组中包括预览按钮和自动预览选项。当单击"预览"按钮时,则对当前幻灯片中添加动画的对象进行预览。当选择了"自动预览"选项,则对添加或更改后的动画进行自动预览。

4. "动画"选项卡"动画"组

效果选项:效果选项按钮中不同的动画效果对应着不同的效果选项内容,若动画效果选择"缩放",单击"显示其它效果选项"将打开"效果选项"对话框,如图 6-82 所示。在该对话框中可设置的内容如下。

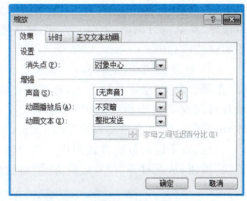

图 6-82　"缩放"动画"效果"选项对话框

（1）消失点。设置动画效果从特定的位置消失。

（2）声音。在下拉列表中或从"其他声音"中选择为动画设置声音效果。

（3）动画播放后。设置动画播放后具有的效果。

（4）动画文本。对于文本动画来说,可从该下拉列表中设置文本按"整批发送"、"按字/词"、"按字母"的动画效果,后两项可设置字/词、字母之间的延迟时间。

项目 6.4　演示文档的放映与发布

▶ 任务 6.4.1　演示文档"个人介绍"的放映

| 任务介绍 |

放映演示文档"个人介绍"。

| 任务分析 |

设置放映方式。
放映幻灯片。
设置放映时间。

| 任务知识 |

放映幻灯片是把幻灯片以全屏的方式进行播放,用户添加的切换、动画及声音效果均会播放出来。

1. 设置放映方式

1）放映类型

在 PowerPoint 2010 中用户可以根据需要，使用 3 种不同的方式进行幻灯片的放映，即演讲者放映方式、观众自行浏览方式以及在展台浏览放映方式。

（1）演讲者放映方式（全屏幕）。这是常规的放映方式，通常是在一台计算机中，或者在一台投影仪上放映。在放映过程中，可以使用人工控制幻灯片的放映进度和动画出现的效果。

（2）观众自行浏览（窗口）。如果演示文档在小范围放映，同时又允许观众动手操作，可以选择"观众自行浏览（窗口）"方式，演讲者可以看到演示文档下方的备注信息，而观众是看不到这些信息的。

（3）在展台浏览（全屏幕）。如果演示文档在展台、摊位等无人看管的地方放映，可以选择"在展台浏览（全屏幕）"方式，将演示文档设置为在放映时不能使用大多数菜单和命令，并且在每次放映完毕后一段时间内观众没有进行干预，会重新自动播放。当选定该项时，PowerPoint 2010 会自动设定"循环放映，按 Esc 键终止"的复选框。

要选择不同的放映方式用户可以单击"幻灯片放映"选项卡"设置"组中的"设置幻灯片放映"按钮，从而打开"设置放映方式"对话框，如图 6-83 所示。

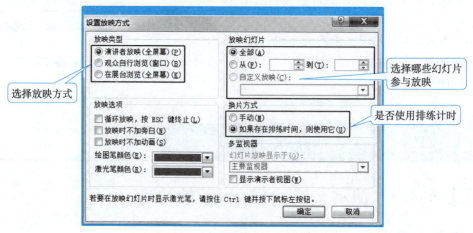

图 6-83 "设置放映方式"对话框

2）放映选项

"放映"选项允许用户设置放映时的一些具体属性。

（1）"循环放映，按 ESC 键终止"选项是设置演示文档循环播放。

（2）"放映时不加旁白"选项是禁止放映幻灯片时播放旁白。

（3）"放映时不加动画"选项是禁止放映时显示幻灯片动画。

（4）"绘图笔颜色"是设置在放映演示文档时用鼠标绘制标记的颜色。

（5）"激光笔"颜色是设置录制演示文档时显示的指示光标。

3）放映幻灯片

"放映幻灯片"栏可设置幻灯片播放的方式。用户选择"全部"，则将播放全部的演示文档。而如果选择"从…到…"选项，则可选择播放演示文档的幻灯片编号范围。如果之前设置了"自定义幻灯片播放"列表，则可在此处选择列表，根据列表内容播放。

4）换片方式

"换片方式"的作用是定义幻灯片播放时的切换触发方式,如选择"手动",则用户需要单击鼠标进行播放。而如选择"如果存在排练时间,则使用它"选项,则将自动根据设置的排练时间进行播放。

5）多监视器

如本地计算机安装了多个监视器,则可通过"多监视器"栏,设置演示文档放映所使用的监视器,以及演讲视图等信息。

2. 放映幻灯片

用户在制作演示文档的全过程中随时可以控制播放自己的作品。开始放映后,用户可以通过鼠标单击对幻灯片向下翻页,使用鼠标滚轴向上或向下翻页。

1）从头开始

单击"幻灯片放映"选项卡"开始放映幻灯片"组中的"从头开始"按钮可以从第一张幻灯片开始播放或者按快捷键 F5。

2）从当前幻灯片开始

单击"幻灯片放映"选项卡中的"从当前幻灯片开始"按钮可以从当前幻灯片开始放映或者按快捷键 Shift＋F5。

3）广播幻灯片

广播幻灯片是 PowerPoint 2010 新增的一种功能,可以将演示文档通过 Windows Live 账户发布到互联网中,让用户通过网页浏览器观看,具体操作如下:

（1）单击"广播幻灯片"按钮,在弹出的"广播幻灯片"对话框中可直接单击"启动广播"按钮。

（2）在经过广播的进度条之后,即可在更新的对话框中复制演示文档的网络地址,发送给其他用户以播放。

注意:使用"广播幻灯片"功能时,需要用户先注册一个 Windows Live 账户。

4）自定义幻灯片放映

自定义幻灯片放映是指用户可以在演示文档中选择一部分幻灯片来安排它们的放映顺序。具体操作如下:单击"幻灯片放映"选项卡"开始放映幻灯片"组中的"自定义幻灯片放映"按钮,选择"自定义放映"命令,弹出"自定义放映对话框",如图 6-84 所示。单击"新建"按钮,弹出"定义自定义放映"对话框,如图 6-85 所示,用户在此对话框中选择所需要的幻灯片,再单击"添加"按钮,最后单击"确定"按钮,返回到"自定义放映"对话框中,单击"关闭"按钮即可。如果单击"放映"按钮,则关闭对话框并启动选定的自定义放映。

5）右键快捷菜单

在幻灯片放映的过程中,用户可以打开右键快捷菜单,如图 6-86 所示。

（1）"下一张"表示向下翻页。

（2）"定位至幻灯片"表示用户可以根据需要自由选择跳转到哪一张幻灯片。

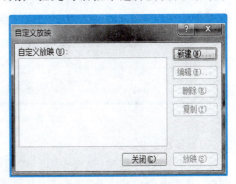

图 6-84　"自定义放映"对话框

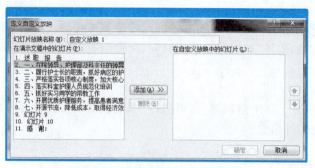

图 6-85　"定义自定义放映"对话框

（3）"指针选项"表示从该选项中进行选择，可以使鼠标变为相应的笔、橡皮擦等，可以向正在播放的幻灯片内进行涂改和标记。

（4）"结束放映"表示退出幻灯片的放映，回到幻灯片的编辑界面，或者按快捷键 Esc，如图 6-86 所示。

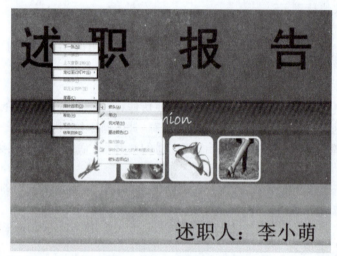

图 6-86　幻灯片放映快捷菜单

3. 设置放映时间

设置放映时间可以使幻灯片脱离人工自动播放。设置放映时间主要通过"幻灯片放映"选项卡中的"排练计时"和"录制幻灯片演示"两个按钮来实现，如图 6-87 所示。

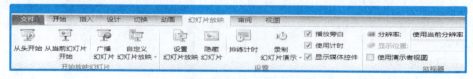

图 6-87　"幻灯片放映"选项卡

1）排练计时

单击"幻灯片放映"选项卡"设置"组中的"排练计时"按钮后，幻灯片就会自动开始播放。同时，屏幕上会出现一个"录制"工具栏对每张幻灯片的播放时间和播放总时间进行计时，如图 6-88 所示，此时用户可以按照正常方式对幻灯片进行播放，直到播放完毕。结束放映时，

PowerPoint 2010 会提示用户对刚才的计时进行保存。保存后下次再播放幻灯片就会按照保存的排练计时来自动播放,不需手工操作。

"排练计时"功能只对幻灯片的播放计算时间,并把计算好的时间保存在演示文档内,并不负责把幻灯片播放时用户使用的屏幕笔画等其他效果保存在幻灯片内。

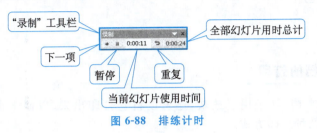

图 6-88　排练计时

2）录制幻灯片演示

该功能不仅可以对幻灯片的放映进行计时,还允许用户在计时的同时对幻灯片内容进行讲解,并把讲解声音以旁白的形式录制下来,与演示文档一起保存起来。此外"录制幻灯片演示"功能还允许用户把幻灯片播放时用户使用的屏幕笔画等效果与演示文档保存在一起。幻灯片播放、旁白、屏幕笔画等效果共用一个时间轴,这样,在下次放映演示文档时这些对象就可以按照预先设计好的方式自动向观众播放。

4. 隐藏幻灯片

对于制作好的 PowerPoint 演示文档,如果希望其中的部分幻灯片在放映的时候不显示出来,可以将其隐藏起来。

（1）在"幻灯片浏览视图"或"普通视图"模式中选择需隐藏的幻灯片,单击"幻灯片放映"选项卡"设置"组中的"隐藏幻灯片"按钮,将其隐藏。若要取消隐藏,可以把上述过程重新操作一遍。

（2）在"普通视图"模式中,在左侧的"幻灯片"窗格中,选择要隐藏的幻灯片,右键单击"隐藏幻灯片"按钮即可。

任务实施

（1）打开演示文档"个人介绍"。

（2）单击"幻灯片放映"选项卡"开始放映幻灯片"组中的"从头开始"按钮可以从第一张幻灯片开始播放或者按快捷键 F5。

（3）开始放映后,鼠标单击对幻灯片向下翻页或使用鼠标滚轴向上或向下翻页。

（4）退出演示文档"个人介绍",按 Esc 键。

▶ 任务 6.4.2　对演示文档"个人介绍"进行打包处理

任务介绍

打包演示文档"个人介绍"。

解包演示文档"个人介绍"。

任务分析

演示文档的打印。

演示文档的打包。

任务知识

1. 演示文档的打印

创建好的演示文档,除了用于放映,还可以将它打印出来,以便于查看保存。Power-Point 2010 提供了两种打印方式。

1) 普通打印

即在打印之前先进行页面设置,然后再设置打印份数、选择打印机及其他打印选项。

(1) 页面设置。默认情况下,演示文档的尺寸和显示器或者投影仪匹配。如果要打印到纸张,就需要根据纸张的大小设置幻灯片的页面。如图 6-89 所示,选择"设计"选项卡中"页面设置"组中的"页面设置"按钮,打开"页面设置"对话框,如图 6-90 所示,设置幻灯片大小及幻灯片方向等,以便于在各类显示器放映,备注、讲义和大纲可以根据需要设置。

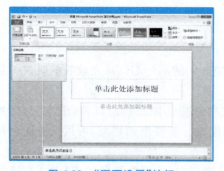

图 6-89 "页面设置"按钮

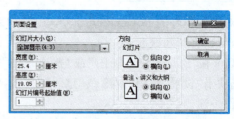

图 6-90 "页面设置"对话框

(2) 打印预览和设置。选择"文件"选项卡中的"打印"菜单选项,最右侧窗口是预览效果,中间是打印设置,如图 6-91 所示。

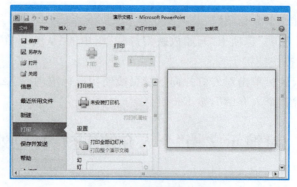

图 6-91 打印预览和设置

① 设置打印份数。直接输入打印份数或者调整份数设置。

② 选择打印机。

③ 设置打印范围。单击"打印全部幻灯片"下拉箭头，如图 6-92 所示，可选择打印范围。

④ 设置打印版式。单击"整页幻灯片"下拉箭头，如图 6-93 所示，可选择整页幻灯片、备注页、大纲、讲义。如果选择讲义，还可以选择更详细的设置。

⑤ 编辑页眉和页脚。单击"编辑页眉和页脚"，打开"页眉和页脚"对话框，可以设置日期和时间、页脚等内容。

⑥ 打印。设置完成后，单击"打印"按钮，即可打印。

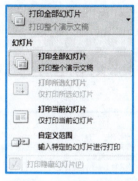

图 6-92　设置打印范围

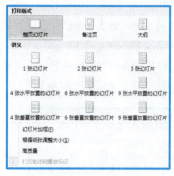

图 6-93　设置打印版式

2）快速打印

即不做任何修改，直接送到默认打印机。

2. 演示文档的打包

演示文档制作完成后，有时可能需要在其他计算机上进行播放，但有些计算机没有安装PowerPoint，就无法播放幻灯片文件。为了解决这个问题，最好的方法就是将演示文档打包，然后在需要播放的计算机上使用 PowerPoint 的播放器来播放文件。

1）打包

打开准备打包的演示文档，如图 6-94 所示，选择"文件"选项卡中的"保存并发送"菜单，在"文件类型"菜单中选择"将演示文档打包成 CD"命令，单击"打包成 CD"按钮，弹出"打包成 CD"对话框，如图 6-95 所示。

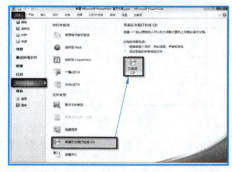

图 6-94　打包

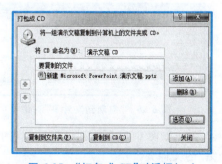

图 6-95　"打包成 CD"对话框（一）

①"添加"按钮。如果需要添加其他文件，则可在对话框中单击"添加"按钮，从弹出的"添加文件"对话框中选择要添加的文件。

② "选项"按钮。如果要对演示文档进行加密保护,则单击"选项"按钮,从弹出的"选项"对话框中设置打开或修改 PowerPoint 文件的密码。

③ "复制到文件夹"按钮。如果要直接保存为文件夹,则单击"复制到文件夹"按钮即可。打包成功后,会在预设的磁盘目录下显示出一个文件夹。

2)解包

双击打包文件夹中的 HTML 文件,选择需要播放的演示文档进行播放即可。

|任务实施|

(1) 打开演示文档"个人介绍"。

(2) 打包演示文档"个人介绍"。

① 选择"文件"选项卡"保存并发送"菜单中的"将演示文档打包成 CD"选项,单击"打包成 CD"按钮,弹出如图 6-96 所示的对话框。

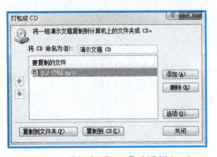
图 6-96 "打包成 CD"对话框(二)

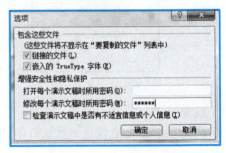
图 6-97 "选项"对话框

② 单击"选项"按钮,弹出的"选项"对话框,在"修改每个演示文档时所用密码"中设置修改 PowerPoint 文件的密码为 111111,单击"确定"按钮,如图 6-97 所示,弹出"确认密码"对话框,再次输入密码 111111,单击"确定"按钮。

③ 单击"复制到文件夹"按钮,弹出"复制到文件夹"对话框,在"文件夹名称"中修改演示文档名称为"个人介绍","位置"修改为"E 盘",如图 6-98 所示,单击"确定"按钮,系统弹出消息框询问打包文件中是否包含所有的链接文件,单击"是"按钮。

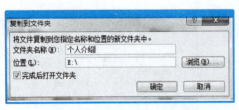
图 6-98 "复制到文件夹"对话框

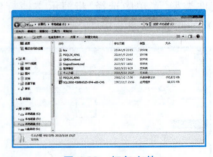
图 6-99 打包文件

④ 弹出如图 6-99 所示对话框。或者打开计算机 E 盘,便能看到增加了一个名称为"个人介绍"的文件夹。

(3) 解包演示文档"个人介绍"。双击"E 盘"中的"个人介绍"文件夹,播放 PowerPoint 演示文档。

归纳总结

本模块要求掌握演示文档的新建、保存和视图操作,并能打开已存在的演示文档。重点掌握幻灯片的新建、编辑等操作,难点是掌握文本的输入、编辑与格式化操作。要求掌握图片、表格的使用,掌握插入日期时间、幻灯片编号、页眉页脚音频与视频的方法。了解幻灯片的各种版式,熟练掌握幻灯片主题、背景和母版的使用方法。重点掌握幻灯片的切换方式,设置动画的方法以及超链接的使用。

通过本模块的学习,可对 PowerPoint 2010 有更深的了解与应用,能进行幻灯片的编辑与设计操作。可以轻松地进行母版的设计,制作出具有统一风格的演示文档。可以设置统一的主题效果和背景图片,还可以在幻灯片中插入单位的标志图片等。通过设置幻灯片动画效果的学习,掌握添加动画效果的一些基本设置,制作出有特殊效果的演示文档,使演示文档独具一格。幻灯片的放映主要为用户介绍设置放映方式,放映前对演示文档的设置,用户可以为每张幻灯片插入旁白对幻灯片进行讲解。如果用户需要让演示文档自动播放,可以对其进行排练计时。通过本模块的学习,用户要学会灵活运用 PowerPoint 2010 的各项功能到实际工作中。

练习与实训

一、选择题

1. 在 PowerPoint 2010 各种视图中,可以同时浏览多张幻灯片,便于重新排序、添加、删除等操作的视图是(　　)。

A. 幻灯片浏览视图　B. 备注页视图　　　C. 普通视图　　　D. 幻灯片放映视图

2. 在 PowerPoint 2010 幻灯片浏览视图中,选定多张不连续幻灯片,在单击选定幻灯片之前应该按住(　　)。

A. Alt　　　　　　B. Shift　　　　C. Tab　　　　　　D. Ctrl

3. 单击 PowerPoint 2010"文件"选项卡下的"最近所用文件"命令,所显示的文件名是(　　)。

A. 正在使用的文件名　　　　　　B. 正在打印的文件名

C. 扩展名为 .pptx 的文件名　　　D. 最近被 PowerPoint 软件处理过的文件名

4. 在 PowerPoint 2010 的普通视图下,若要插入一张新幻灯片,其操作为(　　)。

A. 单击"文件"选项卡下的"新建"命令

B. 单击"开始"选项卡"幻灯片"组中的"新建幻灯片"按钮

C. 单击"插入"选项卡"幻灯片"组中的"新建幻灯片"按钮

D. 单击"设计"选项卡"幻灯片"组中的"新建幻灯片"按钮

5. 在新增一张幻灯片操作中,可能的默认幻灯片版式是(　　)。

A. 标题幻灯片　　　B. 标题和竖排文字　C. 标题和内容　　　D. 空白版式

6. (　　)是一种特殊的幻灯片,在其中可以定义整个演示文档中每一张幻灯片的格式,统一演示文档的整体外观。

A. 大纲　　　　　　B. 母版　　　　C. 视图　　　　　　D. 标尺

7. 在 PowerPoint 2010 中,选定了文字、图片等对象后,可以插入超链接,超链接中所链接的目标可以是(   )。

A. 计算机硬盘中的可执行文件　　　　B. 其他幻灯片文件(即其他演示文档)

C. 同一演示文档的某一张幻灯片　　　D. 以上都可以

8. 要使幻灯片中的标题、图片、文字等按用户的要求顺序出现,应进行的设置是(   )。

A. 设置放映方式　　B. 幻灯片切换　　C. 幻灯片链接　　D. 自定义动画

9. 要使幻灯片在放映时能够自动播放,需要为其设置(   )。

A. 动作按钮　　　　B. 超级链接　　　　C. 排练计时　　　　D. 录制旁白

10. 在 Powerpoint 2010 的普通视图中,隐藏了某个幻灯片后,在幻灯片放映时被隐藏的幻灯片将会(   )。

A. 从文件中删除

B. 在幻灯片放映时不放映,但仍然保存在文件中

C. 在幻灯片放映是仍然可放映,但是幻灯片上的部分内容被隐藏

D. 在普通视图的编辑状态中被隐藏

11. 如要终止幻灯片的放映,可直接按(   )键。

A. Ctrl＋C　　　　　B. Esc　　　　　　C. End　　　　　D. Alt＋F4

二、操作题

1. 小倩是赛博数码技术有限公司的人事专员,公司招聘了一批新员工,需要对他们进行入职培训。自己制作一份演示文档"新员工入职培训.pptx",并按操作要求对该文档进行美化。

【操作要求】

(1) 将第二张幻灯片版式设置为"标题和竖排文字",将第四张幻灯片版式设置为"比较";为整个演示文档指定一个恰当的设计主题。

(2) 通过幻灯片母版为每张幻灯片增加利用艺术字制作的水印效果,水印文字中应包含"赛博数码"字样,并旋转一定的角度。

(3) 根据第五张幻灯片右侧的内容创建一个组织结构图,其中总经理助理为助理级别,结果应类似 Word 样例文件"组织结构图样例.docx",并为该结构图添加任一动画效果。

(4) 为第六张幻灯片左侧的文字"员工守则"添加超链接,链接到 Word 素材文件"员工守则.docx",并为该张幻灯片添加适当的动画效果。

(5) 为演示文档添加不少于 3 种的幻灯片切换方式。

2. 小俊是某学校的人力资源培训讲师,负责对新入职的教师进行培训,其 Powerpoint 演示文档的制作水平广受好评。最近,她应北京节水馆的邀请,为展馆制作一份宣传水知识重要性的演示文档。请制作一份演示文档"水资源利用与节水(素材).docx",并按操作要求对文档进行美化。

【操作要求】

(1) 标题页包含演示主题、制作单位(北京节水展馆)和日期(××××年×月×日)。

(2) 演示文档必须指定一个主题,幻灯片不少于 5 张,且版式不少于 3 种。

(3) 演示文档中除文字外要有 2 张以上图片,并有 2 个以上的超链接进行幻灯片之间的跳转。

(4) 动画效果要丰富,幻灯片切换效果要多样。

(5) 演示文档播放的全程需要有背景音乐。

(6) 完成后以"水资源利用与节水.pptx"为文件名进行保存。

【学习目的】

了解医学信息学的发展史。

掌握医学信息学的功能及特点。

熟练掌握数据与信息和知识之间的关系。

重点了解卫生数据管理、信息管理与知识管理的概念及它们之间的关系。

【学习重点和难点】

重点了解卫生数据管理、信息管理与知识管理的概念及三者之间的关系。

医学信息学

项目 7.1　医学信息化

▶ 任务 7.1.1　什么是医学信息化

▌任务介绍▌

医学信息学的发展历程。

医学信息化的功能及特点。

▌任务分析▌

本任务首先从了解医学信息化的发展历程开始，让学生对医学信息化有初步的认识，进而熟识医学信息化的功能和细分应用，重点是掌握医学信息化的特点。

▌任务知识▌

关于医学信息化并没有一个明确的定义，可以简单理解为信息技术在医学领域中的应用。与医学信息化相关的提法，如医疗信息化、卫生信息化、医学信息系统等，其意义都是一致的。

20 世纪中期，人类社会迈入信息化时代，科学技术的迅猛发展和高新技术的广泛应用，促使信息技术、信息产业成为科技、经济和社会发展的主导因素，信息技术已经日益渗透到政治、经济、军事等各个社会领域。医学信息化已经成为医疗活动必不可少的支撑和手段，很难想象如果没有计算机、网络和医疗信息系统的支撑，正常的医疗活动和相关保障活动将会如何处理和实施。

▌1. 医学信息化发展历程

一般认为，世界性的医学信息化发展主要经历了以下五个不同的阶段。

1）医疗记录的自动化

医疗记录的自动化（automated medical record，AMR）阶段的目的是逐渐取代传统的病历手写作业方式，即将原本手写的纸张病案记录输入计算机中成为电子化记录，并通过计算机打印方式得到纸张病案保存。

2）医疗记录的计算机化

医疗记录的计算机化（computerized medical record，CMR）阶段，数字化的病历文件和影像文件已经形成，可以将病历数据完全以电子媒体档案表示，同时成为无纸化的系统。

3）医院内部全面应用的电子病历

医院内部全面应用的电子病历（electronic medical record，EMR）阶段，医院内部良好的信息基础建设，如 HIS、PACS、RIS、CIS 和宽带网络等为电子病历带来了更多的含义。病历文件、影像文件等不但是无纸化作业，而且计算机还可以将病历数据和有关检验、检查数据及影像等进行挖掘处理,形成类似专家系统的知识库,提供给医疗人员作为诊断及治疗方面的建议。

4) 电子化患者记录

电子化患者记录(electronic patient record,EPR)阶段具备区域性、国家化、全球化特征。依据事先制定的信息交换协议和通信标准可以在网络上互相交换患者的电子病历。

5) 电子化健康记录

电子化健康记录(electronic health record,EHR)阶段是电子病历发展的高级阶段。将电子病历做到个人化的健康记录,记载每个人从出生到死亡的病史及相关治疗记录并以电子媒体格式提供查询或研究。

西方发达国家处于电子化患者记录(EPR)阶段。中国由于地区差异大、发展不平衡,大多数综合性医疗卫生单位的信息化建设与应用处于医院内部全面应用的电子病历(EMR)阶段。

另有一种得到广泛认可的划分方式,将医学信息化的发展基本分为三个阶段:医院管理信息化(Hospital Management Information System,HMIS)阶段、临床信息化(Clinical Information System,CIS)阶段、区域医疗卫生服务(Globe Medical Information Service,GMIS)阶段。

(1) 初级阶段,即医院管理信息化阶段。医院管理信息化阶段指的是医院各个部门乃至整个医院的信息化管理。早在20世纪60年代,发达国家就开始了将信息通信技术投入医疗卫生系统的应用,以期达到降低医疗成本及医疗费用,提高医疗质量的效果,并不断探索改进医疗卫生机构运营效率的方法。随后20年间的研究证明计算机与信息技术是提高医疗工作效率以及医院运营效益的最有效措施。

(2) 中级阶段,即临床信息化阶段。临床信息化阶段是围绕病患的电子病历展开的信息化建设,目标是达到医疗机构的医护者人人都持有计算机终端设备,实现脱离纸质材料的信息处理,医院各部门之间的网络互联,在互联网上传输电子病历、医疗影像等医疗资源。至20世纪70年代,发达国家已经拥有了大批医疗信息系统初具规模的大型医院,为临床信息系统的应用做好了准备。20世纪70年代至80年代之间,临床信息系统逐渐出现在了具有良好计算机网络应用基础的大型医院中。

(3) 高级阶段,即区域医疗卫生服务阶段。

这一阶段要求在某个区域内的医院、社区医疗相互之间的医疗资源可以远程共享。20世纪90年代至今,随着医疗理念的变化与医疗体制的阶段性变革不断深入,全球许多国家尤其是发达国家不断投入大量金钱开展各个级别的,围绕电子病历和电子个人健康档案充分交流的区域性医疗卫生信息化建设。

通过以下几个重大标志性事件,可以基本看到我国的医学信息化发展的历程。

(1) 20世纪70年代末,计算机进入我国医疗行业。小部分医院开始应用小型的部门信息管理系统,如住院系统、药房系统等。在此期间,北京积水潭医院以及南京军区总医院最先将医院信息系统(HIS)应用于医疗工作。

(2) 1995年5月,启动全国范围内的"金卫"工程。"金卫"工程即是国家医疗卫生信息网络工程,主要包括建设现代化医院信息管理系统;铺设医疗卫生信息高速网络;全面应用医疗保险卡和卫生保健卡。

(3) "十一五"期间,政府加大卫生事业资金投入。2005—2009年的5年间,在卫生总支出中,政府卫生支出所占比重增加了近10个百分点,社会卫生支出比重增加了约5个百分点,个人卫生支出比重则相应降低了近 15 个百分点。

（4）2009 年 4 月,正式发布《中共中央国务院关于深化医药卫生体制改革的意见》。信息化作为其中一大支柱是实现医疗改革的技术保障,这同样也是我国首次将医疗卫生信息化建设列入政府文件。

（5）2010 年 10 月,完成"十二五"卫生信息化建设工程规划编制工作。我国医疗卫生信息化建设路线可归纳为"3521"工程,即"建设国家级、省级和地市级三级卫生信息平台,加强公共卫生、医疗服务、新农合、基本药物制度、综合管理 5 项业务应用,建设健康档案和电子病历 2 个基础数据库和 1 个专用网络建设"。

2. 医学信息化的功能和细分应用

1）医学信息化的功能

医学信息化本质上是一个信息系统,所以,医学信息化也可称为医学信息系统。它必须具有对数据或信息的采集、存储、处理、传输和获取 5 个基本功能。

医学信息系统的功能架构是依据医疗业务需求而构建的,依据不同业务部门功能将医学信息系统划分为若干子系统,每个子系统再划分为若干模块。医学信息系统功能结构可划分为以下四部分。

（1）基础医疗信息系统。基础医疗信息系统包括门急诊管理分系统（如门急诊导医、门急诊挂号、排队叫号、门急诊划价收费等下一级子系统或模块）、住院患者管理分系统（如患者出入转管理、床位管理、住院费用管理等下一级子系统或模块）、药品管理分系统（如药库管理、门诊药房管理、住院药房管理、制剂管理、药品会计、药事管理等下一级子系统或模块）、病案管理分系统（如病案编目、病案流通、病案质控等模块）、医疗管理与质量监控分系统和图书情报管理分系统。

（2）临床医疗信息系统。临床医疗信息系统包括门急诊医生工作站、住院医生工作站、护士工作站或护理信息系统、EHR-S、LIS、放射科信息系统（radiology information system,RIS）、PACS、病理科及其他医技科室系统、手术麻醉管理分系统、输血及血库管理分系统、重症监护管理分系统、营养管理分系统、CDSS 等。

（3）支持维护系统。支持维护系统包括网络管理、数据字典与数据库管理、数据备份与恢复、用户管理、系统安全管理等模块。

（4）外部接口。外部接口包括医疗保险接口、远程医疗接口、新型农村合作医疗接口、社区医疗服务接口等。

2）医学信息系统的细分应用

（1）HIS。HIS(Hospital Information System)即医院信息系统,管理病人信息、处方、药、医嘱等的系统,是医院最基本的系统,也是发展最早的系统。我国最早于 20 世纪 70 年代末期开始出现,目前也是发展比较成熟的一个医学信息化分支方向。

（2）PACS。PACS(Picture Archiving and Communication Systems)即影像归档和通信系统,也称图像存储与传输系统。PACS 是一个以影像学科（放射医学、超声医学、理影像医学等）为中心,结合数字图像技术（采集和处理）、计算机与通信、C/S(Client/Server,客户/服务器模式)体系结构的多媒体 DBMS(database management system,数据库管理系统)系统,应用到医院各个部门的系统,涉及大量的图形图像的综合及后处理等多种技术,是一个技术含量高、实践性强的复杂系统。

(3) LIS。LIS(Laboratory Information Management System)即实验室信息管理系统，完成病人样品登记、实验仪器连接通信、实验数据存取、报告审核、打印分发、实验数据统计分析等的操作过程的软件系统。因为实验设备各类软件多，因此 LIS 系统具有一定的复杂性，我们把它作为一个医疗信息化的小分支。

(4) OA。OA(Office Automation)即办公室自动化系统。医疗 OA 范围涉及日常行政管理、各种管理的审批、办公资源的管理、多部门的协同办公以及各种信息的沟通与传递，达到规范管理、提高效率的目的。

(5) 远程会诊系统。目前远程会诊系统多与视频会议相似，增加了医疗影像图片及其他医疗数据的传输综合管理，增加了专家管理等。远程会诊近年来得到了很大发展，不过离普及还有很大差距。

(6) 电子病历。电子病历(Electronic Medical Record，EMR)，也称基于计算机的病人记录(Computer-Based Patient Record，CPR)，使用计算机电子的手段来管理病人病历。这也是近年来研究和发展的热点之一，其内涵远比字面上的语义复杂。电子病历的发展涉及很多技术和标准的问题。

(7) 电子健康档案 EHR。电子健康档案(Electronic Health Record，HER)系统。电子病历记录一个人几次检查的记录，如果一个人从出生就开始记录各种健康方面的事件，一直到终老。这样的系统就是电子健康档案。电子健康档案中的个人健康信息包括基本信息、主要疾病和健康问题摘要、主要卫生服务记录等内容。健康档案信息主要来源于医疗卫生服务记录、健康体检记录和疾病调查记录，并将其进行数字化存储和管理。2009 年新标准规定的五类电子健康档案将会实行标准化，它们分别是个人基本健康信息档案、疾病控制档案、妇幼保健档案、医疗服务档案、社区卫生档案。此标准化的实行，使我国的个人健康档案更加统一和规范化。统一电子健康档案的建立，实现医疗机构间的信息互联互通，健康信息共享，切实解决群众看病就医问题。

(8) 医疗信息通信系统。指电子化预约、挂号、检查安排、检查结果通知等管理的系统。是借助计算机网络、电话与医疗机构进行实时通信，提高病人检查安排的合理性和检查效率的系统。

(9) 应急指挥系统。医疗方面的应急指挥系统主要包括 120 医疗救治应急指挥系统和公共卫生应急指挥系统。

(10) 数字医疗设备。随着医疗设备的数字化发展，现在数字化设备的核心是一套特别的医疗软件系统，在大的医疗网络中，一个数字化设备就是网络的一个节点、一个终端。尽管某个设备可能价值很高，甚至比整个计算机网络的投资还高几倍。

(11) 计算机辅助诊断系统。由于计算机应用的快速普及，医疗上计算机也是无处不在。现在各个科室各种检查都在使用计算机，最简单的作一些文字处理、做教学研究录像，复杂的做辅助诊断治疗系统。这样的系统数量非常多，需求也很大，在医疗信息化建设中是一块不能忽视的分支方向。

(12) 部门科室管理系统。很多大中型医院内一些科室存在着科内独特的专业诊断或管理系统，能够为科内管理、业务以及科研提供帮助。这是医学信息化建设中的个性，如果推翻这些小系统，建设中的阻力就会增大，也会给使用者带来某些不便。

上述 12 个细分的系统，主要是针对医疗服务中主要应用划分的。随着医学信息化建设和应用的不断深化，还会有更多的应用分支，如合理用药检测系统、手术麻醉管理系统、公共卫生信息系统、中医药信息处理等。

3. 医学信息化特点

医学信息化的特点主要体现在以下四个方面。

1）实现患者与医疗机构的有效沟通

运用网络在患者与医疗机构之间双向提供诊疗信息,不仅医护人员能够通过网络了解病人的就诊情况,患者也可通过身份认证登录相应网址查询个人诊疗情况。使病人在就医时能够享有一个沟通顺畅、信息对称、服务透明的医疗环境。

2）利用新技术,改善陈旧医护模式

原有医护模式人力成本比较大,从挂号到看诊,再到医嘱等处处都需要医护人员亲力亲为,有些甚至是重复劳动。这个过程不仅消耗医护人员的精力,患者在其中付出的时间成本也很高。医疗信息化就能将信息技术应用于预约挂号、医患病历、医疗影像存储与传输、社区居民健康档案跟踪等,通过信息技术医护人员能够更快捷地管理病患,可以在病人就诊时查询其以往病历及诊疗情况,对病人进行实时病情监控等,大大缩减医护工作的人力成本与患者看诊的时间成本,减少延误病情的情况,改变原有医护模式。

4. 使用网络通信技术,打破医疗地域限制

网络通信技术运用于医疗方面可以实现在线医疗,使地理和时间不再成为医疗事业的局限。医院与医院之间可以通过医疗影像的存储与传输、视频通话进行在线会诊,还可以借此远程指导治疗,这也大大缩减了医疗成本。

5. 提升区域以及国家医疗政策规划的实施与运行效率

网络技术可以实现城市甚至国家的区域医疗资源共享平台、区域医疗决策管理平台,以及卫生局信息管理平台。改变过去医疗卫生信息资源单纯依靠人力采集、统计、汇报的局面,通过信息系统在工作中实时采集,实现对医疗卫生资源的共享与无缝对接,有效提高各个部门之间和上下级单位之间共同协作的工作效率,有效提高医疗卫生各部门的决策效率与管理效率。

拓展提高

随着医学信息化建设的不断深入,大量 IT 新技术如虚拟数据中心、云计算、刀片服务器、瘦客户机、智能 IC 卡、RFID、3G/4G 无线网络等被广泛应用。

1. 虚拟数据中心

虚拟数据中心大量应用并解决了网络存储、数据保护、IT 管理、安全、服务等相关技术难题。其最大的优势是可以简化运维,提供硬件的利用率,降低成本,增加业务部署的灵活性。

2. 云计算

云计算是指厂商通过建立网络服务器集群,向各种不同类型客户提供在线软件服务、硬件租借。数据存储、计算分析等不同类型的服务。例如,主要功能有,为公共卫生提供灵活

的平台,及时将医疗数据上传以辅助卫生机构及早确定和追踪疾病暴发和与环境相关的医疗问题,同时也为医疗和生物医学领域提供了数据集中型研究、整合与知识共享。

3. 刀片服务器

刀片服务器是指在标准高度的机架式机箱内可播装多个卡式的服务器单元。刀片服务器的优势在于:降低运行管理费用;高处理能力密度,节省宝贵空间和占地费用;低耗电降低电费;低散热减少空调费用;可靠性设计更加完善,减少停机时间;电缆连接点大大减少。

4. 瘦客户机

瘦客户机是使用专业嵌入式处理器、小型本地闪存、精简版操作系统的小型行业专用PC,与传统PC相比,它们没有硬盘和其他存储部件,这意味着更安全、更稳定、更长的使用寿命以及更低的总体拥有成本,特别适合于需要执行大量标准化计算任务的企业,例如银行、医院等。

5. 智能 IC 卡

智能IC卡,即CPU智能卡。CPU卡广泛应用于身份识别、医保与健康记录等方面,在医改项目中具有广泛的应用前景。其主要优点是具有高度安全性并且可同时用于多个项目。

6. RFID 射频识别

RFID射频识别是一种非接触式的自动识别技术,它通过射频信号自动识别目标对象并获取相关数据。RFID技术给医疗行业从安全、服务到经营改进等多方面带来了新的应用,可以进行流动资产管理、病人流动管理、药品管理、门禁安全管理、资产追踪、医护人员排班管理、医疗器材追踪、病人流动管理、病人安全管理、药品管理,还包括实时定位系统、供应链、智能橱柜、无线电子商务和工作人员识别等方面的应用。

7. 3G/4G

3G/4G基于分布式的无线网络已经开始进入千家万户,由于手机能够传输任何高清晰度的信息,患者可通过手机与医生联系,远在千里之外的医生完全可以通过手机清晰地观察病人图像并实时进行远程医疗救治。

▶ 任务 7.1.2　什么是卫生信息管理

▎任务介绍▎

数据与信息和知识之间的关系。
卫生数据管理、信息管理与知识管理的概念及它们之间的关系。

任务分析

本任务首先要了解数据、信息和知识的基本概念,了解它们之间的转换关系。重点是熟练掌握卫生信息管理、信息管理、知识管理的概念,难点是它们之间的关系。

任务知识

信息技术发展和应用所推动的信息化,给人类经济和社会生活带来了深刻的影响。21世纪被称为信息时代,信息已经普遍存在于人类社会各个领域。人类社会形态从生产力的角度看,可以分为农业社会、工业社会、信息社会。在信息社会中,信息成为比物质和能源更为重要的资源,以开发和利用信息资源为目的的信息经济活动迅速扩大,逐渐取代工业生产活动而成为国民经济活动的主要内容。卫生信息是涉及一切与生命健康科学相关的信息,其应用范围遍及医疗卫生各个领域。因此,如何将卫生信息作为一种重要资源并加以管理已成为卫生信息学的重要组成部分。

在信息社会中,由于数据、信息和知识三者之间有着密切的相关性,他们常被混淆使用。其实,数据是形成信息和知识的源泉。数据只是记录事物的原始符号,没有考虑数据之间的种种关系。我们可以不断解释或分析数据,从而创造出信息或知识。

1)数据与信息

数据是从客观世界中收集的原始素材。从形式上讲,数据可以是数字、文字、图片、声音、动画、影像等任意一种可供加工处理的表达形式。也可以说,数据是适合于人和计算机通信、解释和处理的观察和概念的表达。数据不等于信息,信息是对数据的解释,是从数据中提取的有意义的或有用的事实,也即被解释的数据称为信息。显然,数据是根据人们的目的按一定要求进行加工处理所获得的有用的数据。

数据与信息之间的关系:数据是信息构成的基础;信息是数据处理后的有用材料。在信息管理层次中,较低层次的信息往往会成为较高层次信息的数据。从这个意义上说,信息由低向高传递的过程也是信息(数据)不断综合提炼的过程。

2)信息与知识

知识具有内在的复杂性和开放性,这使得人们很难对其进行较为明确的定义。《韦伯斯特词典》(*Webster Dictionary*)对知识的解释是:"知识是通过实践、研究、联系或者调查获得的关于事物的事实和状态的认识,是对科学、艺术或者技术的理解,是人类获得的关于真理和原理的认识的总和。"

信息与知识之间的关系:人们不仅可以通过信息感知世界、认识世界和改造世界,而且能够将获得的信息转变为知识,继而再转化为智慧(主观知识),并作为人类认识世界和改造世界的武器进而产生新的知识,新的知识又会转化为新的信息,并通过一定的物质载体记录下来,可以进行存储、传递和使用(客观知识)。由此可见,知识是经过加工的信息,是信息增值链上的一种特定的信息。

3)数据、信息与知识之间的转换

信息在数据解释和决策中扮演着关键的角色。从数据到信息再到知识的过程,是一个不断重用和提炼的过程,数据在不断使用中提升为信息,信息在反复应用中转化为知识。例如,临床医生对患者进行诊断时需要获得该病人与疾病诊断的相关信息。为此,医生可以通过现有的各种载体,以便获得尽可能多的与疾病诊断有关的数据。比如,医生可能通过中医的望、闻、问、切的传统方法，也可以通过测量体温、血压、血常规检验、肝功能检验、CT、B超、心电图、脑电图等各种手段来获取与病人病症相关的数据。而且，医生是通过他以往的经验和知识，进行有目的、有选择性地收集所需要的数据，然后对这些数据进行解释和分析，最后获得与病人诊断结果相关的有用数据，即信息，从而进行诊断决策。显然，体温、血压、CT图像、检验数据以及中医的四诊数据等均是病人当时体征的反映，是医生明确诊断信息（或知识）所必需的数据。

任务实施

卫生信息是指一切与生命健康科学有关的信息，它来源于人类对生命科学的研究和理论创见。因此，卫生信息涵盖的范围非常广泛，包括从分子到组织、器官、个体、群体水平。卫生信息管理就是要对这整个范围内的信息以及所涉及的相关服务进行相应的管理。

1. 卫生信息

医疗卫生机构是卫生数据、信息和知识密集型的组织。卫生信息涉及医疗卫生各个领域，内容广泛而复杂。我们可以根据不同的划分原则，从不同的角度对卫生信息进行如下分类：

（1）根据卫生信息的存在方式可以划分人体内信息与人体外信息。人体内信息是指与生命现象有关的在人体内不同层次（基因、核酸、蛋白质、细胞、器官、系统、整体等）发生、传递、接收并执行生命系统功能的各种信息。人体外信息是指与医学研究、医疗活动、医院管理以及药学研究、药物生产、流通和使用等有关的各种信息。

人体内信息是生物信息学的主要研究领域。人体外信息是卫生信息学研究的对象，更是卫生信息管理的主要研究领域。人体外信息主要包括与临床观察、疾病诊断和治疗有关的信息、与临床医学决策有关的信息、与计算机医学应用系统有关的信息、与医学和药学研究和开发有关的信息、与医学信息处理有关的信息、与医学数据库的研制与管理以及利用有关的信息、与社区医疗和共享医疗有关的信息、与临床护理有关的信息、与公共卫生和卫生保健有关的信息、与医学教育与管理有关的信息等。

（2）根据卫生信息的来源划分系统内部信息与系统外部信息。系统内部的信息主要来自医学领域各业务部门、医疗卫生活动全过程、医学科学和技术的发展以及医学卫生行政管理等，并以统计、报表、原始数据、分析、总结、资金、供应、库存、设备、药品、床位、人员、原始记录、病案、规章、标准等形式表现出来，多属一次信息。系统外部的信息是指反映医学卫生系统外部环境变化的信息。系统内部的信息是医学信息的重要来源，也是获取医学信息的重要渠道。

各种类型的相关学科文献、各级政府和相关部门、社会组织和学术团体以及普通公民，都可能提供、传递和使用系统外部的医学信息。

医学模式的转变，要求卫生信息更加普遍化、大众化和公开化。"全民健康"观念的普及和世界卫生组织（WHO）提出和倡导的"人人享有卫生保健"的目标使得社会对卫生信息的需求不断扩大，形成"产生信息、获取信息、使用信息和传递信息"的良性循环。

2. 卫生信息管理阶段划分

卫生信息管理有着非常悠久的历史。人类有了医疗行为就开始了卫生信息管理工作。医院产生后，卫生信息管理开始逐步规范，并为医学临床研究奠定了基础。现代信息技术在医疗工作中的应用,则使卫生信息管理发生了革命性的变革。

概括地讲,可以把卫生信息管理划分为以下四个发展时期。

(1) 传统管理时期。传统管理时期为 20 世纪 50 年代以前。

这一时期主要以手工方式为主、机械化操作为辅来管理病人病历及其他的医学文献,因此也可以称为医学文献管理时期。

(2) 技术管理时期。技术管理时期为 20 世纪 50 年代至 80 年代初。

随着计算机的发明并在医学工作中的应用,医疗机构开始使用计算机来处理医学数据和信息,首先是在操作层上实现计算机化,包括医院的财务管理、病案首页管理,随之而来的是医院管理信息系统,主要在医疗机构的部分科室进行日常工作的计算机管理。

(3) 信息管理时期。信息管理时期为 20 世纪 80 年代以来。

这一时期是在技术管理时期的基础上,将医疗机构信息活动涉及的各种要素(数据和信息、信息生产者、信息管理技术等)都作为信息资源的要素而纳入管理的范畴。

规模较大的医疗机构成立信息管理的专门机构,如信息科、信息中心等,医院信息化也从管理工作信息化转向临床工作信息化,为医务人员配备工作站,普遍使用电子病历、医学辅助决策支持系统、图像传输与管理系统等,从而使医疗机构的医学信息与医务人员的活动联系起来,形成了以信息资源为主要特征的集成管理,卫生信息管理也得以真正建立在科学、合理的基础之上。

(4) 卫生知识管理时期。卫生知识管理是医疗机构信息管理的发展方向。

随着生物医学技术的快速发展和信息技术在医疗机构各项工作中的普遍应用,当前医院信息化的核心问题已经不是数据或信息资源开发的问题,而是如何充分利用这些数据和信息的问题。

因此,医院信息化问题又上升到一个新的层次,即如何利用医学数据或信息取得医学知识,如何利用医学知识指导临床决策,获取最大的社会效益和经济效益的问题。

正如德鲁克所指出的:"管理的本质不是技术和程序,管理的本质是使得知识富于成效。"因此,由信息管理向知识管理的延伸和发展是 21 世纪卫生信息化发展的首要趋势。

3. 卫生知识的管理

卫生知识管理是卫生信息管理的高级阶段。同时,医疗机构是知识密集型组织。因此,实施知识管理很有必要。

1) 卫生知识

卫生知识是人类同疾病斗争的过程中所积累的经验和认识的总和。为了更好地认识卫生知识的特征,以便进行管理、开发和利用,可以对卫生知识进行分类研究。

卫生知识可以分为显性知识和隐性知识两大类。卫生显性知识是指医疗机构中能够以编码化的文字、图像、声音等形式存在于书本、数据库、磁盘、光盘等载体上的有形知识,如医学书籍、杂志、文本病历、影像片、电子数据库等各类文档中的知识。卫生隐性知识是依附于医务人员的大脑、诊疗程序或某种情景中的无形的非编码化的知识,如医务人员的临床经验、诊疗能力及技巧等。

在全部的卫生知识中,隐性知识是主体,显性知识仅仅是卫生知识整体冰山的一角,隐性知识则是隐藏在冰山底部的大部分。隐性知识是智力资本,是给大树提供营养的树根,显性知识不过是树的果实。

在医疗机构的各项工作中,隐性知识比显性知识更完善、更能创造价值,因而是决定医疗行为成功与否的关键。

2)临床工作中医学知识的形成

在临床工作中,从医学数据提升到医学知识,大体上要经历以下四个环节。

(1)发现患者的现实需求和潜在需求。由于医学知识最终是为患者服务的,因此,在信息提升为知识的过程中,对信息的选择、分析和评价始终都应该紧紧围绕着患者的需求。

由于受自身知识结构的限制,患者在表述自身需求的时候,在初始阶段可能会是含混、粗略和不清晰的,它需要医务人员通过良好的沟通技巧引导患者表述自己的需求,使患者在信息的交流中不断深化对自身需求的认识和理解,同时激发出其潜在需求的意识,这样才能使信息的选择和分析过程有的放矢、目标明确。

(2)对现有的信息源进行选择和评价。医学知识用来支持医务人员的决策和行动,主要是用来解决临床的实际问题,因此信息的获取更多地依赖于对患者实际状况的考察与分析。

在这个过程中,掌握患者的第一手资料非常必要。医务人员要善于通过各种方式获取病人的信息,除了利用各种检查、检验仪器外,还要善于通过对病人的观察和与病人的交流获取病人的信息。

(3)过程分析和问题诊断阶段。医务人员在收集和处理大量第一手信息和第二手信息的基础上,根据特定程序和分析方法,识别和发现患者疾病的主要原因。

在这一阶段,医务人员主要调动自身的隐性知识,包括专业技能、经验、发现问题和分析问题的能力来对疾病给予解释和说明。

(4)将信息提升为知识。这是最关键的环节,也是信息增值潜力最大的环节。

在这一阶段,医务人员要在准确把握患者需求的基础上,针对患者的疾病提供治疗方案和参考意见。这并不仅仅是对病人信息汇总和归纳的过程,而是根据信息中所提供的信号和依据提出自己的创见的过程,也就是知识创新的过程。

医务人员要凭借自身的洞察力和前瞻性,对患者当前问题和可能预后提出看法,这是在大量采集和分析已有客观信息的基础上提出的主观看法。从这个意义上讲,医务人员所拥有的决策能力取决于他所拥有的隐性知识,而不仅仅是显性知识。

3)知识管理

知识管理(knowledge management,KM)是20世纪90年代在学科领域中兴起的一个新领域,当前已经发展成为影响最广、作用最大的管理领域之一,成为一门受到广泛关注的富于生命力的新学科。知识管理是指对知识进行管理以及运用知识进行管理的过程。

知识管理的对象是知识和知识资源;知识管理的目标是实现知识共享;知识管理的核心是知识创新并最大限度地激发人的潜在智力资源。

知识管理有狭义和广义之分。狭义的知识管理是针对知识本身的管理,包括对知识的创造、获取、加工、存储、传播和应用的管理;广义的知识管理不仅包括对知识本身的管理,还包括对与知识有关的各种资源和无形资产的管理,涉及知识组织、知识设施、知识资产、知识活动、知识人员等的全方位、全过程的管理。

到目前为止,知识管理还没有一个被大家公认的定义。综合国内外对知识管理的研究,大体上可以分为三个学派:技术学派、行为学派和综合学派。

(1)技术学派。以美国为代表的技术学派认为,"知识管理就是对信息的管理"。

技术学派的研究者和专家们一般都有计算机科学和信息科学的教育背景,重视信息管理系统、人工智能、重组和群件的设计与构建,认为知识等于对象,并可以在信息系统当中被标识和处理。

（2）行为学派。以日本为代表的行为学派认为，"知识管理就是对人的管理"。

行为学派的研究者和专家一般都有哲学、心理学、社会学或商业管理的教育背景。他们重视对人类个体的技能或行为的评估、改变，对他们来说，知识等于过程，是一个对不断改变着的技能等的一系列复杂的、动态的安排。

（3）综合学派。综合学派专家认为，"知识管理不但要对信息和人进行管理，还要将信息和人连接起来进行管理；知识管理要将信息处理能力和人的创新能力相互结合起来，增强组织对环境的适应能力"。

综合学派的专家既对信息技术有很好的理解和把握，又有着丰富的经济学和管理学知识。他们推动着技术学派和行为学派互相交流、互相学习，从而融合为自己所属的综合学派。

进入 21 世纪，信息技术尤其是网络技术的发展和知识经济的兴起，构成了卫生信息管理发展的新背景，将知识管理理论和技术应用于卫生信息管理工作，是卫生信息学理论更新和学科重建的必然选择。

4）卫生知识管理

卫生知识管理是对卫生知识的产生、收集、组织、传播、交流和应用等相关过程的系统管理，包括对显性医学知识和隐性医学知识的管理。卫生知识管理是知识管理理论和技术在医疗机构各项工作中的具体运用。

卫生知识管理的核心是要创造一种显性医学知识与隐性医学知识相互转化的机制和平台，实现卫生知识有序化及卫生知识的交流与共享，提高医务人员和医疗机构整体的医学知识水平、技能与素质，实现医学知识创新和技术创新，提高医疗技术水平和服务质量，使医疗机构在日趋激烈的市场竞争中求得生存和发展。

4. 卫生数据管理、信息管理与知识管理之间的关系

早在 20 世纪 80 年代，美国学者 D. A. Marchand 和 F. W. Horton 就提出信息管理的五个发展阶段，即物的控制、自动化技术的管理、信息管理、商业竞争分析与智慧、知识管理。知识管理被认定是信息管理发展的高级阶段。

1）数据管理和信息管理是知识管理的基础

在卫生信息管理的实际工作中，知识管理与数据管理、信息管理具有非常密切的关系。在卫生信息增值链上，数据管理、信息管理和知识管理既相互支持，又相互依存。

卫生数据管理是以计算机科学为中心，重点研究信息管理和知识管理的技术基础，内容包括数据库的规则、流程、控制、维护、设计、操作和安全，目的是确保医疗机构的数据流能够及时、准确地采集和汇总。

卫生信息管理以管理科学为中心，将信息、经费和人力资源共同视为医疗机构的战略资源，重点研究在信息技术基础之上，如何有效地采集、获取、集成和利用信息资源，以满足当前和未来的信息需求。

在管理对象上，信息管理包含了信息技术和信息资源两个要素。数据管理和信息资源管理为知识管理奠定了基础。

2）知识管理是信息管理和数据管理发展的高级阶段

卫生知识管理仍然以管理科学为核心，将信息和知识资源视为医疗机构的战略资源。

从管理对象上讲,知识管理包含了信息技术、信息资源和人力资源三个要素。

知识管理追求的目标是在利用信息技术搭建的网络平台上,把人力资源和信息资源整合起来,形成知识资源的快速流动和共享,形成隐性知识(人力资源)和显性知识(信息资源)的相互转化,并推动知识创新,尽可能缩短知识创新的周期,降低知识创新的成本,使医疗机构的知识资源能够不断地创造新的价值。

项目 7.2　卫生信息标准化

▶ 任务　卫生信息标准化的内容

▌任务介绍▐

什么是标准与标准化。

卫生信息标准化的内容有哪些。

▌任务分析▐

本任务主要介绍一些基本概念。要求学生对标准和标准化的概念有初步的了解,重点掌握卫生信息标准和交换标准。

▌任务知识▐

信息的产生、存储、传递涉及不同的应用软件系统,如果各系统采用私有的数据字典、存储格式和信息交换标准,将使系统与系统之间信息交互无法进行;而如果采用信息标准化,系统就可以和所有遵循同样标准协议的其他系统进行交互,从而实现行业内的信息共享与互动。因此,信息标准化是在信息化发展到一定程度上所出现的一种必然需求。

在科学领域中,医疗卫生是专用名词最多、最深奥、最难以统一规范的领域之一,却是人类生命、健康关系最密切的领域之一。随着医疗卫生信息化的发展,传统手工操作时期的非标准化处理的矛盾日益突出。随着电子病历、电子健康档案以及数字化医疗设备的大量应用,以及区域卫生信息平台、医院信息平台、医疗保险信息平台的发展,要求卫生信息必要跨部门跨地域进行交互、协同与共享,这更需要卫生信息标准化。因此,卫生信息标准成为医疗卫生信息化的首要任务。

▌ 1. 标准与标准化

标准和标准化的概念、标准特性、标准化原理等是标准化科学的基础理论。

1)标准

国家标准 GB/T 20000.1—2002 中对标准的解释:标准是指为了在一定范围内获得最佳秩序,经协商一致制定并由公认机构批准,共同使用和重复使用的一种规范文件。标准宜以科学、技术和经验的综合成果为基础,以促进最佳共同效益为目的。标准是科学技术成果转化为生产力的桥梁,是科学管理的重要组成部分,是衡量产品和工程质量的技术依据,是进行全面质量管理的基础。

《中华人民共和国标准化法》将中国标准分为国家标准、行业标准、地方标准(DB)、企业标准(QB)四级。其中,国家标准的编号由国家标准的代号、国家标准发布的顺序号和国家标准发布的年号(采用发布年份的后两位数字)构成。

国家标准又可分为强制性国标(GB)和推荐性国标(GB/T)。强制性国标是保障人体健康、人身、财产安全的标准和法律及行政法规规定强制执行的国家标准;推荐性国标是指生产、检验、使用等方面,通过经济手段或市场调节而自愿采用的国家标准。但推荐性国标一经接受并采用,或各方商定同意纳入经济合同中,就成为各方必须共同遵守的技术依据,具有法律上的约束性。

2)标准化的概念

国家标准 GB/T 20000.1—2002 中对标准化的解释:标准化是指为了在一定范围内获得最佳秩序,对现实问题或潜在问题制定共同使用和重复使用的行为规范的活动。《中华人民共和国标准化法条文解释》中对标准化的解释:标准化是指在经济、技术、科学及管理等社会实践中,对重复性事物和概念通过制定、实施标准,达到统一,以获得最佳秩序和社会效益的过程。

标准化是一种以制定标准和贯彻实施标准为主要内容的全部活动过程。标准化工作搞好了,对于加快发展国民经济,提高产品和工程质量,提高劳动生产率,充分利用资源,保护环境和人民健康都有重要作用。

3)标准化的基本特征

标准化的概念准确地揭示了标准化的基本特征包括标准化活动领域的广泛性、标准化活动的动态性和过程性、标准化活动的目的性和效益性。

(1)标准化活动领域的广泛性。标准化活动的领域包括"经济、技术、科学及管理等社会实践"。这个领域具有非常广泛性特点,它几乎包括了人类生活和生产活动的所有范围。

(2)标准化活动的动态性和过程性。在标准化概念中,"对重复性事物和概念,通过制定、发布和实施标准,达到统一",表达了标准化活动的动态性和过程性特征。标准化的核心是标准的制定、修订、发布和实施。实施标准是标准化的主要内容和基本任务。因此,标准化过程实质上是执法监督过程,并且规定了相应的法律责任。

(3)标准化活动的目的性和效益性。在标准化概念中,"获得最佳秩序和社会效益"是标准化活动的基本出发点。它集中概括地阐明了标准化的目的和作用,同时也是衡量和评价标准化活动的依据,更是标准化活动的直接效果。标准化是国民经济和社会发展中一项重要的技术基础工作。

标准化的上述概念与特征,表明了标准化活动是一个不断循序渐进、螺旋式上升的运动过程。标准化就是根据客观情况的变化不断地促进这个循环过程的进行和发展。标准化又是一个不断的社会实践过程,标准化活动的深度和广度都是没有止境的,需要全社会,各级政府和各行各业共同完成的。由此可见,标准化的过程是一个复杂而庞大的社会系统工程。

4)标准化的基本原理

标准化的基本原理是从标准化实践过程中总结出来的,是对标准化活动过程的规律性的认识。它既是客观存在的法则,又是指导标准化实践的理论依据。标准化的基本原理可以概括为八个字,即简化、统一、协调、优化。

(1)简化原理。标准化的本质就是简化。简化是针对具有同种功能的标准化对象而言的,是对标准化对象发展的一种限定。当其多样性的发展规模超出了必要的范围时,消除多余的、可替换的和低功能的环节,保持其构成的精练、合理,使总体功能最佳。

例如,对于"药品分类编码系统",我们必须涵盖全部药品,筛选出药品的名称、剂量、规格和与价格等基本属性,但简略了每一药品的化学结构、原料构成、生产工艺等内容。

(2)统一原理。统一原理是指标准化对象中的某些事物的某些方面或某一方面在其发展过程中具有的一致性,是把同一事物的两种以上的表现形态归并为一种或限定在一个范围内的标准化形式。正确选择统一对象,确定合适的统一时机和统一的范围是统一化的前提。

例如,药品的名称,可以有通用名、化学结构名、拉丁名和众多的商品名,但是所采用国家颁布的药品通用名是统一的、经久不变。

(3)协调原理。协调原理是针对标准系统的,它以系统的观点处理标准内部和标准之间的关系。我们可以把每一个具体的标准看作是一个系统,构成标准的各个部分可以看作是功能单元,也可构成子系统。每一个标准又与另外的一些标准密切相关,进而形成更大的系统。一定的系统具备一定的功能。标准系统的功能取决于各子系统的功能以及各子系统之间相互适应的程度。为了达到整体系统功能最佳,必须对各子系统进行协调,人为地加以干预,使系统中各组成部分或各相关因素之间建立起合理的秩序或相对平衡的关系。协调是标准化活动的一项基本任务,是标准化活动中经常的大量的工作。

例如,"药品分类编码系统"除药品通用名外,医疗保险部门偏重于药品价格信息;而药房偏重药品库存信息;医生偏重药品的药理信息。筛选哪些内容并以统一方式表达是多方协调一致的结果。

(4)最优化原理。最优化原理是指按照特定的目标,在一定的限制条件下,对标准系统的构成因素及其关系进行选择、设计或调整,使之达到最理想效果。

标准化的最终目标是"取得最佳的共同利益"。标准化活动的结果是否符合这个总目标,要加以衡量和比较。最优化原理就是适应这种需要,并且用以指导标准化活动,以便达到总目标。应用最优化原理,要求在标准化活动中始终贯穿着"最优"思想。最优化原理要求达到最优,特别是达到总体最优。要实现这一点,就必须运用先进的技术手段。要运用数学方法和计算机技术,从众多的可行方案中选出最优方案。

5)卫生信息标准与标准化

卫生信息标准是指在医疗卫生事务处理过程中,对其信息采集、传输、交换和利用时所采用的统一的规则、概念、名词、术语、代码和技术。

卫生信息标准化是指围绕卫生信息技术的开发、信息产品的研制和信息系统建设、运行与管理而开展的一系列标准化工作。卫生信息标准化活动是在一定范围内,对医疗卫生信息的表达、采集、传输、交换和利用等内容,通过制定、发布和实施标准,达到规范统一,有利于对卫生信息进行准确、高效、科学的处理。

2003年我国受到SARS的突然袭击,由于医疗卫生机构各部门的信息系统数据标准不统一,许多医院建设数年、投资巨大的信息系统不能迅速地与防疫机构和政府部门进行信息交换,造成SARS疫情不能及时准确地上报,公共卫生信息无法在网络上有效交流应用,卫生行政部门对信息的管理等存在漏洞,信息不灵,沟通不畅,难以及时准确掌握疫情,使卫生系统措手不及,这个教训是十分深刻的。

2. 分类与编码

分类和编码是信息标准化的主要方法之一。

1) 分类

分类是指某一领域内概念的序化和原理的序化。分类的准则首先取决于某一领域的应用目的,然后依从于这一目的,根据某一概念分类,再将这些类别依照属性关系有序排列。分类法实质是一个序化系统,即将某一要素或特征作为分类的依据,并将所有分类的对象按照这个要素或特征的序化关系或内在规律进行排序。

分类的基本方法包括线分类法、面分类法和混合分类法。

(1) 线分类法。也称等级分类法,是按选定的若干属性(或特征)将分类对象逐次地分为若干层级,每个层级又分为若干类目,形成分类体系。统一分支的同层计类目之间构成并列关系,不同层级类目之间构成隶属关系。同层级类目互不重复,互不交叉。

(2) 面分类法。是按选定分类对象的若干属性(或特征),将分类对象按每一个属性(或特征)划分成一级独立的类目,每一组类目构成一个"面",然后根据需要将有关"面"中的相应类目按"面"的指定排列顺序组配在一起,形成一个新的复合类目。

(3) 混合分类法。是将线分类法和面分类法进行组合使用。

例如,我国行政区划编码就是采用线分类法的 6 位数字码。其中,第 1、2 位表示省(自治区、直辖市),第 3、4 位表示地区(市、州、盟),第 5、6 位表示县(市、旗、镇、区)的名称。线分类法也是卫生信息标准中最常用的分类法,如国际疾病分类(International Classification of Diseases,ICD)。

分类法实质是一个序化系统,即将某一要素或特征作为分类的依据,并将所有分类的对象按照这个要素或特征的序化关系或内在规律进行排序。贯穿整个分类过程中的序化标准称为轴,如果分类系统只采用一个序化标准就称为单轴分类系统,否则称为多轴分类系统。

我们以国际疾病分类(ICD)来说明分类的序化原理。建立 ICD 的目的是为了对疾病和健康问题进行统计分析。疾病和健康问题是分类的对象,它们具有病因、部位、病理和临床表现四大特征,这些特征可以作为分类的依据,每个依据是一个分类的轴线,多个依据就形成多轴系统。当确定一个轴心进行具体分类时,可以依据特性中所包含的属性关系再分为"类目"、"亚目"、"细目"等,这三者之间从属关系就形成了序列。

在 ICD 的"某些传染病和寄生虫病"分类中,各类目是以不同的致病原因分类的,如 A00 为霍乱(霍乱弧菌感染),A01 为伤寒(伤寒杆菌感染),A06 为阿米巴(阿米巴原虫感染)……类目下亚目却按疾病的其他特性进行分类。例如,A06 类目下属的亚目是依据疾病情况(急性/慢性)和病理改变(痢疾/原虫寄生)两个轴进行分类,如 A06.0 为急性阿米巴痢疾,A06.1 为慢性肠道阿米巴病,A06.2 为阿米巴非痢疾性结肠炎,A.06.3 为肠道阿米巴。

2) 编码

编码是指定一个对象或事物的类别代码或类别集合代码的过程。例如,用文字表示对象"急性阿米巴痢疾",我们可以用代码 A06.0 表示,A06.0 包含了这种疾病的若干信息:病因是阿米巴原虫导致的传染病,临床表现是急性的、痢疾样的。

编码的基本方法包括命名法编码和分类法编码。

(1) 命名法编码。是以具体事务为对象,对每一个事务给以唯一的、明确的代码名称。

(2) 分类法编码。是指首先将某一范畴的对象分类,再对每一类至每一个具体对象予以编码。分类法编码是卫生信息标准编码中最常用的编码方式。

3. 卫生信息标准化机构与组织

国际及国内广为应用的标准都是由标准发展组织(Standards Develement Organization,SDO)所批准和推广。SDO 主要是非政府性的专业学术组织或机构。而且,此类组织一般不直接制定标准,而是通过选择或培育各个领域中最适用、最优化的标准加以论证、批准和推广。目前,国际公认的有关卫生信息的权威性组织主要有国际标准化组织、美国国家标准学会、欧洲标准化委员会、美国实验和材料协会等。

1)国际标准化组织

国际标准化组织(International Standards Organizations,ISO)是目前世界上最大、最有权威性的国际标准化专门机构,成立于 1947 年 2 月 23 日,总部设在瑞士日内瓦。

ISO 是联合国经济和社会理事会(Economic and Social Council,ECOSOC)的甲级咨询组织和联合国贸易和发展会议(United Nations Conference on Trade and Development,UNCTAD)的综合级(即最高级)咨询组织,是一个全球性的非政府组织。中国是 ISO 创始成员国之一。

ISO 主要活动是制定国际标准,协调世界范围的标准化工作,组织各成员国和技术委员会进行情报交流,以及与其他国际组织进行合作,共同研究有关标准化问题。

2)美国国家标准学会

美国国家标准学会(American National Standards Institute,ANSI)是一个私人非营利性组织,成立于 1918 年,其成员包括 1100 公司、30 个政府机构、250 个各领域的组织。ANSI 不制定标准,但它协助标准开发和利用,提供论坛解决分歧,对私营机构和政府提出的标准要求进行协调、达成一致意见,以避免重复工作。

美国国家卫生保健信息标准委员会(American National Standards Institute's Healthcare Informatics Standards Board,ANSI HISB)是 ANSI 的专业技术委员会。ANSI HISB 负责卫生信息的收集、制定和推广工作。

3)欧洲标准化委员会

欧洲标准化委员会(Comite Europeen de Normalisation,CEN)于 1961 年成立,是以欧洲国家为主体,由国家标准机构组成的非营利性国际标准化机构,总部设在比利时布鲁塞尔。至 2005 年,CEN 共计开发了 11087 项产品标准。

4)美国材料与试验协会

美国材料与试验协会(American Society for Testing and Materials,ASTM)是目前美国最大的非政府标准组织,成立于 1898 年,在全球 90 多个不同国家有 3 万多名会员。ASTM E31 技术委员会成立于 1970 年,专门负责卫生信息相关标准的开发,包括与卫生信息相关的体系结构、内容、存储、安全性、保密性、功能,以及用于卫生保健、卫生保健决策支持、病人特定信息与知识的信息交流。

5)世界卫生组织

世界卫生组织(World Health Organization,WHO)是联合国负责卫生的专门机构,成立于 1948 年 4 月 7 日,总部设在瑞士日内瓦。它是世界公共卫生协作的权威机构,其成员是主权国家,现有 193 个会员国。世界卫生组织的宗旨是使全世界人民获得尽可能高水平的健康。该组织给健康下的定义为"身体、精神及社会生活中的完美状态"。世卫组织的主要职能包括:促进流行病和地方病的防治;提供和改进公共卫生、疾病医疗和有关事项的教学与训练;推动确定生物制品的国际标准。

6)国内相关标准化组织

国家质量监督检验检疫总局和国家标准化管理委员会是我国标准化工作的最高级的领

导机关。国家质量监督检验检疫总局是国务院的标准化行政主管部门,国家标准化管理委员会(Standardization Administration of the People's Republic of China,SAC)是国家质量监督检验检疫总局管理的事业单位。中国标准化协会(China Association for Standardization,CAS)是中国标准化工作者的学术性群众团体,正式成立于1978年9月,业务主管为国家质量监督检验检疫总局。全国专业标准化技术委员会是全国各行各业标准化工作的专业委员会,目前,共有260个,即TC1~TC260,负责全国各行业标准化的技术工作。其中,与医疗卫生、医疗卫生信息相关的有18个。我国卫生信息标准化的工作长期以来处于起步晚、进步慢的状态。医疗卫生标准较多,而卫生信息标准较少,非标准化现象突出。使信息共享和分析利用遭遇严重困难,阻碍了信息资源效益的发挥。

中国卫生信息学会信息标准化专业委员会的工作主要包括:一是组织协调卫生信息标准课题的研究工作,开展重点学术课题的探讨和研究;二是开展卫生信息标准化领域的国内外学术交流活动,加强与国际相关学术团体的联系和交往,开展国际合作;三是向政府有关部门提出卫生信息标准化方面的意见和建议;四是向社会有关方面提供卫生信息标准推广、培训以及咨询等服务;五是承担国家有关主管部门委托的相关业务。

4. 卫生信息标准

卫生信息标准主要是指卫生信息表达类标准,是卫生信息标准化的基础。下面介绍国际主要的若干个卫生信息标准。

1)国际疾病分类ICD

国际疾病分类(International Classification of Diseases,ICD)是根据疾病的某些特征,按照规划将疾病分门别类,并用编码方法进行表示的系统。目前,全世界通用的是第十次修订本《疾病和有关健康问题的国际统计分类》,并被通称为ICD-10。

ICD分类原则和编码方法:ICD分类原则采用以病因为主,以解剖部位、临床表现、病理为轴心的基本原则,ICD编码方法采用"字母数字编码"形式的3位代码、4位代码、5位代码表示。

ICD分类的基础是对疾病的命名,疾病的命名又是根据它的内在本质或外部表现特性来给予的。因此,疾病的本质和表现特性是分类的依据,分类与命名之间存在一种内存的对应关系。临床表现包括症状、体征、分期、分型、性别、年龄、急慢性、发病时间等。

ICD分类原则和编码方法主要包括以下几个方面:

分类采用三个层次:即类目、亚目、细目。两个层次之间是从属关系,例如,亚目从属于类目,并继承了类目的基本特性。

类目:ICD-10类目码为前3位编码,包括一个字母和两位数字。3位类目码具有实际意义,可作为统计分类使用。例如,S81表示小腿开放性损伤,S82表示小腿骨折。

亚目:ICD-10亚目码为前4位编码,包括一个字母、三位数字和一个小数点。4位亚目码是3位码的亚分类,同样具有统计分类意义。例如,S82.0表示髌骨骨折。

细目:ICD-10细目编码为5位代码,包括一个字母、四位数字和一个小数点。ICD-10细目码提供一个与四位数分类轴心不同的新的轴心分类,其特异性更强。例如,S82.01表示髌骨开放性骨折。

双重分类(星号和剑号分类系统):剑号表示疾病原因,星号表示疾病的临床表现。例如,结核性心包病编码为A18.8†I32.0*。

2)系统医学命名法

系统医学命名法(Systematized Nomenclature of Human and Veterinary Medicine,

SNOMED)直译为"人类与兽类医学系统术语",是一种系统化和多轴的临床用语词汇表,支持疾病的多方面编码,用于描述和表达复杂的临床症状和论断。

目前,SNOMED为世界上最完整的具有国际化和多文种特点的临床参考术语,在世界范围内不仅广泛用于病理、肿瘤、放射等领域,而且也正成为临床病案信息索引的标准。

3)诊断相关组 DRG

诊断相关组(Diagnosis Related Groups,DRG)是美国以住院病人医疗费用及住院天数作为主要影响因素的疾病群代码系统,专门用于美国医疗保险预付款制度的分类编码标准。

DRG 根据病人的年龄、性别、住院天数、临床诊断、病症、手术、疾病严重程度及转归等因素把病人分入大约 500 个相关组,然后决定应该给医院多少补偿。

美国 DRG 基本编码是由美国卫生保健财务管理署(Health Care Financing Administration,HHCFA)制定的,疾病诊断是基于 ICD-9-CM。世界上已有许多国家引进和修改编码以适合本国的需要。

我国医疗保险费用大都是按项目付费的方法,这不利于控制医疗费用上涨,也不利于医院提高自身的医疗质量和管理水平。DRG 是可以借鉴的一种疾病分类标准。

4)通用过程术语 CPT

通用过程术语(Current Procedural Terminology,CPT)是美国付账赔偿系统中采用的编码方式,为基于消费来定义诊断和治疗过程提供编码策略,每年由美国医学会(American Medical Association,AMA)发布一次,目前为第四版 CPT4。

在美国卫生保健财务管理署(CFA)和多数医生账单的付款方均要求 CPT4。

CPT4 是医院所使用的临床操作与提供服务的分类编码与术语标准。CPT4 编码分为 6 个大类:评价与管理、麻醉学、外科、放射科、病理/实验室和临床。在每一大类的内部编码均按一定的规律排列。例如麻醉编码顺序与身体部位有关等。

CPT4 临床编码一般是按专科(眼科、心血管、呼吸等)编排。

5)国际肿瘤疾病分类 ICD-O

国际肿瘤疾病分类(ICD-O)是 WHO 经过广泛的试验和 ICD-9 研发基础,并于 1976 年发表了国际肿瘤疾病分类第一版,1990 年根据 ICD-10 扩展形成第二版。

ICD-O 把基于 ICD 的四位解剖学代码和形态学代码组合起来。其中,形态学代码包含了肿瘤临床表现代码与组织学分级和鉴别代码。在 SNOMED 和国际 SNOMED 的形态学轴分类中,已采用了这些肿瘤形态学代码。ICD-O 在癌症登记上得到了广泛应用。

6)国际社区医疗分类 ICPC

国际社区医疗分类(International Classification of Primary Care,ICPC)是由全科医生/家庭医生国立学院、大学和学会世界组织(WONCA)建立的分类法。ICPC 比 ICD-9 更为全面和细化,不仅含有诊断编码,而且包含就诊原因、治疗原因和实验结果的代码。

在大部分社区医疗信息系统中,实验结果直接用编码的数值表示,这样就不需手工编码,药物处方模块则会自动为药物及其他处方数据存储代码。ICPC 和早期的 WONCA 分类法相兼容,如 ICHPPC-2-Defined(社区医疗卫生服务的国际分类法)和 IC-Process-PC。因为代码从 ICHPPC-2-Defined 中衍生,故应用隐含标准(代码作进一步细化)。

7)Read 临床分类

Read 临床分类(Read Clinical Classification,RCC),又称 Read 编码,是英国全科医生 James Read 于 20 世纪 80 年代初个人开发的。1990 年为英国国家医疗保健服务部(NHS)采用。临床术语工程(Clinical Terms Project)对 RCC 进行了进一步扩展。临床术语工程是由 NHS 首席执行官领导下的工作组,包括皇家医学院、联合顾问委员会、英国医学协会的总医疗服务委员会和 NHS 执行官的代表加以实施。

RCC 是为电子病历系统特别开发的,其目的是覆盖病历中可能使用的所有术语。它们按章节排列,覆盖医疗卫生的所有方面。每一代码代表一临床概念和相关的"首选术语"。每个代码可与许多在常用语言中使用的同义词、首字母缩写词、人名名称、缩略词连接起来。这些概念以分级的结构排列,其下一级代表更细化的概念。

RCC 使用五位字母数字代码,理论上允许有 6.5 亿多个代码。RCC 与所有广泛使用的标准分类法如 ICD -9. ICD -9-CM、OPCS -4. CPT-4 和诊断相关组(Diagnosis-Related Groups,DRGs)相兼容并相互参照。在所有代码方案中,都存在这种编码细节的分级关系。在 RCC 第三版中,分级关系的术语可能有多个父概念。3.1 版中,增加了以特殊可控方式的组合代码的能力。

8)北美护理诊断协会码

护理学作为一门独立的学科,有属于自己专业的医学概念、术语和知识。因此,国际上一些护理组织在发展护理标准编码体系上十分活跃,其中突出的是北美护理诊断协会码(North American Nursing Diagnosis Association,NANDA),这也是国内应用较广的护理标准。

NANDA 是用来描述病人对疾病和健康问题反应的护理诊断标准,与 ICD-9-CM 着重描述疾病本身不一样。

NANDA 于 1994 年通过,内容简洁,共有 128 项,分属于交换、交流、关系、评价、选择、感情、领悟、了解和感觉 9 个人体反应形态。而且,NANDA 编码十分紧凑。

9)一体化医学语言系统

一体化医学语言系统(Unified Medical Language System,UMLS),又称统一医学语言系统,是 1986 年由美国政府投资,美国国立卫生院和国立医学图书馆承担的最重要的、规模最大的医学信息标准化项目。它可以解决类似概念的不同表达问题,可以使用户很容易地跨越在病案系统、文献摘要数据库、全文数据库及之间的屏障。

5. 卫生信息交换标准

信息交换的标准是解决不同系统之间或不同的部门、企业之间进行信息共享的核心基础。信息交换的标准往往要比信息的表达要复杂,信息交换标准更注意信息的格式,而忽略信息的内容。下面介绍当前世界上最重要的相关卫生信息交换标准,即 HL7、DICOM、IHE、X12 及 HIPAA。

1)HL7

HL7(Health Level Seven),直译为健康第七层,原意指在开放式系统互联(Open System Interconnect,OSI)的网络七层模型中,HL7 将作为第七层即应用层相关标准,重点开发医疗卫生行业,特别是临床和管理数据相关的交换标准和相关制品。HL7 组织成立于 1987 年,且于 1994 年始就成为美国国家标准局(ANSI)授权的标准开发组织(SDO)之一,是从事医疗服务信息传输协议及标准研究和开发的非营利组织。HL7 国际组织将其宗旨定位在"为交换、整合、共享和提供检索电子健康信息提供完整的框架和相关标准,它们支持流程实践和管理,交付并评价健康服务,特别是要建立灵活、经济的标准和指导方针,以及能实现卫生医疗信息系统互操作性和电子病历共享的方法学"。

HL7 特别适合于解决不同厂商开发的医院信息系统、临床实验室系统及药学信息系统之间的互联问题,达到规范临床医学和管理信息格式,降低医院信息系统互联的成本,提高医院信息系统之间数据信息共享的程度。目前,HL7 的主要应用领域是 HIS/RIS,用于规范 HIS/RIS 系统及其设备之间的通信,它涉及病房和病人信息管理、化验系统、药房系统、放射系统、收费系统等各个方面。

作为一整套网络信息交换标准中专门用于医疗卫生信息交换的标准,HL7 在卫生信息学发展中将发挥重要作用。

2) DICOM

在医学影像信息学的发展和 PACS 的研究过程中,由于医疗设备生产厂商的不同,造成与各种设备有关的医学图像存储格式、传输方式千差万别,使得医学影像及其相关信息在不同系统、不同应用之间的交换受到严重阻碍。因此,需要建立一种卫生信息交换标准,以规范医学影像及其相关信息的交换。

医学数字化影像和通信标准(Digital Imaging and Communication in Medicine, DICOM)是由美国放射学会(American College of Radiology, ACR)和国家电子制造商协会(National Electrical Manufacturers Association, NEMA)为主制定的一个专门用于数字化医学影像传输、显示与存储的标准。DICOM 第一版于 1985 年诞生,2000 年修订为第三版并正式命名为 DICOM 3.0。目前,DICOM 3.0 已被全世界的医学影像设备制造商和医学信息系统开发商广泛接受,已发展成为医学影像信息学领域的国际通用标准。

DICOM 标准中涵盖了医学数字图像的采集、归档、通信、显示、查询及相关分析等几乎所有信息交换的协议,并扩充到开放式互联(OSI)及 TCP/IP 等计算机网络的工业标准,大大简化了医学影像信息交换的实现,推动了远程放射学系统及 PACS 的研究与发展,并且由于 DICOM 标准的开放性与互联性,使得与其他医学集成系统的集成成为可能。

3) 医疗企业集成 IHE

医疗企业集成(Integrating Healthcare Enterprise, IHE)又称医疗信息集成,是美国北美放射医学协会(RSNA)以及卫生信息与管理系统协会(HIMSS)于 1999 年开始的一项规划,它定义了一个执行框架,其目标是促进医疗信息系统的集成,为不同子系统之间的互联提供集成方案。

DICOM 标准的目标是解决 PACS 格式问题,HL7 标准的目标是解决不同系统之间的通信问题,但实际互联互通测试时常互不相容。IHE 框架是工作流程的标准,解决不同信息系统之间的协同工作问题。

IHE 基于现有成熟的标准(例如 DICOM、HL7 和其他一些系统集成的行业标准)制定了若干集成方案和规范的流程,通过 DICOM、HL7 等消息系统实现这种流程,以达成不同系统间的互联互通和信息集成。

我国医疗信息系统以往基本上是以医院信息系统(HIS)为主,由一个厂商总包,不同系统间的集成问题没有暴露出来。随着医疗信息化的快速发展,医疗信息系统已经从单一的 HIS 发展到 HIS、PACS、RIS、LIS、EMR 等多种系统在一个医院中共存。用户不再依赖一个厂商提供所有这些产品,多个供应商产品之间的互联互通和信息集成的需求与日俱增。但是我国由于前些年对医疗信息标准的重视不够,至今大多数产品都没有遵行共同的标准,不具备相互集成的能力。随着我国区域卫生信息化建设的需求,IHE 可推动我国卫生信息化进入标准化、集成化的轨道,促进其健康快速发展。

4) ANSI ASC X12

美国国家标准学会(ANSI)下认可标准委员会(Accredited Standards Committee, ASC)

制定了一系列的用于各行各业电子数据交换(Electronic Data Interchange, EDI)的标准, 其中 ANSI ASC X12(简称 ANSI X12、ASC X12 或 X12)是专门制定的用于保险业的标准。表 7-1 为 X12 中与医疗保健行业相关的标准。

表 7-1   X12 与医疗保健行业相关标准

编码	标　题
148	伤害、疾病或者事估的第一报告
270	医疗保健的合理/有益咨询
271	医疗保健的合理/有益信息
275	病人基本信息
276	医疗保健申请状态请求
277	医疗保健申请状态应答
278	医疗保健服务认证信息
835	医疗保健赔付单
837	医疗保健赔付申请

X12 提供完整、详细的信息交换格式, 它对于医院跨信息系统的信息化建设, 特别是对医疗保险信息系统的完善产生了重大影响。

5) HIPAA

健康保险携带和责任法案(Health Insurance Portability and Accountability Act, HIPAA)是美国国会于 1996 年通过的医疗保险改革法案和技术标准。该法案对多种医疗健康产业都具有规范作用, 包括交易规则、医疗服务机构的识别、从业人员的识别、医疗信息安全、医疗隐私、健康计划识别、第一伤病报告、病人识别等。

该法案的主要目标包括:

(1) 保证劳动者在变换工作时, 其健康保险可以随之转移;

(2) 保护病人的病例记录等个人隐私;

(3) 促进国家在医疗健康信息安全方面电子传输的统一标准。

HIPAA 法案在隐私规定中定义了受保护的健康信息(Protected Health Information, PHI), 在安全规定中制定了在管理层面、物理层面及技术层面如何保证受保护的健康信息的隐私安全, 并且规定了健康信息尤其是与保险相关的信息的传输和编码。另外, 电子签名标准是 HIPAA 安全条例的一个重要方面。采用电子签名对在一致性、不可抵赖性和用户认证等方面将起到重要作用。其中, 一致性保证数据从发送者到接收者的过程中不被篡改; 不可抵赖性证明消息确实由发送者发送并且发送者无法否认; 用户认证确保发送者的身份。电子签名中包括对称加密算法、公开密钥算法、摘要算法等。

HIPAA 对于卫生信息学科研及医疗信息系统的研发都有重要影响。任何利用居民电子健康档案与患者电子病历的个人信息, 进行科学研究都要首先考虑到是否会违背 HIPAA 法案。

任务实施

1. 国内卫生信息标准化工作

我国区域卫生信息化建设起步较晚, 尚处于逐步建立、完善和提高的过程中, 卫生信息标准化工作还比较薄弱。近几年, 为了推动以居民健康档案为基础的区域卫生信息平台与业务应用系统建设,以及以医院管理和电子病历为重点的医院信息化建设,卫生部以业务协同、互联互通的卫生信息标准作为优先发展和研发,在电子病历及健康档案信息标准化方面,其技术规范和标准已经实现了统一。

1)医院信息系统基本功能规范

1998 年,卫生部公布了《医院信息系统软件基本功能规范》。它对提高医院信息系统软件质量,加快卫生信息化基础设施建设和规范管理,都起到了重要的指导作用。

但是,随着计算机网络技术的迅速发展,以及卫生部重大医改政策的实施及医疗模式的转变,原来的《医院信息系统软件基本功能规范》已不能适应新形势的需要。根据国际医院信息化发展趋势及我国医院信息化发展的现状与需求,卫生部于 2002 年重新修订发布了《医院信息系统功能规范(修订版)》。该修订版为卫生部信息化工作领导小组评审医院信息系统提供了一个基本依据,亦是当时商品化医院信息系统必须达到的基本要求。

2)国家卫生信息标准基础框架

2003 年"非典"疫情的爆发,同时暴露了当时我国医疗卫生信息不能及时有效共享的弊病,医疗卫生机构在信息利用方面留下了"信息不畅、决策延误、指挥不灵"的深刻教训,卫生信息标准缺位问题全面凸显。《国家卫生信息标准基础框架》是我国医疗卫生部信息化领导小组委托中国医学信息学会标准化委员会开展的一个重要课题,并于 2003 年 11 月开始研究,并于 2007 年 10 月国内首次研制了《国家卫生信息数据模型》、《卫生信息元数据描述框架》与《国家卫生数据字典》等标准文本。

《国家卫生信息标准基础框架》对我国医疗卫生信息标准研究提出指导性意见,对推进我国卫生信息标准化工作有重要意义。

3)健康档案基本架构与数据标准

2009 年 5 月,卫生部卫生信息标准专业委员会制定了《健康档案基本架构与数据标准》。该标准主要包括"健康档案基本架构"和"健康档案数据标准"两部分内容。

第一部分"健康档案基本架构"的主要内容包括:

① 健康档案的基本概念和系统架构;

② 健康档案的作用和特点;

③ 健康档案的基本内容和信息来源。

第二部分"健康档案数据标准"的内容包括:

① 健康档案相关卫生服务基本数据集标准;

② 健康档案公用数据元标准;

③ 健康档案数据元分类代码标准。

该标准旨在统一和规范健康档案的信息内涵,指导健康档案数据库及相关健康管理信息系统的开发设计,支持健康档案与相关卫生服务活动以及其他信息资源库相互间的数据交换与共享;同时为相关卫生服务活动的信息管理规范化与标准化提供依据,为构建整体的卫生信息模型和国家卫生数据字典提供基础信息资源。

健康档案的各项标准是一个不断完善的过程,将随着业务发展和实际需要在今后应用中不断补充、不断发展。

4)电子病历基本架构与数据标准

电子病历是现代医疗机构开展高效、优质的临床诊疗、科研以及医疗管理工作所必需的重要临床信息资源,也是居民健康档案的主要信息来源。而且,标准化电子病历及以其为核心的新一代医院信息系统建设是实现区域范围以居民个人为主线的临床信息共享和医疗机构互联互通、协同服务的前提基础。

2009 年 12 月,卫生部和国家中医药管理局组织制定了《电子病历基本架构与数据标准》。该标准是我国卫生领域制定、发布的首部国家级具有中西医结合特点的电子病历业务架构基本规范和数据标准。

《电子病历基本架构与数据标准》主要包括"电子病历基本架构"和"电子病历数据标准"两部分内容。

第一部分"电子病历基本架构"的主要内容包括:

① 电子病历的基本概念和系统架构;

② 电子病历的基本内容和信息来源。

第二部分"电子病历数据标准"的主要内容包括:

① 电子病历数据结构;

② 电子病历临床文档信息模型;

③ 电子病历临床文档数据组与数据元标准;

④ 电子病历临床文档基础模板与数据集标准。

归纳总结

本模块从医学信息学的发展历程开始介绍,主要介绍医学信息化的功能及特点,数据与信息和知识之间的关系,卫生数据管理、信息管理与知识管理的概念及它们之间的关系。以及什么是标准与标准化,最后介绍了卫生信息标准和交换标准.

通过本模块的学习,要掌握医学信息学的概念和相关标准,为学生以后对医学相关知识的学习打下基础。

练习与实训

选择题

1. 关于信息的正确概念是(　　)。

A. 信息是数据的素材　　　　　　B. 信息是数据的载体

C. 信息是对人有用的数据　　　　D. 信息是一种特殊的物质

2. 医院信息系统的简写是(　　)。

A. HIS　　　　B. PACS　　　　C. LIS　　　　D. OA

3. 下列哪项是信息标准化的主要方法(　　)。

A. 分类和编码　　B. 归类法　　　C. 混合分类法　　D. 面分类法

4.(　　)是目前世界上最大、最有权威性的国际标准化专门机构,成立于 1947 年 2 月 23 日,总部设在瑞士日内瓦。

A. HL7　　　　B. ISO　　　　C. ANSI　　　　D. UMLS

医院信息系统基本操作

项目 8.1　医院信息系统概述

▶ 任务　了解医院信息系统

1. 医院信息系统的结构

医院信息系统(HIS)主要由硬件系统和软件系统两大部分组成。在硬件方面,要有高性能的中心服务器、大容量的存贮装置、遍布医院各部门的用户终端设备以及网络设备、数据通信线路等,组成信息资源共享的计算机网络结构。在软件方面,需要具有面向多用户和多种功能的计算机软件系统,包括系统软件、数据库管理软件、应用软件和软件开发工具等,要有各种医院信息数据库及医院信息化应用管理系统。

从性质上来说,医院信息系统分为操作系统软件、数据库管理系统软件、网络管理系统软件、医院信息系统软件。

医院信息系统又可以分为医院管理信息系统(HMIS)和临床管理信息系统(CIS)两大类。

2. 医院信息系统主要流程

1）流程的概念

国际标准化组织在 ISO 9001:2000 质量管理体系标准中对流程的定义是:流程是指一组将输入转化为输出的相互关联或相互作用的活动。

《牛津词典》里对流程的定义是:流程是指一个或一系列连续有规律的行动,这些行动以确定的方式发生或执行,导致特定结果的实现。

任何一条流程都包含了六个要素,即资源、过程、过程中的相互作用(即结构)、结果、对象和价值。下面来介绍几个在医院管理信息系统中常用的流程。

2）门诊就诊流程

门诊流程是患者前往医院进行门诊就诊所需要进行的一系列活动,包括门诊挂号、门诊医生就诊、检查判断、住院判断、开具处方、处方划价、门诊收费、门诊领药等。

例如,医院最基本的门诊就诊流程,如图 8-1 所示。

(1) 门诊挂号。患者到医院门诊就诊时,首先要进行门诊挂号。现在也有部分民营医院已经取消了挂号环节而采用门诊导诊台直接导诊模式。

(2) 门诊医生就诊。当指定了相应的科室后,患者前往医生处进行问诊。

(3) 检查判断。经过医生问诊后确定是否需要患者进行检查,如需检查的,首先根据医生开具的检查、检验单到收费室缴纳相关费用后进行相应检查,并将检查结果返回门诊医生处。

(4) 住院判断。如因病情需要进行住院的,即可转到住院部进行住院治疗,并由住院医生开具相应医嘱而不再由门诊医生单独开具处方。

(5) 开具处方。如不需要进行住院治疗的,由门诊医生直接根据病情开具相应处方。

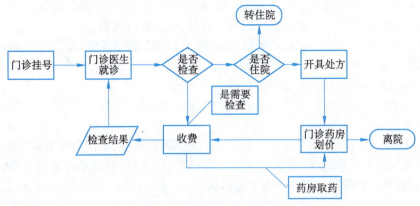

图 8-1　门诊就诊的基本流程

（6）处方划价。患者根据医生开具的处方前往药房进行处方划价操作。

（7）门诊收费。根据门诊药房的划价金额进行缴费。

（8）门诊领药。门诊缴费完成后,返回药房进行领药。

（9）离院。完成上述操作后离院。

3）住院流程

住院流程,是指患者到院接受住院治疗时所需要经过的一系列流程,包括患者入院、入院收费、医生开具医嘱、护士执行医嘱、医嘱记账、离院结算等。

例如,医院最基本的住院流程,如图 8-2 所示。

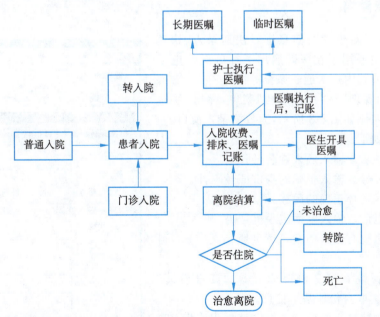

图 8-2　住院基本流程

（1）患者入院。住院流程中的患者入院分为门诊转住院、转入院和普通入院。

其中,门诊转住院是指患者在门诊就诊过程中,经过门诊医生的诊断需要进行住院治疗的患者,直接转为住院。转入院,是指病人由于病情或个人情况从其他医院转入本院进行治疗的。普通入院,是指患者自行选择到本院直接进行住院治疗的。

（2）入院收费。为住院患者办理入院手续，收取住院费用押金，安排患者床位。

（3）医生开具医嘱。医生根据患者的病情开具长期、临时医嘱。

（4）护士执行医嘱。医生开具的医嘱分为"临时医嘱"和"长期医嘱"两类。临时医嘱是指医生对患者的临时安排，一般只需要执行一次。长期医嘱，是指医生在患者住院期间开具的需要重复执行的一系列的治疗安排。

（5）医嘱记账。所有由医生开具并通过护士执行之后的医嘱，需要进行医嘱记账以便最后出院结算。

（6）离院结算。治疗阶段完成之后通过医生开具出院医嘱、办理出院结算工作。

患者出院一般有三种情况：第一是治愈出院；第二是身亡；第三是转院或患者由于个人原因要求出院，第三种情况一般统称为未愈离院。

项目 8.2　门诊管理子系统

任务 8.2.1　门诊挂号

门诊挂号管理子系统，是对门诊挂号进行综合性管理的子系统，包括"快速建档"、"门诊挂号"、"挂号列表"等。

1. 快速建档

快速建档，是对患者的信息进行快速录入、快速建卡、建档的，主要用于在医院启用了社区医疗电子健康档案系统或院内一卡通子系统等情况。

选择"门诊管理"→"快速建档"菜单，弹出"快速建档"窗口，其左侧如图 8-3 所示，为数据录入窗口。

操作方法如下。

（1）病员姓名。输入病人姓名，回车。

（2）身份证号。输入正确的身份证号码，回车。

（3）民族。选择正确的民族，回车。

（4）联系电话。输入电话或手机号码。

（5）如果医院有健康档案，"读健康档案"（F3）可以直接读取。

（6）如果医院有接身份证读卡器，"读身份证"（F5）可以直接读取身份证基本信息。

（7）如果医院接有医保读卡器，"读医保卡"（F2）可以直接读取医保卡上基本信息。

（8）单击"保存"按钮，提示是否保存，选"是"保存当前信息，选"否"不保存，继续下次建档。

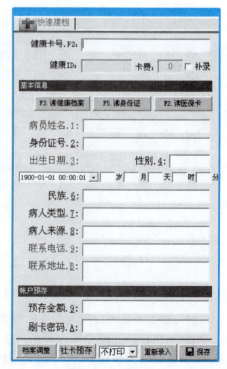

图 8-3　快速建档

2. 门诊挂号

门诊挂号,是对一般门诊病人进行挂号操作的,主要用于医院采用人工挂号方式时进行的挂号操作。

选择"门诊管理"→"挂号收费"菜单,或使用快捷键"F4",弹出如图 8-4 所示"挂号收费"窗口。

操作方法如下。

(1) 输入病人姓名。"患者甲"回车。

(2) 出生日期。直接输入年龄 20 岁,回车。

(3) 选择科室。指定病人需挂的科室,回车。

(4) 选择医生。指定病人需挂的医生,回车。

(5) 选择收费的方式。手工指定挂号费,按类别收挂号费,按科室收挂号费,按医生收挂号费,回车。

(6) 挂号类别。普通,优惠,主任医师,专家,回车(以医院的流程而定)。

(7) 挂号金额。①如果收费方式是"按类别收挂号费"、"按医生收挂号费"和"按科室收挂号费",则挂号金额已经确定不能更改。②如果收费方式是"手工指定挂号费",挂号金额需手工输入,回车。

(8) 提示是否保存,选"是"保存当前的挂号收费,选"否"不保存。

注意:

(1) 在打开下拉列表框时,可用方向键"↑↓"进行快速选择。

(2) 如果在"票"方框内打上"√",则在保存时,打印发票。否则将不打印。

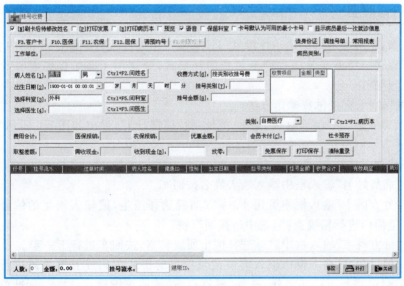

图 8-4　挂号收费

3. 挂号列表

挂号列表,是挂号收费后会生成一张挂号单所存放的列表,主要用于查询特定时间内挂号明细情况,并对相关票据进行补打票据、修改、作废挂号等操作。

选择"门诊管理"→"挂号列表"菜单,弹出如图 8-5 所示"挂号列表"窗口。

操作方法如下。

(1)补打票据。选择需要进行补打的挂号单据,单击左下角的"补打票据"按钮,即可开始对相应挂号票据进行补打操作。

(2)修改。选择需要进行修改的挂号单据,单击左下角的"修改"按钮,即可开始对相应挂号票据的修改操作。**注意**:在此处只能对除"挂号类型"以外的数据进行修改。

(3)作废。选择需要作废的挂号单据,单击左下角"作废"按钮,即可开始对相应挂号票据进行作废操作。**注意**:如果已经打印了发票,在作废时需要录入发票编号,同时需要录入该挂号票据的作废原因。

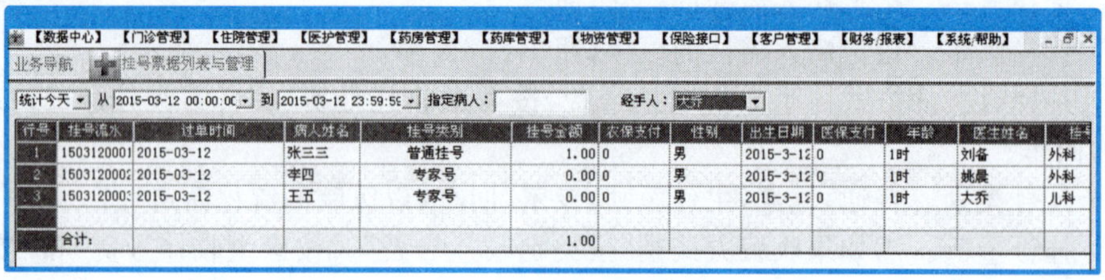

图 8-5　挂号列表

▶ 任务 8.2.2　门诊收费

门诊收费管理子系统,是对门诊费用进行收取管理的子系统。

1. 门诊收费

门诊收费,是对患者的门诊治疗以及门诊药品费用进行收费的操作,门诊收费主要包括非医保刷卡直接付费方式及医保刷卡付费两种形式,分别用于非医保患者收费及医保(农合)患者刷卡付费。

1)非医保刷卡直接付费操作方法

选择"门诊管理"→"门诊收费"菜单,或使用快捷键"F9",弹出如图 8-6 所示"门诊收费"窗口。

操作方法如下。

(1)在"病员姓名"输入框中输入病人姓名按回车。

(2)在"处方医生"输入框中可用↑、↓方向键选择医生,或输入医生的编号、姓名的拼音简码或五笔简码进行精确查找,选中后按回车键。

(3)在"处方科室"输入框中默认选择医生所属科室,按回车进行下一步。

(4)在"项目名称"输入框中输入需要记录项目的拼音简码或五笔简码进行查找,选中后按回车键确认,进行下一步操作,选择"核算科室"按回车键确认,输入"标准单价"按回车键确认,如果需要继续为该病人录入其他项目,继续选择"项目名称",输入"标准单价"和"数量"(录入第二个门诊项目时,不再输入病人姓名、处方医生、处方科室)。

(5)如果不再录入门诊项目,按回车键保存。

(6)打开门诊支付对话框,如图 8-7 所示。

按两次回车键,保存这次收费,并且打印门诊发票。

从一个输入框跳转到下一个输入框可以直接敲击回车键，建议不要用鼠标操作，在实际应用中注意培养这样的意识，以加快门诊收费的操作速度。熟练的操作人员完成一次门诊收费的速度在 10 秒左右。

在下拉列表框中可以直接用方向键↑↓选择，一般不用鼠标操作。

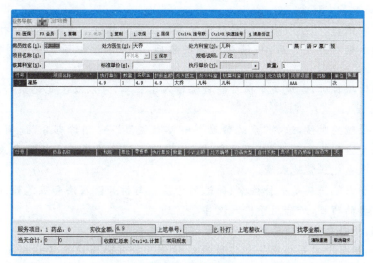

图 8-6　门诊收费

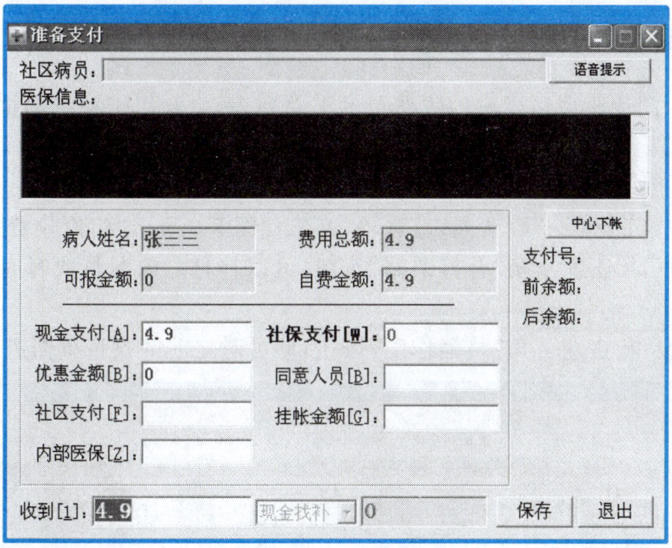

图 8-7　准备支付

2）医保刷卡付费操作方法

（1）在如图 8-6 所示"门诊收费"窗口，按"F2"键，打开医保窗口。病人刷卡写入数据，再单击"确定"按钮。

（2）病人姓名（自动填入），录入处方医生、处方科室、项目名称、核算科室、标准单价、数量，当光标在"项目名称"输入框时按回车键。

（3）弹出门诊支付窗口。

（4）先单击"中心下账"，再单击"确定"按钮即可打印发票保存这次收费。

注意：

当在"项目名称"输入框中选择的是西药费（西药费采用处方划价）时，"标准单价"变成了"处方编号"此时选择相应的处方编号。

"语"前面方框内打"√"后，门诊收费时具有语音提示功能。提示病人姓名，病人应交多少现金，找给病人多少现金。

"票"前面方框内打"√"后，在保存门诊发票后会自动打印。否则将不会打印。

"预"前面方框内打"√"后，在保存门诊发票后，会显示打印预览。否则将不显示打印预览。

在记录门诊项目时，发现某个项目的数据输入不正确，可以双击此记录行，进行删除，重新录入。

使用会员管理的时候，选择"系统帮助"→"参数设置"→"门诊部分"选项，将"门诊必须挂号才能录入处方和检查项目"前面方框内打"√"后，门诊收费的会员只需录入会员卡号，不用录入挂号联也能正常地收费。

拼音简码和五笔简码是一种检索、筛选的方法。与拼音输入法和五笔输入法不同，前者用于检索出需要的项目，后者用于输入汉字。

拼音简码：用每个字的拼音的开头一个字母来进行筛选。

五笔简码：用每个字开头第一个字根进行筛选。输入的简码越多越精确。有时输入两个简码就可以筛选出要筛选的项目，就可不再输入了。

2. 收费列表

收费列表，是门诊收费后生成的收费单的汇总列表，主要用于补打票据、门诊病历导出、整笔作废门诊发票。

操作方法如下。

(1) 选择"门诊管理"→"收费列表"选项，弹出如图 8-8 所示"门诊收费列表"窗口。

(2) 补打票据，单击左下角"补打票据"按钮，可以补打之前漏打或暂时没有打印的门诊发票。

(3) 整笔作废，单击左下角"整笔作废"按钮，即可对之前的收费单据进行整笔作废。

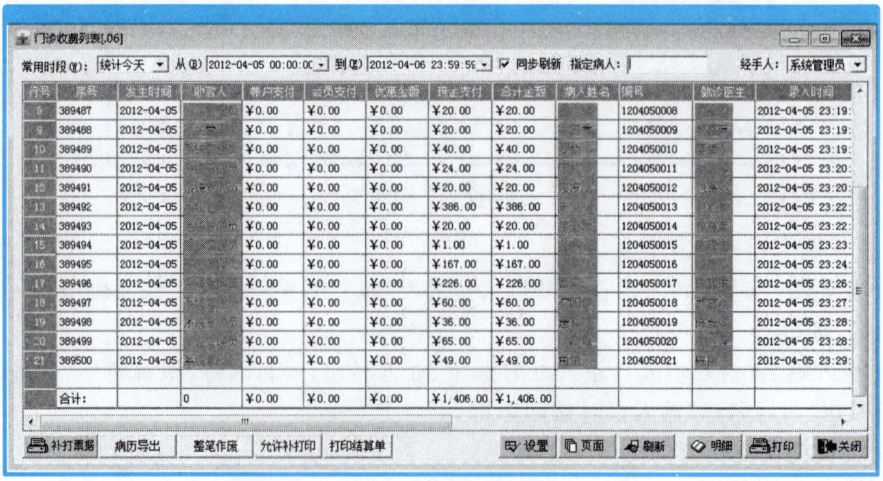

图 8-8　门诊收费列表

3. 收费明细

收费明细,是对特定时段的收费明细情况进行的分类统计,主要用于查看数据及补打票据、修改、作废门诊发票。

选择"门诊管理"→"收费明细"选项,弹出如图 8-9 所示"门诊收费明细"窗口。

操作方法如下。

如果医院采用的是多次看病之后统一打印发票的方式,则操作流程如下:

(1) 首先在门诊收费的窗口的时候不选择"票",让软件先不打印。

(2) 需要打印的时候,打开"收费列表"或者是"收费明细",查询出需要打印的时段的内容。

(3) 任意选择一个,单击"补打票据"之后打开如图 8-10 所示的窗口。

(4) 单击下边的"并"后会打开一个小窗口,指定好需要合并打印的收费的时间。

(5) 然后单击"刷新",就打开了指定时间内同名病人的收费的所有记录。

(6) 确认对话框中显示的所需要合并的记录无误后,再单击"打印",即可把所有的项目合并一起打印出来。

(7) 对话框中显示的所需要合并的记录如果不是所需要的,直接在"系统检测到以下单据[姓名相同]可以被合并"小窗口内选择到不是需要打印的条目后选择"移除"即可。(合并打印的情况仍然受限于收费项目中指定的"同票项目"和"打印名称")

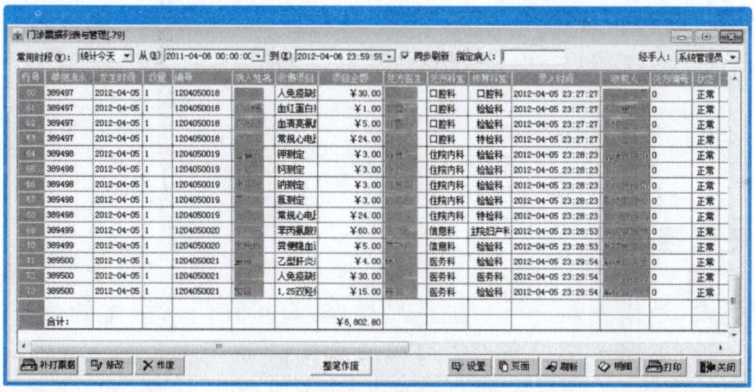

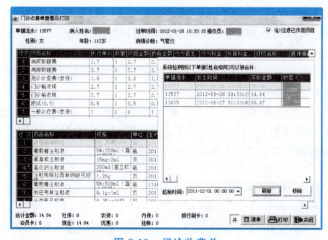

图 8-9　门诊收费明细

图 8-10　门诊收费单

4. 退药付款

退药付款，是通过药房进行了发药操作的患者进行退药后退款操作，主要用于已经付款的患者的退款处理，如果已经在药房进行了领（发）药操作，那么还需要在药房进行退药处理后方可进行退药付款。

选择"门诊管理"→"退药付款"选项，弹出"退药付款"窗口。

操作方法如下。

（1）选中退药的处方单，单击"退药付款"。

（2）选择"是"为该病人退款。

（3）选择"否"取消本次操作。

项目 8.3 门诊医护子系统

▶ 任务 8.3.1 门诊医生工作站

门诊医生工作站子系统，主要是对门诊医生在整个门诊诊疗过程中所涉及的工作（如电子处方、门诊诊断等）进行管理的子系统。

选择"医护管理"→"门诊医生工作站"菜单，弹出如图 8-11 所示"门诊医生工作站"窗口。

操作方法如下。

1. 不挂号直接就诊

不挂号直接就诊，是指无须进行手工挂号操作，直接在门诊医生处就诊时开具挂号单的就诊方式，主要用于中小型医院以及设有导诊台的医院使用。

（1）单击"首次建档"，建立一个新病人的档案资料确定保存，打开"新建门诊就诊"对话框如图 8-12 所示"新建门诊就诊"窗口。

（2）输入"病人主诉情况"，单击"F2 选择病征"或按 F2 键，如图 8-13 所示"选择病症"窗口。

（3）"检索名称"可以输入拼音简码或五笔简码或中文汉字进行筛选，选择该病人的病征，单击"确定"按钮。

（4）单击"F4 诊断参考"或按 F4 键，打开"病情诊断编码设置［ICD-10］"窗口，在窗口右侧可见编码及名称列表，如图 8-14 所示。

（5）"检索 F4"可以输入拼音简码或五笔简码或中文汉字进行查找，选择针对该病征的诊断，单击"保存"按钮。（友情提示：单击"添加收藏"，该诊断对本操作员进行收藏，方便本操作员以后相同的诊断可以在"本人收藏"进行查找）

2. 先挂号后就诊模式

先挂号后就诊模式，是指在门诊医生就诊开始之前必须要到挂号室或收费室进行挂号操作方可前往门诊医生处进行就诊的方式，主要用于大中型门诊量较多的综合性医院。

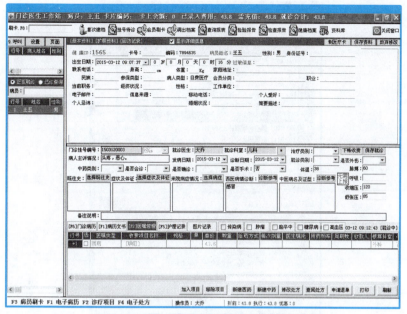

图 8-11 门诊医生工作站

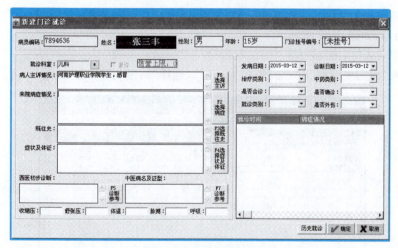

图 8-12 新建门诊就诊

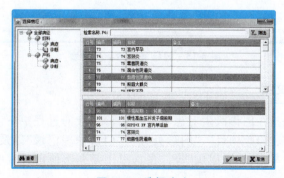

图 8-13 选择病症

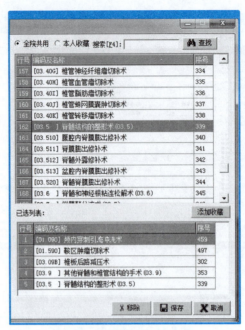

图 8-14　病情诊断编码设置

（1）在如图 8-11 所示"门诊医生工作站"窗口，单击"挂号待诊"按钮，打开"已挂号待诊病员列表"窗口，如图 8-15 所示。

（2）选中病人"双击"或单击"现在就诊"。

（3）输入"病人主诉情况"，选择"病人病征"，选择"病情初步诊断编码"即可。

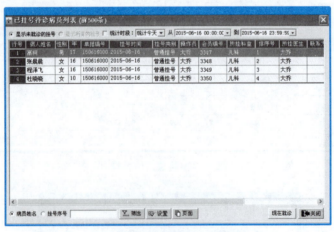

图 8-15　已挂号待诊病员列表

3. 门诊治疗文书

门诊治疗文书，是指在门诊医生对患者进行门诊治疗的过程中所涉及的所有文书类文件，包含有"门诊病历"、"诊疗项目"、"门诊处方"、"门诊护理记录"以及"特种病记录"等，如"传染病"、"脑瘤"、"脑卒中"、"糖尿病"等。在这里主要介绍使用开具收费项目功能进行电子处方的开具。

（1）开收费项目。单击"诊疗项目"，在下方空白处单击鼠标右键，选择"加入项目"，打开"选择对象"对话框,如图8-16所示。

（2）在"检索名称"输入栏,输入拼单简码或五笔简码或中文汉字进行筛选,选中需要加入的项目,单击"确定"保存。

（3）开电子处方。单击"门诊处方",在下方空白处单击鼠标右键,选择"新建处方",打开"新型电子处方划价",对话框如图8-17所示。

（4）在"药品名称"输入栏,输入需要药品的拼音简码或五笔简码或中文汉字,进行筛选药品,选中该药品按回车键。

（5）依次选择该药品的"每次剂量"、"给药方式"、"用药频率"、"周期数"、"数量"。

（6）当光标处于药品名称输入栏时,如不需要添加药品,可直接按回车键进行保存该电子处方,如需继续添加药品,可在药品名称输入栏继续进行筛选。

注意:

从一个输入框跳转到下一个输入框可以直接敲击回车键,建议不要用鼠标操作,请操作人员注意培养这样的意识,以加快门诊医生开处方的操作速度。

处方的药品总量＝每次剂量取整×用药频率×周期数。

给药方式如果设置了关联收费项目的会在处方生成后自动加入关联的收费项目。

如需复制之前就诊过的处方,可以"新型电子处方划价"窗口,单击"复制处方",选择就诊日期,单击"应用"。

新型电子处方,医生可以将常用药品制作成模板。可在"新型电子处方划价"窗口,单击"处方模板",选择适用模板,单击"应用",该模板内药品全部会打开在"新型电子处方划价"窗口,单击"保存"保存该电子处方,如需修改可继续添加或"删除"药品。

注射类药品在"同组标志"一定要区分哪几种药品属于一组,以方便护士执行。

在电子处方里如需要使用医嘱的,必须选择"F8在院挂床治疗",设置治疗次数,后面的门诊护理工作站才能显示出门诊医嘱。

"调出档案"用于调出以前的病案记录。

"新建就诊"可以和调出档案连起来使用。

"会员刷卡"用于一卡通刷卡使用。

医生工作站新型电子处方划价模式,根据用药剂量×用药频率×周期数计算出总量,并且总量可手工修改（类似住院新型医嘱的每次取整）。

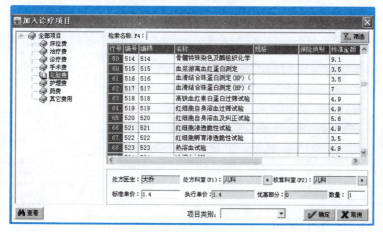

图8-16　选择对象

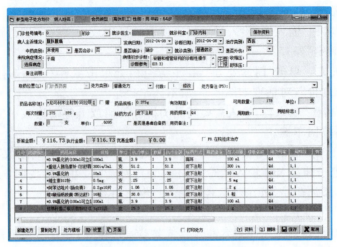

图 8-17　新型电子处方划价

▶ 任务 8.3.2　门诊护理工作站

门诊护理工作站子系统是对门诊患者相关治疗项目执行的管理,包括对门诊输液、门诊注射、门诊换药等管理,下面以门诊挂床输液为例,介绍医嘱执行操作的方法。

选择"医护管理"→"门诊护理工作站"选项,弹出如图 8-18 所示"门诊护理工作站"窗口。

操作方法如下。

(1) 只有在门诊医生工作站上的电子处方中,选择"F8 在院挂床治疗",才会产生医嘱。

(2) 需做皮试的病人,单击"开始皮试",正在做皮试与做完皮试的病人用颜色来区分。

(3)"执行医嘱",单击打开"执行医嘱",打开"门诊医嘱执行"对话框。

(4) 填写"执行描述",选择皮试结果"阴性"或"阳性",以便医生查阅,单击"确定"键完成皮试医嘱操作。

(5) 如有医院需打印输液签,单击"门诊输液签"按钮,打开"选择报表样式"窗口。

(6) 选择打印格式"门诊输液瓶贴"及打印机,单击"打印"完成操作。

(7) 护理人员即可根据"门诊输液瓶贴"进行输液操作。

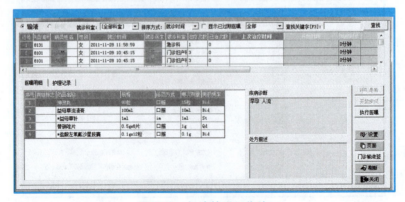

图 8-18　门诊护理工作站

项目8.4　住院收费管理子系统

▶ 任务8.4.1　住院操作

住院收费管理子系统是住院收费室、住院结算中心等对住院治疗患者的住院押金、治疗费等进行记账、收取、结算操作的子系统，包括"入院登记"、"住院交费"、"催款管理"、"出院结算"、"住院发票打印"、"结算列表"、"出院档案""撤销入院"、"欠费担保"等。

1. 入院登记

入院登记，是对住院治疗的患者进行登记排床操作，主要用于新入院患者的入院登记操作。在大型综合性医院，或住院科室较多的情况，也可以先进行入院登记而暂不排床，待入住到科室后再由当班护士进行患者排床操作。

选择"住院管理"→"入院登记"选项，弹出如图8-19所示"入院登记"窗口。

操作方法如下（注：带"＊"为必填项）。

（1）填写病人入院的相关信息，如"病人姓名"、"性别"、"出生日期"、"入院科室"、"入院床位"，"家属占床"等。

（2）如无须安排床位可设置成"暂不排床"，但是要使用"暂不排床"、"押金管理模式"、"修改入院时间"等功能，需要事先在"系统/帮助"→"参数设置"的住院部分中进行设置。"入院时间"默认为当前系统时间，可根据实际情况进行修改。

（3）当启用押金管理模式后"住院押金"这里填写病人入院所交纳的押金款项。

（4）如无须押金管理模式，则在"预交金额"填写病人入院所交纳的预交金额款。

（5）单击"保存"即完成了病人的住院登记，完成后本模块会自动生成"住院编号"。

（6）办理医保病人的住院登记。在"入院登记"窗口中，按F2键弹出"医保病人入院登记窗口"，病人刷卡后，输入密码，单击"确定"。

（7）自动写入"病人姓名"、"年龄"、"性别"，再填写其他相关信息后，单击"保存"即可。

（8）办理"会员刷卡登记"。按F3键弹出"会员检索"窗口，输入病人健康ID号进行病人检索，可按病人编码、姓名、出生日期、电话号码、身份证号码等进行查询。

（9）也可刷卡登记，病人刷卡后输入密码，单击确定，自动写入病人的相关资料。

（10）如果是医保病人和新农病人不用卡进行登记，在医保登记或新农登记前打上"√"，再输入医保编码或新农的家庭账户和人员编号即可。

2. 住院交款

住院交款是对住院患者的押金进行缴纳，或续交的操作，主要用于进行了住院登记的患者的款项预交、在院患者的费用续交操作。

选择"住院管理"→"病人交款"选项，单击"新建"按钮，弹出如图8-20所示"住院交款"窗口。

操作方法如下。

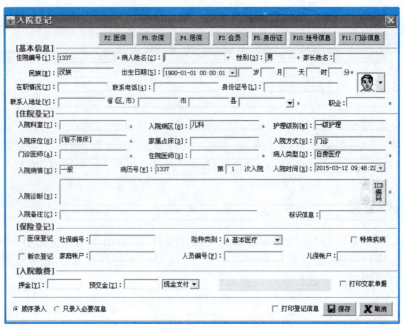

图 8-19　入院登记

（1）选择"住院管理"→"病人交款"→"新建"选项，弹出如图 8-20 所示"住院交款"窗口，输入病人的"床位编号"或"住院编号"，按回车键。

（2）"现金支付"输入收款金额，单击"确定"。

（3）查询病人的交款列表，可选择"住院管理"→"病人交款"选项。

（4）如病人退款，直接在交款窗口输入负数即可。

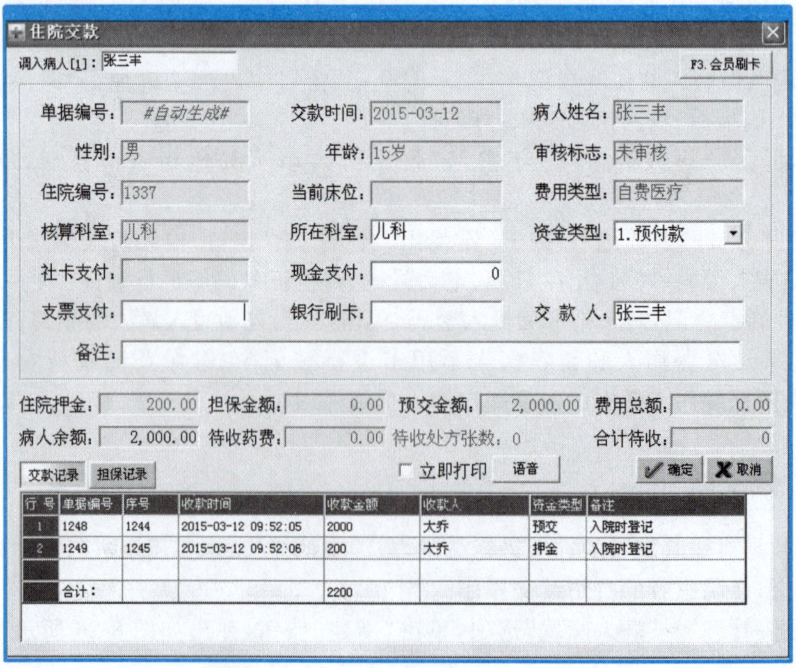

图 8-20　住院交款

3. 催款管理

催款管理是对住院治疗患者的住院押金过少或为负的情况下，进行住院押金、费用催缴提醒，主要用于在院患者的住院费用催缴管理。

选择“住院管理”→“催款管理”选项，弹出如图 8-21 所示“欠费病人催款管理”窗口。

操作方法如下。

(1) “所属病区”选择需要催款的病区。

(2) “欠费标准”筛选欠费金额高于输入的数值，单击“刷新”。

(3) 找到需催款的病人，单击“催款金额”输入栏，输入金额。

(4) 如需单个病人催款，选择该病人，单击“打印”，如需整个病区催款，单击“批量打印”，将输入过催款金额的病人全部打印。

行号	住院编号	病人姓名	住院病区	当前床位	费用类型	入院日期	预交总额	费用总额	当前余额	催款金额	担保金额	担保人
	161	计划	儿科		自费医疗	2014-11-15	-5,000.00	20.00	-5,020.00	0	-1	
	391	刘斌	儿科		自费医疗	2014-11-16	0.00	10.50	-10.50	0	-1	
	564	哎呀呀	妇科		自费医疗	2014-11-16	0.00	28.00	-28.00	0	-1	
	326	小红	妇科		自费医疗	2014-11-16	0.00	49.50	-49.50	0	-1	
	452	丽丽	内科二		自费医疗	2014-11-16	0.00	3.50	-3.50	0	-1	
	395	刘拉拉	内科二		自费医疗	2014-11-16	0.00	28.00	-28.00	0	-1	
	1315	偎蓝儿	儿科	儿科	自费医疗	2014-11-30	0.00	23.50	-23.50	0	-1	

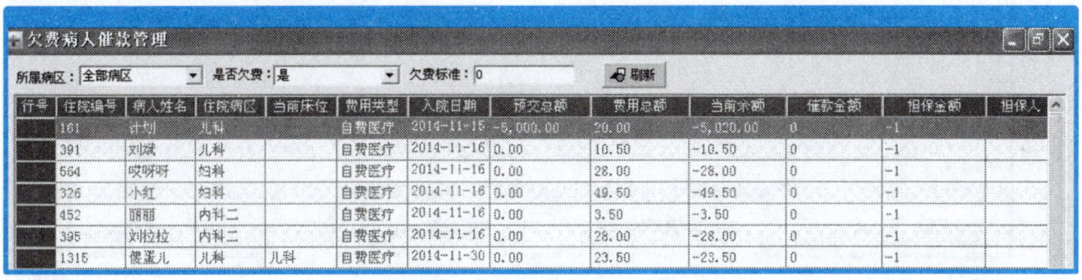

图 8-21 欠费病人催款管理

任务 8.4.2 出院操作

1. 出院结算

出院结算，是对住院患者出院时进行各项费用处理操作，包括对费用的结算、退费、补缴等操作。

选择“住院管理”→“出院结算”选项，弹出如图 8-22 所示“出院结算窗口”。

操作方法如下。

(1) 在“住院编号”处，输入病人住院编号，单击“预算”按钮。

(2) 根据预算情况进行收费。

(3) 与病人现金交易后，单击“保存结算”。

(4) 提示“是否要打印住院发票”，选“是”打印，选“否”不打印。

注意：

自付金额＝病人的费用总额－优惠金额－报销金额－预交金额。

付款方式：本模块提供两种基本结算方式，分别是现金、会员卡。如果选用的是会员卡，则选用左下角“会员”按钮，单击此按钮后，输入会员卡号，即可利用会员卡来结算支付。

如果选用的是挂账，则选用左下角“挂账”按钮，单击此按钮后，可对病人进行挂账处理，如病人是首次挂账，则在“病人首次挂账”前面打上“√”。

会员卡挂账：把账挂到某个会员卡账户上。

直接挂账：直接挂到医院指定一个挂账账户上。

附加说明：这里可以补充说明出院病人特殊情况。

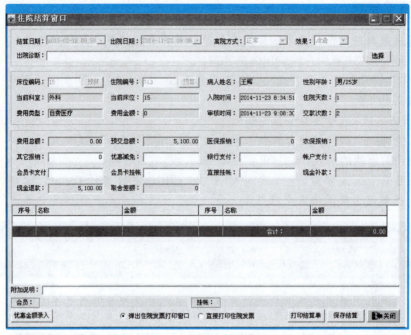

图 8-22　住院结算窗口

2. 发票打印

发票打印,是对住院治疗患者,出院结算后的各类票据的打印操作。

操作方法如下。

(1)选择"住院管理"→"发票打印"→"住院编号"选项,输入需打印发票病人的住院编号后,敲回车键,打开"病人发票及报表打印"窗口,如图 8-23 所示。

(2)单击"发票打印"打印住院发票。

(3)单击"清单打印"打印住院清单。

(4)单击"结算单打印"打印住院结算单或者社保清单。

注意:

在院病人"床位编号"是该病人的唯一标识。

出院后的病人"住院编号"是该病人的唯一标识。

在打印"出院发票"时,输入病人的"住院编号"不是"床位编号"。

3. 结算列表

对某段时间内所有结算出院的患者费用情况进行查看的列表,同时可以对已出院的患者进行召回操作,主要用于对结算时账目或其他有错误的病人进行反结算操作。

操作方法如下。

(1)选择"住院管理"→"结算列表"选项,弹出如图 8-24 所示"住院结算列表"窗口。

(2)这里可以根据结算时间段、住院病人和操作员进行精确筛选。

(3)选择到某一条数据,单击"出院召回"进行反出院操作。

(4)该项功能可处理已做结算但费用存在问题的出院病人结算数据。

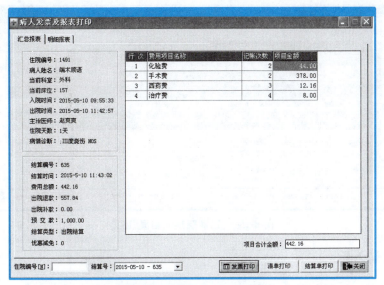

图 8-23 病人发票及报表打印

注意：出院召回时出院病人将会回到原床位，如出院病人原床位已安排新病人，必须将新病人床位进行调整，保证已出院病人床位的空出。

图 8-24 "住院结算列表"窗口

4. 出院档案

出院档案是查看已经出院的患者本次住院的基本信息、用药情况、治疗情况等的记录，并可根据患者情况设置诊断编码。

选择"住院管理"→"出院档案"选项，根据需要检索出所需检索的病人档案后，弹出如图 8-25 所示"已离院病人档案"窗口。

操作方法如下。

（1）选择"住院管理"→"出院档案"→"检索病员档案"选项，打开"检索病员档案"窗口。

（2）这里可根据出院时间段、住院编号段、病人姓名、费用类型进行精确筛选。

（3）单击"高级"按钮，将会根据下拉菜单中打开的条件进行精确筛选。

（4）在"忽略出院"前打上"√"后，筛选出的数据将不会按照出院时间段进行统计。

（5）在已经查出的记录上，双击其中某一条数据查看该病人在院明细清单。

（6）选中某条记录，然后单击"设置疾病编码"，可对该数据进行疾病编码的设置。

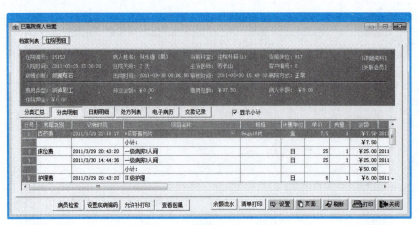

图 8-25　"已离院病人档案"窗口

5. 撤销入院

　　撤销入院是对已经办理入院手续的患者进行取消入院操作,主要用于在办理入院操作时有信息录入错误的情况下,进行取消入院修改相关信息时进行的操作。

　　操作方法如下。

　　(1) 选择"医护管理"→"护理中心"选项,弹出如图 8-26 所示"护理中心"窗口。

　　(2) 在"医护管理"→"护理中心"窗口中,选中需撤销的病人。

　　(3) 单击右键,选择"更多操作"→"撤销入院"选项,完成撤销入院操作。

　　注意:

　　只有"预交金额"、"押金金额"及"费用金额"都为零时,才能撤销入院登记。

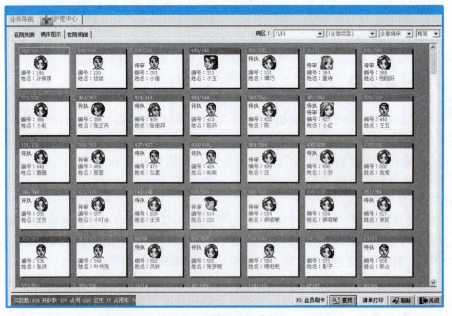

图 8-26　"护理中心"窗口

6. 欠费担保

欠费担保,是对住院治疗患者的欠费清款进行院内担保操作的功能。

操作方法如下。

(1)在"护理中心"窗口中,选中需要进行担保的患者,单击右键,选择"更多操作"→"欠费担保"选项,弹出如图 8-27 所示"住院欠费担保"窗口。

(2)在"护理中心"窗口中,选中需担保的病人,单击右键,选择"更多操作"→"欠费担保"选项,打开"住院欠费担保"对话框,如图 8-27 所示。

(3)选择"无担保,按照医院规定控制欠费"。选择"系统帮助"→"参数设置"→"住院部分"→"欠费监管"选项来进行控制。

(4)选择"有担保,指定担保人和担保金额"。"担保人"栏输入担保人员姓名,"担保金额"栏输入担保的金额,单击"增加"按钮,单击"确定"按钮保存,提示"请确定设置(担保)[病人]的欠费上限为:[金额]吗?",单击"是"完成操作。头像右边会打开"担保"字样。

(5)选择"有担保,指定担保人和担保天数"。"担保人"栏输入担保人员姓名,"担保天数"栏输入担保的天数,单击"增加"按钮,单击"确定"按钮保存,提示"请确定设置(担保)[病人]的欠费上限为:[金额]吗?",单击"是"完成操作。头像右边会打开"担保"字样。

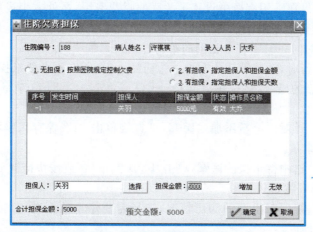

图 8-27 "住院欠费担保"对话框

项目8.5 住院医护管理子系统

▶ 任务 住院医护管理

住院医护管理子系统,是对住院病人的基本治疗护理进行管理的子系统,其主要功能包括医嘱管理、费用记账、处方划价、修改档案、转科转床、结算审核、自动记账、暂离退床位等。

1. 医嘱管理

医嘱管理,主要是对住院医生开具的住院医嘱进行执行等操作。其主要操作依然是在如图 8-26 所示的"护理中心"窗口中进行的。

操作方法如下。

（1）选择"医护管理"→"护理中心"选项（可按快捷键F11）进入"护理中心"界面，如图8-26所示。

（2）在病区列表中，找到待录入医嘱的病人头像，右击，在弹出的菜单中，选择"医嘱管理"菜单，弹出如图8-28所示的"临床医嘱管理"界面。

（3）添加医嘱。

① 在"临床医嘱管理"界面中，可按快捷键Ctrl＋A或单击"Ctrl＋A添加行"按钮，系统将会在下面的医嘱列表中添加一格空行，用于新药品的录入。

② 如果是新开一组，输入本组号（一般为1、2、3、n）然后按回车键，进入药品选择栏。

③ 输入药品简码，系统将提示需要选择的药品清单，利用上下移动键可快速实现药品的选择，按回车键，系统将进入用药剂量栏。

④ 根据医生开的病历，输入实际用药剂量，按回车键，系统将进入用药频率栏。

⑤ 选择用药频率，按回车键后，系统将自动计算所需药品的实际数量，并进入给药方式栏。

⑥ 选择给药方式，按回车键后，可将直接录入其他项目，当此行录入完毕后，系统自动换到第二行。

⑦ 给药方式如果在常用字典中设置了关联的收费费用，在处方生成后会自动记入此收费项目，其数量为用药频率的次数，但在临时医嘱中此收费项目的数量是用药频率的次数×周期数。同一处方的同一组中多个相同的给药方式只记账一次。

⑧ 在输入第二行时，系统默认为和上一个药品一组，所以不会要求操作员再输入组号，如果确实需要输入新的组号，可按快捷键Ctrl＋Q或单击"Ctrl＋Q录组号"快速跳到组号录入栏即可。

（4）保存医嘱。针对以上新添加的医嘱，可直接单击"F2保存医嘱"按钮或按快捷键F2，即可保存，以待审核。

（5）审核医嘱。选中待审核的医嘱，单击"F3医嘱审核"或按快捷键F3即可。

注意：系统只会审核已选中的医嘱行。

（6）停止医嘱。根据医生开的病历情况，选择需要停止的医嘱，直接单击"F4停止医嘱"或按快捷键F4即可。

（7）病区领药。

① 只有长期药品及临时药品才能使用病区领药功能。

② 当整个病区的药品录入完成后，单击"病区领药"按钮，打开"住院部病区领药"窗口，如图8-29所示。

③ 选择"长期医嘱"→"临时医嘱"→"病区"→"取药列表"→"病人"选项筛选条件。

④ 单击"领药并记账"，可生成所选条件的用药处方单。

⑤ 单击"保存处方单"系统将自动发药，计入病人住院账单完成此操作。

注意：

（1）F6.长期药品：切换到当前病人长期药品管理界面。（可增加或停止长期药品）

（2）F7.临时药品：切换到当前病人临时药品管理界面。（可增加临时药品）

（3）F8.日常护理：切换到当前病人长期项目管理界面。（可增加或停止长期项目）

（4）F9.日常记事：切换到当前病人日常记事医嘱管理界面。（备注：登记日常护理中的收费项目，审核后系统会立即记账，并减少病人余额，除当天外以后，根据设定的每天自动记

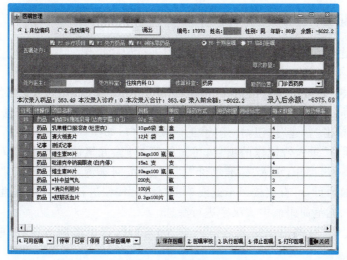

图 8-28　临床医嘱管理

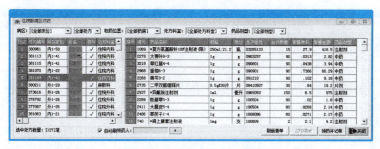

图 8-29　住院部病区领药

账时间进行记账)

（5）F11. 历史列表：查看当前病人历史记账清单。

（6）Ctrl＋A 添加行：在医嘱列表中，添加一格空行，以便本次新医嘱的加入。

（7）Ctrl＋G 附加临时：将长期医嘱附加到临时医嘱中去。

（8）Ctrl＋D 移除行：将医嘱列表中，未审核的医嘱删除。

（9）Ctrl＋Q 录组号：在医嘱列表中，快速将光标跳到"用药分组"栏，以实现组号的录入。

（10）有效医嘱：在医嘱列表中，只显示当前病人未停止的医嘱。

（11）已停医嘱：在医嘱列表中，只显示当前病人已停止的医嘱。

（12）全部显示：在医嘱列表中，显示当前病人所有医嘱记录。

（13）可用数量的药品：在长期或临时药品录入时，只显示库存中可用数量的药品。

（14）打印输液卡：打印当前病人需要输液的药品卡片。

（15）F2. 保存医嘱：将长期药品、临时药品及日常护理中新建的医嘱保存，以待审核。（需要分别保存）

（16）F3. 医嘱审核：在医嘱列表中，选中待审核的医嘱所在行，进行审核，以待执行。

（17）F4. 停止医嘱：在医嘱列表中，选中待停止的医嘱所在行，单击此按钮即停止。

（18）F10. 病区领药：当本病区所有医嘱处理完毕后，单击该按钮可进入"用药处方单管理"界面。

2. 费用记账

费用记账,是对住院患者已经执行了的医嘱进行记账操作。

操作方法如下。

(1)选择"医护管理"→"费用记账"选项,弹出如图 8-30 所示"病人记账"窗口。

(2)"调入病人"输入病人住院编号或床位编码,按回车键调出病人信息。

(3)左下角单击"新建"按钮,打开"手工记账"窗口,如图 8-31 所示。

(4)"记入项目"录入待记账的项目,可按拼音简码、五笔简码或中文汉字并进行筛选,按回车键进行下一步操作,输入"标准单价"、"数量"按回车键,当光标处于"记入项目"输入栏时,如不需添加项目,可直接按回车键或单击"保存"按钮进行保存,如需继续添加项目,可继续按拼音简码、五笔简码或中文汉字进行筛选。

(5)"历史记账"可调出该病人之前记录过的项目,选中需调出项目,单击"应用"便可调出。

(6)如记录项目有错且已经保存过,可单击"红字反冲",进行冲销。

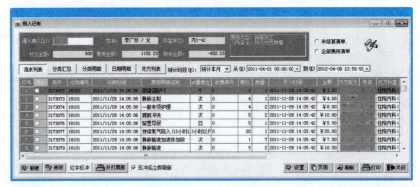

图 8-30 病人记账

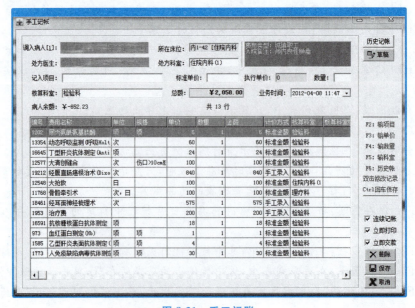

图 8-31 手工记账

3. 处方划价

处方划价,是对住院患者的住院长期及临时药品进行处方划价操作。

操作方法如下。

(1) 选择"医护管理"→"护理中心"选项(可按快捷键 F11)进入护理中心界面。

(2) 待"处方划价"病人头像单击右键,选择"处方划价",如图 8-32 所示。

(3) 选择"处方医生"、"取药位置",在"药品名称"输入栏,录入药品拼音简码、五笔简码或中文汉字筛选出需要药品,按回车键。

(4) 输入"参考单价"及"数量",按回车键进行下一步操作。

(5) 当光标处于"药品名称",如不需添加药品,可直接按回车键,保存当前处方,如需继续添加药品,可按上述操作录入药品。

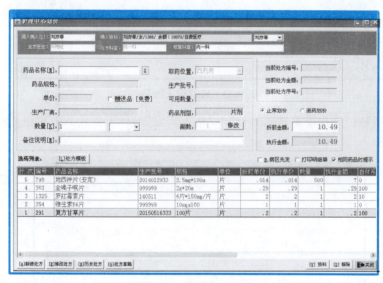

图 8-32　护理中心划价

4. 修改档案

修改档案是对住院患者的住院档案及基本资料进行修改操作。

操作方法如下。

(1) 选择"医护管理"→"护理中心"选项(可按快捷键 F11)进入护理中心界面。

(2) 在需修改档案的病人头像上面单击右键,选择"修改档案"。

(3) 打开"修改病人档案"窗口,如图 8-33 所示,可以针对性的对病人信息进行更改,单击"保存"按钮完成操作。

5. 转科转床

转科转床是根据医院或患者治疗需要,对住院患者进行科室转换或床位调换操作。

操作方法如下。

(1) 选择"医护管理"→"护理中心"选项(可按快捷键 F11)进入护理中心界面。

(2) 在需转科转床的病人头像上面单击右键,选择"转科转床",打开"转科转床"窗口,如图 8-34 所示。

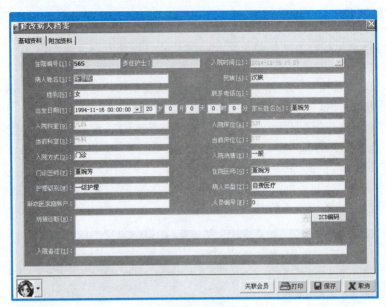

图 8-33 修改病人档案

（3）"转入科室"选择需要转入的科室，"转入床位"选择需要转入的床位，单击"保存"按钮完成操作。

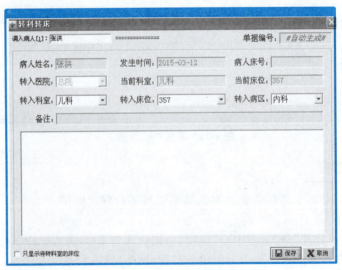

图 8-34 转科转床

6. 结算审核

结算审核是对住院患者出院结算后的结算单据进行审核，或对审核有误的结算单据进行反审核操作的。其界面如图 8-35 所示。

操作方法如下。

（1）选择"医护管理"→"护理中心"选项（可按快捷键 F11）进入护理中心界面。

（2）在需结算审核的病人头像上面单击右键，选择"结算审核"，打开"结算单审核/反审核"窗口，如图 8-35 所示。

（3）单击"审核"按钮完成操作，反之"取消审核"操作步骤也是一样，单击"取消审核"完成操作。

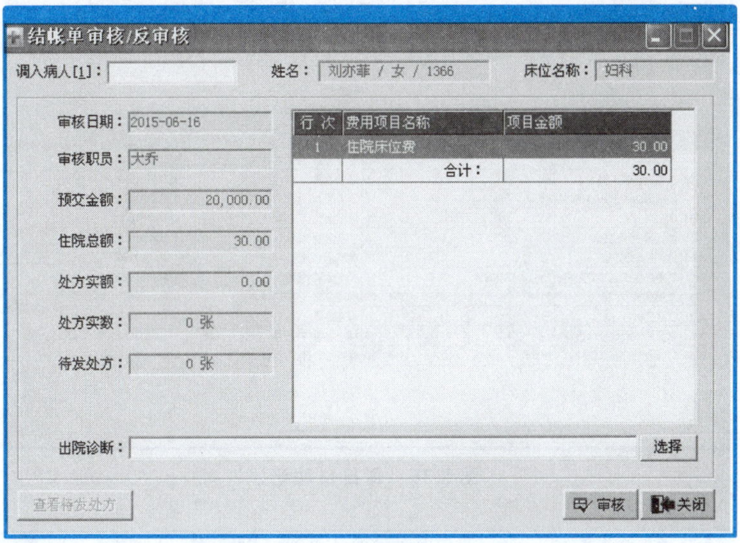

图 8-35　结账单审核/反审核

7. 自动记账

自动记账是对住院过程中，需要定期自动计算费用的项目进行自动记账操作的，医院常见的需要自动记账的项目有床位费、护理费、空调费等。

操作方法如下。

（1）选择"医护管理"→"护理中心"选项（可按快捷键 F11）进入护理中心界面。

（2）在需记账的病人头像上单击右键，选择"更多操作"，选择"自动记账"，打开"每日自动记账"窗口，如图 8-36 所示。

（3）"记入项目"输入栏录入项目拼音简码、五笔简码或中文汉字筛选需要的项目按回车键，录入"标准单价"、"数量"按回车键。

（4）当光标处于"记入项目"输入栏，如不需添加项目，可直接按回键保存，如需继续添加项目，则按上述操作继续添加。

注意：

"自动记账"的项目，只需记录一次，系统会按设置时间自动重复该项目。

选择"医护管理"→"自动待记账列表"选项，打开"病人自动记账列表"窗口，如图 8-37所示，可查找时间段内自动记账项目。

8. 暂离退床

暂离退床主要是根据患者或诊疗需要离院办理其他事务或检查时，为患者保留床位办理暂离或退床操作的。

操作方法如下。

（1）选择"医护管理"→"护理中心"选项（可按快捷键 F11）进入护理中心界面。

（2）在需"暂离退床"的病人头像上单击右键，选择"更多操作"，选择"暂离退床"，选择"是"完成操作。

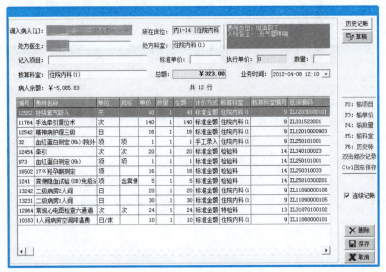

图 8-36　每日自动记账

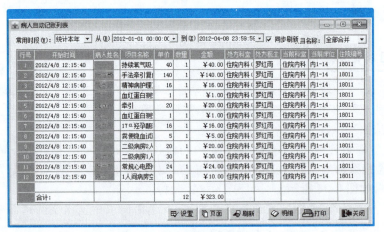

图 8-37　病人自动记账列表

项目 8.6　药房药库管理子系统

▶ 任务 8.6.1　门诊药房管理

门诊药房管理子系统，是对门诊治疗患者的处方进行划价、发药、退药等操作的，包括"门诊划价"、"门诊发药"、"门诊退药"、"门诊处方列表"等。

1. 门诊划价

门诊划价，主要是对门诊医生为患者开具的门诊药品处方进行划价操作。
操作方法如下。

（1）选择"药房管理"→"门诊划价"选项，弹出如图8-38所示"门诊处方划价"窗口。

（2）单击"新建处方"按钮，选择"取药位置"，在"药品名称"输入栏，录入药品拼音简码、五笔简码或中文汉字进行筛选，按回车键进行下一步操作。

（3）录入"参考单价"、"数量"，按回车键。

（4）当光标处于"药品名称"输入栏时，如不再添加药品，可直接按回车键保存当前处方，系统会自动生成相应的处方编号。

（5）删除某个药品，选中这个药品的记录行，单击右下角的"移除"。

（6）修改某个药品，选中这个药品的记录行，鼠标双击可进行修改该药品的数量。

（7）如是会员划价，单击"会员刷卡"，在弹出窗口对病人进行刷卡，系统读出该病人卡号，单击"确定"完成调出会员信息，按以上操作完成划价。

注意：

如果对药品没有优惠，则折前金额＝执行金额。

如果对药品进行了优惠，则执行金额＝折前金额－优惠金额。

优惠设置在"客户管理"→"客户分类"选项里。

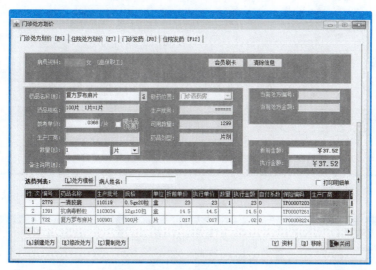

图 8-38　门诊处方划价

2. 门诊发药

门诊发药，对门诊患者已经划价缴费的处方进行发药操作，其界面如图8-39所示。

操作方法如下。

（1）选择"药房管理"→"门诊发药"（快捷键F8）菜单，弹出如图8-39所示"门诊发药"窗口。

（2）在"编号"处，输入处方编号，单击"定位"（或在左边单击处方编号的记录行）右边将打开病人的信息和药品清单，单击"发药"完成操作。

（3）如果是会员则单击F3键或单击"会员刷卡"，以病人刷卡时读出的信息来定位，单击"发药"完成操作。

注意：

如医院启用了配药流程（"系统帮助"→"系统设置"→"药房管理"→启用门诊药房配药流程），选择"药房管理"→"门诊配药"选项，打开如图8-40所示的"门诊药房配药"窗口。

在"编号"处,输入处方编号,单击"查找"(或在左边单击处方编号的记录行)打开病人的信息和药品清单,单击"配药"完成操作。

如果是会员,则单击 F3 键或单击"会员刷卡",以病人刷卡时读出的信息来查找,单击"配药"完成操作,配药完成后,再由发药窗口进行审核发药。

若"数据中心"→"库房药房"的西药房设置的自动发药,则门诊收费后自动发药,库存减少。

若"数据中心"→"库房药房"的西药房设置的手工发药,则门诊收费后必须手工发药,库存才减少。

如果是作为护士来统一拿药等一并发药的情况,可以选择下边的"合并同批次同价格药品"的选项,把所有符合条件的药品数量累加在一起,方便药房人员按照总数量统一发药。

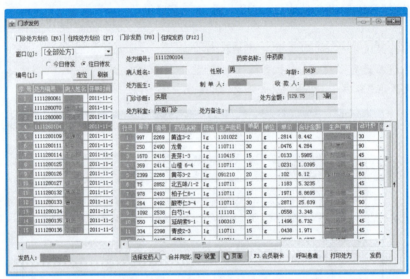

图 8-39　门诊发药

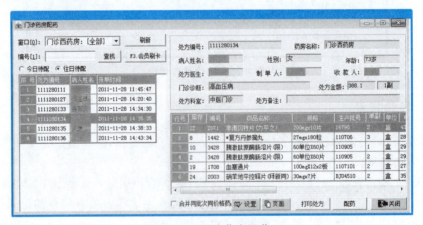

图 8-40　门诊药房配药

3. 门诊退药

门诊退药是对患者已经划价、缴费并领药的处方进行退药操作。

操作方法如下。

（1）选择"药房管理"→"门诊退药"选项，弹出如图 8-41 所示"门诊退药"窗口。

（2）在"处方编号"处输入退药的处方编号。

（3）单击"确定"，增加退药药品的库存量，完成退药操作。

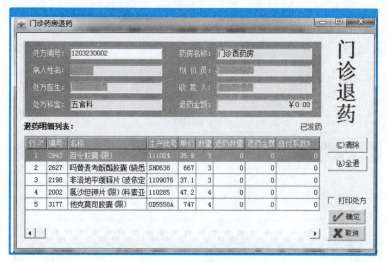

图 8-41　门诊药房退药

4. 门诊处方列表

门诊处方列表，对某一个指定时间段内的门诊处方进行查询，并可以对相应处方执行作废及退药操作。

操作方法如下。

（1）选择"药房管理"→"门诊处方列表"选项，弹出如图 8-42 所示"门诊处方统计报表"窗口。

（2）可以通过"筛选"或"刷卡"或输入病人健康 ID 找到病人信息。

（3）未收款、未发药的处方，可以单击"作废"，清除该处方信息。

（4）已收款、已发药的处方，可以单击"退药"，也可实现退药流程。

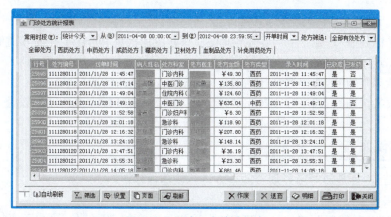

图 8-42　门诊处方统计报表

▶ 任务 8.6.2　住院药房管理

住院药房管理子系统，主要是对住院药品的划价、发药、退药等进行管理和操作。

1. 住院划价

住院划价，是对住院医生开具的住院处方进行划价操作。

操作方法如下。

（1）选择"药房管理"→"住院划价"，弹出如图 8-43 所示"住院处方划价"窗口。

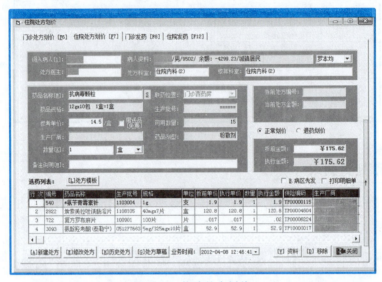

图 8-43　住院处方划价

（2）单击"新建处方"，在"调入病人"处输入住院病人的编号，按回车键调出病人信息。

（3）在"药品名称"输入栏，录入药品拼音简码、五笔简码或中文汉字并进行筛选，按回车键进行下一步操作。

（4）录入"参考单价"、"数量"，按回车键。

（5）当光标处于"药品名称"输入栏时，如不再添加药品，可直接按回车键保存当前处方，系统会自动生成相应的处方编号。

（6）删除某个药品，选中这个药品的记录行，单击右下角的"移除"。

（7）修改某个药品，选中这个药品的记录行，鼠标双击可修改该药品的数量。

2. 住院发药

住院发药，主要是针对已经划价的处方进行发药操作。

操作方法如下。

（1）选择"药房管理"→"住院发药"选项，弹出如图 8-44 所示"住院发药"窗口。

（2）在"处方编号"处，输入处方编号，单击"定位"（或在左边单击处方编号的记录行）右边将打开病人的信息和药品清单，单击"发药"完成操作。

（3）如果是会员则单击F3键或单击"会员刷卡"，以病人刷卡时读出的信息来定位，单击"发药"完成操作。

（4）住院发药后，系统将对该病人自动记账。在"护理中心"→"住院明细"中能够查询到该笔自动记账的费用。

注意：

若"数据中心"→"库房药房"的"西药房"设置的是自动发药，则住院划价或"病区领药"保存后自动发药，库存减少。

若"数据中心"→"库房药房"的"西药房"设置的是手工发药，则住院划价"病区领药"保存后必须手工发药，库存才减少。

如果是作为护士来统一拿药等一并发药的情况，可以选择下边的"合并同批次同价格药品"的选项，把所有符合条件的药品数量累加在一起，方便药房人员按照总数量，统一发药。

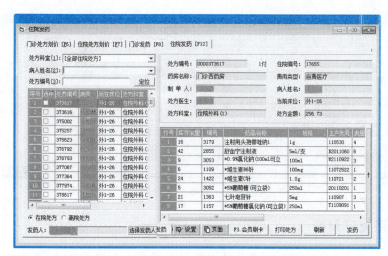

图8-44　住院发药

3. 住院退药

住院退药，主要是针对已经执行了发药操作的住院处方进行退药操作。

操作方法如下。

（1）选择"药房管理"→"住院退药"选项，弹出如图8-45所示"住院退药"窗口。

（2）"住院编号"处输入退药病人的住院编号或"床位编码"处输入该病人的床位编码，按回车键调出病人信息。

（3）"可退药处方列表"下方单击需退药的处方号，双击药品名称可输入退药数量，如整张处方全退也可以单击"全退"。

（4）单击"确定"，增加退药药品的库存量，完成退药操作。

注意：

如病人退药量大，可采用"住院批量退药"。选择"药房管理"→"住院批量退药"选项，弹出如图8-46所示"住院批量退药"窗口。"调入病人"输入病人住院编号，按回车键调出病人信息。需要退药的处方，勾选"参与"。"退药明细表"输入退药数量，单击"确定"完成操作。

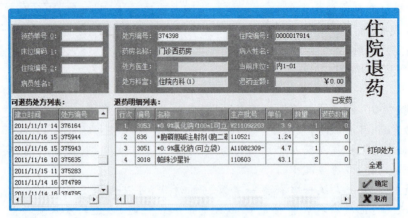

图 8-45　住院退药

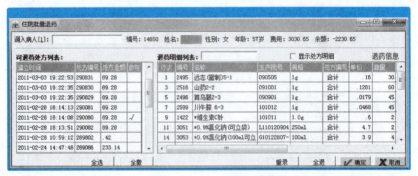

图 8-46　住院批量退药

4. 住院处方列表

住院处方列表是对已经划价并发药的住院处方进行退药操作,或对已经划价尚未发药的处方进行作废操作,其中包括西药处方、中药处方、成药处方、藏药处方、卫材处方、血制品处方、计免用药处方等。

操作方法如下。

(1) 选择"药房管理"→"住院处方列表"选项,弹出如图 8-47 所示"住院处方统计报表"窗口。

(2) 选择类别,可以通过如图 8-47 所示窗口上方的选项卡选择要进行操作的药品类别,或直接选择"全部处方"选项卡,查看全部处方。

(3) 退药,选中需要进行退药的处方,单击"退药"引出退药操作流程。

(4) 作废未发药的处方,选中"未发药的处方",单击"作废"。

注意:

未发药的处方,没有减少药品的库存量,可以直接作废。已发药的处方,减少了药品库存,不能直接作废,应采取退药的方式。

5. 病区集中发药

病区集中发药,主要是针对病区护士,对各自病区患者的药品进行集中领药时的操作。

操作方法如下。

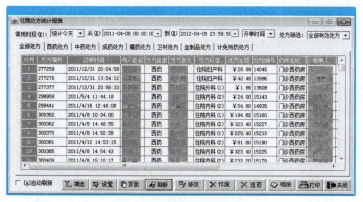

图 8-47　住院处方统计报表

（1）选择"药房管理"→"病区集中发药"选项，弹出如图 8-48 所示"住院部病区领药"窗口。

（2）选择"医嘱范围"、"病区"、"药房"、"类别"、"状态"及起止时间，单击"查询"或按快捷键 F5，就能显示出该病区所有需要集中发药的病人药品。

（3）按 F1 键或单击"选择领药人"选择领药人。

（4）按 F4 键或单击"立即发药"进行发药操作。

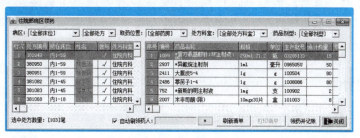

图 8-48　病区领药

6. 贵重药品管理

贵重药品管理，主要是对院内重要药品、限制药品及贵重药品进行管理。

操作方法如下。

（1）选择"药房管理"→"贵重药品管理"选项，弹出如图 8-49 所示"贵重药品管理"窗口。

（2）在"存放位置"和"当前负责人"处，分别选取药品的存放位置和当前负责人，单击"药品交接"，弹出"贵重药品交接单"窗口，如图 8-50 所示。

（2）单击"交接记录"按钮可查看贵重药品的交接记录，选择好统计时段，单击"刷新"可查看这段时间内贵重药品的交易记录。

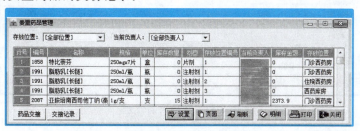

图 8-49　贵重药品管理

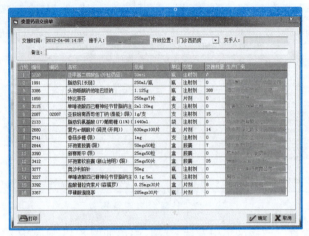

图 8-50　贵重药品交接单

▶ 任务 8.6.3　药库管理

药库管理子系统是对院内的药品库房进行整体库存管理的子系统，主要包括"采购计划"、"药品入库"、"药品出库"、"药品调拨"、"批量入库"、"成本调价"、"零售调价"、"药品外售"等。

1. 采购计划

采购计划，主要是对药品的采购计划进行制定。

操作方法如下。

(1) 选择"药库管理"→"采购计划"选项，弹出如图 8-51 所示"药品采购计划"窗口。

(2) 单击"新建"，打开如图 8-52 所示，编辑采购计划窗口。

(3) 选择"存放位置"、"供货单位"以及药品的类型，单击"确定"。

(4) 根据需要勾选"限制供货单位生成药品"、"根据预警生成药品"。

(5) 双击该单据号打开"采购药品明细"窗口，如图 8-53 所示。

(6) 可以单击"新增"来增加药品，如需删除药品，选中该药品，可以单击"移除"完成。

(7) 如药品已经核对完毕，在"采购计划列表"选中核对好的单据，单击"执行"完成操作。

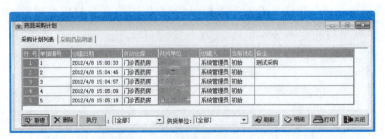

图 8-51　药品采购计划

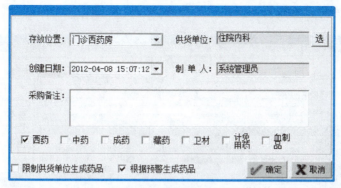

图 8-52　编辑采购计划

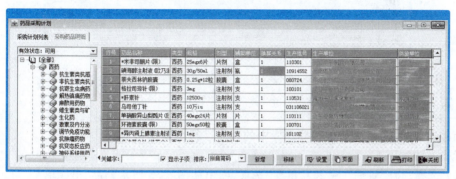

图 8-53　药品采购计划

2. 药品入库

药品入库,是对所采购的药品进行入库的操作。

操作方法如下。

(1) 选择"药库管理"→"药品入库"选项,弹出如图 8-54 所示"药品入库单"窗口。

(2) 入库方式:选择一种入库的方式,如"期初入库"、"盘盈入库"、"采购入库"等。

(3) 存放位置:药品存放的药库或药房。

(4) 往来单位:药品采购的单位。

(5) 在"名称"栏输入药品的简码按回车键,筛选出需要药品,选中药品按回车键,填入"计量单位"、"生产批号"、"数量"、"单价(采购价)"、"有效期至"、"入库金额"、"销售定价"、"销售金额"。

(6) 单击"保存"按钮,生成一张入库单。

注意:

查找:快速查找一张入库单。

上一单:查找上一张入库单。

下一单:查找下一张入库单。用上面的方法查找的入库单,只能查看,不能更改。

复制:复制入库单的内容到剪贴板上,可以粘贴到 Excel 中。

删除:删除选中的药品。

打印:打印入库单。

草稿:将入库的药品保存为草稿,不生成入库单。以便在"药库管理"→"单据草稿"中调用。调用草稿后可以继续入库。

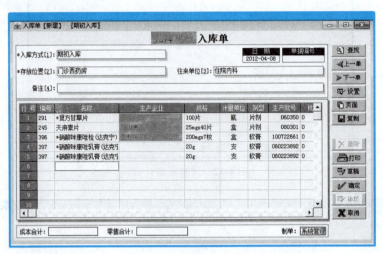

图 8-54 药品入库单

3. 药品出库

药品出库，主要是对目前医院药库中的药品进行出库操作。

操作方法如下。

（1）选择"药库管理"→"药品出库"选项，弹出如图 8-55 所示药品"出库单"窗口。

（2）选择"出库方式"、"存放位置"、"往来单位"。

（3）光标在编号处，输入简码按回车键，弹出"选择商品"窗口，选中需出库药品，按回车键。

（4）录入出库药品的相关数据后单击"确定"即可。

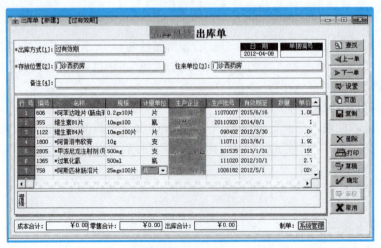

图 8-55 药品出库单

4. 药品调拨

药品调拨，主要是对当前药库中的药品调拨到其他科室或其他药库的操作。

操作方法如下。

（1）选择"药库管理"→"药品调拨"→"药品调拨单"选项，弹出如图 8-56 所示"调拨单"窗口。

（2）选择"出货仓库"和"收货仓库"。

（3）可根据"药品入库"操作，录入需要调拨的药品。

（4）单击"确定"完成操作。

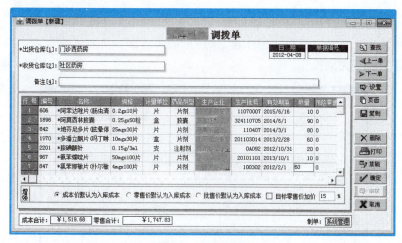

图 8-56　药品调拨单

5. 批量入库

批量入库，主要是针对大批量进药时的批量入库，或在系统初期建账时使用批量入库快速建立基本账套。

操作方法如下。

（1）选择"药库管理"→"批量入库"选项，弹出如图 8-57 所示"药品批量入库单"窗口。

（2）先选择需要入库的药品分类和药品的类型。

（3）选择需要入库的库房，再单击"加入药品"，系统会为指定的药品录入 10000 个单位的药品，生产批号为 999999。

（4）成本价格为药品档案中的最近入库价格，如果没有最近入库成本的以零售价格作为它的成本价格，零售价格为药品档案中指定的零售价格。

（5）单击"生成草稿单"，将生成一张入库的草稿，然后到审核中心将草稿审核后，药品即入库到相应的药房了。

（6）有时候也会用到"统一数量"来重新设置所有入库的药品的数量，那么每个药品的数量就重新设定的数值了，而不是默认的 10000 了。

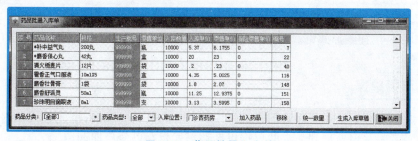

图 8-57　药品批量入库单

6. 成本调价

成本调价,主要是对目前药库中的指定药品成本(既进价)进行调整。

操作方法如下。

(1) 选择"药库管理"→"成本调价"→"成本调价单"选项,弹出如图 8-58 所示"成本调价单"窗口。

(2) 输入"调价原因"和药品"存放位置"。

(3) 输入需调价药品简码后按回车键,筛选出该药品,填入"现单价"。

(4) 单击"确定"完成操作。

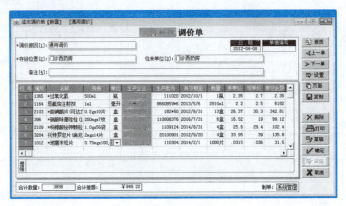

图 8-58　成本调价单

7. 零售调价

零售调价,主要是对目前药库中的指定药品零售价格进行调整。

操作方法如下。

(1) 选择"药库管理"→"零售调价"选项,打开"零售调价单"窗口。

(2) 输入"调价原因"和药品"存放位置"。

(3) 输入需调价药品简码后按回车键,筛选出该药品,填入"现单价"。

(4) 单击"确定"完成操作。

8. 药品外售

药品外售,主要是针对设有药品零售窗口或有零售药店的医院进行药品销售的一种操作模式。

操作方法如下。

(1) 选择"药库管理"→"药品外售"选项,弹出如图 8-59 所示"外售单"窗口。

(2) 如果是用挂账形式结算的,后期可以到"财务/报表"→"应收账款管理"中进行查询和清账操作。

9. 草稿单据

草稿单据,主要是针对药库管理中的入库单、出库单、调拨单等,事先录入单据草稿以便后期调用,或者将目前处理到一半的单据以草稿形式暂存以便后期调用。

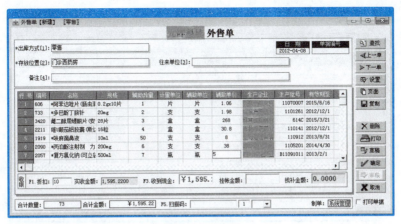

图 8-59　外售单

操作方法如下。

（1）选择"药库管理"→"单据草稿"选项，弹出如图 8-60 所示"业务草稿列表"窗口。

（2）业务草稿列表窗口，双击要调用的草稿或选中要调用的草稿单，单击"编辑"按钮，即可打开编辑窗口，接着前面的数据继续录入。

（3）如要删除某个草稿，选中后单击"删除"即可。

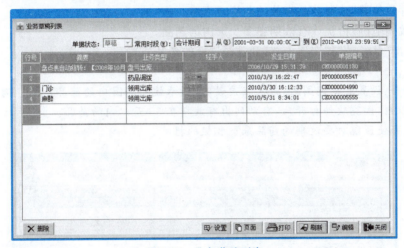

图 8-60　业务草稿列表

10. 审核中心

审核中心，所有的管理单据都是需要审核之后才能生效的，药库管理的审核中心就是对药库中的入库、出库、调拨等单据进行审核的。

操作方法如下。

（1）选择"药库管理"→"审核中心"选项，弹出如图 8-61 所示"药品物流单据（审核）"窗口。

（2）选择你所需要的单据类型。

（3）选择到你需要审核的单据单击"审核"，或者双击业务单据也可以。

（4）如果不需要该业务单，则单击"删除"按钮即可删除此单据。

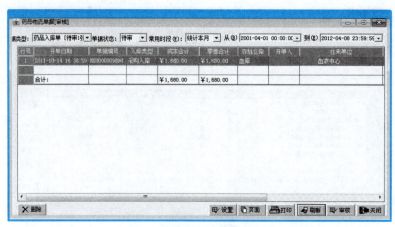

图 8-61　药品物流单据(审核)

11. 到期统计

到期统计是对药库中的药品有效期进行统计并提醒。

操作方法如下。

(1) 选择"药库管理"→"到期统计"选项,弹出如图 8-62 所示"药品失效统计"窗口。

(2) "存放位置"选择药品存放的药房或库房。

(3) "效期范围"指统计有效期在多少天内的药品。

(4) 单击"已经过期"选项卡,打开已经过期的药品列表。

注意:

效期报警:设置效期范围后,每次在启动时,提示效期范围内的药品清单。例如,效期范围为 30 天以内,医院软件打开后,自动列出有效期在 30 天以内的药品。

效期报警使医院对要过期的药品采取积极的措施。

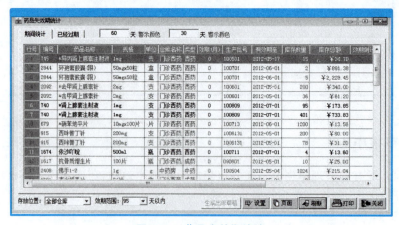

图 8-62　药品失效期统计

12. 缺货统计

缺货统计是针对药品的警戒库存进行监控,并对缺货药品进行提醒。

操作方法如下。

（1）查看库存缺货表之前,首先需要在药品基础档案中设置药品的"最低存量"和"最高存量"。

（2）低于"最低存量",则说明此种药品缺货。如果"最低存量"设置为零,则此药品将不做统计。

（3）选择"药库管理"→"缺货统计"选项,弹出如图 8-63 所示"库存缺货统计表"窗口。

（4）"库存缺货统计表中"反映了"缺货的药品"、"库存数量"、"最低数量"、"最高存量"、"应补数量"。

（5）应补数量＝最高数量—库存数量。

注意:

缺货自动报警:如图系统在启动时,启动自动报警系统,显示缺货药品的清单。这样,采购员可根据"缺货统计表"的应补数量,及时有效地拟订采购计划。

生成采购单的应补数量是由最高数量和库存数量来确定的,所以在建立药品卫材的基础资料时,应设置好最高库量和最低存量。

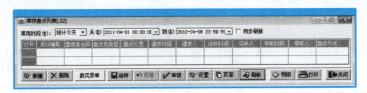

图 8-63　库存缺货统计表

13. 库存盘点

库存盘点是对药库库存进行定期盘点的功能。

操作方法如下。

（1）选择"药库管理"→"库存盘点"选项,弹出如图 8-64 所示"库存盘点列表"窗口。

（2）单击"新建",输入盘点表的名称,选择盘点表仓库,按"确定"保存。

（3）双击"盘点表"记录行。

（4）双击药品的记录行,在可用数量处录入实际的库存数量后单击确定。

（5）修改完成后关闭此窗口,单击"结转"按钮,单击"审核"确定即完成此操作。

图 8-64　库存盘点列表

14. 库存分析

库存分析是针对目前库存中的指定药品的库存情况进行分析统计。

操作方法如下。

（1）选择"药库管理"→"库存分析"选项，弹出筛选药品的窗口。

（2）"存放位置"处选择需查看库存的药房或药库。

（3）可按"药品分类"、"商品名称"、"药品类型"等进行精确筛选，单击"确定"，打开"库存统计报表"窗口，如图 8-65 所示。

（4）库存统计表充分反映药品库存的数据，如"药品名称"、"库存数量"、"零售均价"、"库存零售总额"、"成本价"、"库存总额"、"会员单价"。

（5）双击药品所在记录行，进入"库存统计表[精确到每一批]"统计表。

（6）选中需要调整生产单位或有效期的记录，单击"效期调整"可调整生产单位及有效期。

（7）选中需要查看药品流向明细的记录，双击此记录行或单击"流向记录"按钮，选择好要查看的时间段后，单击"确定"按钮即可。

（8）选中需要暂停划价的记录，单击"暂停划价"可限制此批次药品参与划价。

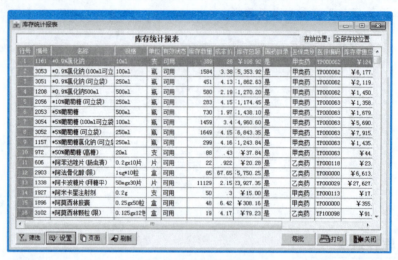

图 8-65　库存统计报表

归纳总结

本模块讲述了患者到医院就医的整个流程中各个环节所需的操作，门诊就诊所需要进行的一系列活动，包括门诊挂号、门诊医生就诊、检查判断、住院判断、开具处方、处方划价、门诊收费、门诊领药等。住院治疗时所需要经过的一系列流程，包括患者入院、入院收费、医生开具医嘱、护士执行医嘱、医嘱记账、离院结算等。

通过本模块的学习，无论学生到医院哪个岗位就业，对所需的系统都能有个初步的认识，让学生掌握医院信息系统的各种基本操作方法，为学生以后到医院工作打下良好的基础。

练习与实训

选择题

1. 门诊挂号可以分为（　　）。

A. 门诊挂号,预约挂号　　　　　　　　B. 门诊挂号,导诊模式

C. 门诊挂号,自助挂号　　　　　　　　D. 门诊挂号,网上挂号

2. 以下(　　)是可以输入挂号费金额的门诊挂号收费方式。

A. 手工指定挂号费　　　　　　　　　B. 按类别收挂号费

C. 按科室收挂号费　　　　　　　　　D. 按医生收挂号费

3. 在挂号列表中对挂号单据进行修改时,以下(　　)是不能进行修改的。

A. 患者姓名　　　B. 挂号科室　　　C. 挂号医生　　　D. 挂号类型

4. 以下(　　)不属于门诊治疗文书的内容。

A. 门诊病历　　　B. 临时医嘱　　　C. 诊疗项目　　　D. 电子处方

5. 门诊电子处方药品数量的计算方式是(　　)。

A. 每次剂量加 1×用药频率×周期数

B. 每次剂量取整加 1×用药频率×周期数

C. 每次剂量取整×用药频率×周期数

D. 每次计量×用药频率×周期数

6. 下面(　　)不是住院收费管理子系统所包含的基本功能。

A. 入院登记　　B. 催款管理　　C. 门诊电子处方　　D. 结算列表

7. 入院登记时的入院时间默认为是(　　)。

A. 患者挂号时间　　B. 系统当前时间　　C. 手动录入时间　　D. 不能修改时间

8. 如门诊电子处方需要在门诊护理工作站中进行执行需要选中(　　)。

A. 门诊护理工作站执行　　　　　　B. 护理工作站执行

C. 在院挂床治疗　　　　　　　　　D. 门诊治疗

9. 病人进行出院结算时,所需自付的金额是(　　)。

A. 费用总额－报销金额－预交金额

B. 费用总额－优惠金额－报销金额－预交金额

C. 费用总额－优惠金额－预交金额

D. 费用总额＋优惠金额－报销金额－预交金额

10. 在院病人的(　　)是该病人的唯一标识。

A. 会员编号　　　B. 床位编号　　　C. 住院编号　　　D. 身份证号

11. 病人出院后,(　　)是病人的唯一标识。

A. 会员编号　　　B. 床位编号　　　C. 住院编号　　　D. 身份证号

12. 出院召回时,已出院病人将会回到(　　)。

A. 原科室　　　B. 原组别　　　C. 原床位　　　D. 原主治医生

13. 在住院管理,出院档案中的(　　)情况下,将不会按照出院的时间段进行统计。

A. 禁止出院时间统计　　　　　　B. 忽略出院

C. 忽略患者姓名　　　　　　　　D. 忽略住院编号

14. 在欠费担保时,如果无担保是按照(　　)来进行欠费担保控制。

A. 科室规定控制　　B. 医院规定控制　　C. 科室主任规定　　D. 院长规定

15. 如在住院医护管理子系统的费用记账出现错误,可以采用(　　),进行作废。

A. 单笔作废　　　B. 整笔作废　　　C. 红字反冲　　　D. 取消记账

部分习题参考答案

模块 1

一、选择题
1. A　2. D　3. A　4. B　5. D　6. D　7. B　8. A　9. B　10. A　11. B　12. D

二、填空题
1. 运算器、控制器　2. 字长、主频和运算速度　3. 科学计算、数据处理和信息管理、自动控制、辅助设计制造和测试、系统仿真　4. 大规模和超大规模集成电路
5. 8、16 和 32　6. 输入　7. 应用软件　8. 70、52　9. 良性病毒和恶性病毒

模块 2

一、选择题
1. D　2. D　3. C　4. C　5. A　6. C　7. A　8. B　9. C　10. C

二、填空题
1. 操作系统
2. 开始菜单、快捷菜单
3. 扩展名．
4. Ctrl＋Shift　　　Ctrl＋Space

三、操作题
（略）

模块 3

一、选择题
1. B　2. A　3. C　4. A　5. D　6. C　7. B　8. B

二、简答题
（略）

三、操作题
（略）

模块 4

一、选择题
1. B　2. C　3. A　4. C　5. A　6. A　7. B　8. A　9. D　10. B

模块 5

一、选择题

1. C 2. B 3. B 4. D 5. A

二、操作题

（略）

模块 6

一、选择题

1. A 2. D 3. D 4. B 5. C 6. B 7. D 8. D 9. C 10. B 11. B

二、操作题

（略）

模块 7

选择题

1. C 2. A 3. A 4. B

模块 8

选择题

1. B 2. A 3. D 4. B 5. D 6. C 7. B 8. C 9. B 10. B 11. C 12. C 13. B 14. B 15. C

参 考 文 献

冯启建,孙学民.计算机与卫生信息技术[M].郑州:河南科学技术出版社.

河南省职业技术教育教学研究室.计算机应用基础[M].北京:电子工业出版社,2014.

教育部考试中心.全国计算机等级考试二级教程——MS Office 高级应用(2013 版)[M].北京:高等教育出版社,2013.

刘艳梅,叶明全.卫生信息技术基础[M].北京:高等教育出版社,2012.

Excel Home.Excel 2010 应用大全[M].北京:人民邮电出版社,2011.

John Walkenbach 等.郭纯一,刘伟丽译.中文版 Office 2010 宝典[M].北京:清华大学出版社,2012.